U0321002

Theory and Practice of
Cerebrovascular Diseases of Central Nervous System

中枢神经系统血管性疾病相关理论与实践

主　编 ◎ 冷　冰

副主编 ◎ 安庆祝　秦宣锋　闫　研　郑永涛

科学技术文献出版社
SCIENTIFIC AND TECHNICAL DOCUMENTATION PRESS
·北京·

图书在版编目（CIP）数据

中枢神经系统血管性疾病相关理论与实践 = Theory and Practice of Cerebrovascular Diseases of Central Nervous System / 冷冰主编 . —北京：科学技术文献出版社，2023.9
ISBN 978-7-5235-0732-2

Ⅰ.①中… Ⅱ.①冷… Ⅲ.①中枢神经系统疾病—血管疾病—研究 Ⅳ.① R743

中国国家版本馆 CIP 数据核字（2023）第 165452 号

中枢神经系统血管性疾病相关理论与实践

策划编辑：张　蓉　责任编辑：崔凌蕊　郑　鹏　责任校对：张吲哚　责任出版：张志平

出　版　者	科学技术文献出版社
地　　　址	北京市复兴路15号　邮编 100038
编　务　部	（010）58882938，58882087（传真）
发　行　部	（010）58882868，58882870（传真）
邮　购　部	（010）58882873
官 方 网 址	www.stdp.com.cn
发　行　者	科学技术文献出版社发行　全国各地新华书店经销
印　刷　者	北京地大彩印有限公司
版　　　次	2023年9月第1版　2023年9月第1次印刷
开　　　本	889×1194　1/16
字　　　数	280千
印　　　张	10
书　　　号	ISBN 978-7-5235-0732-2
定　　　价	168.00元

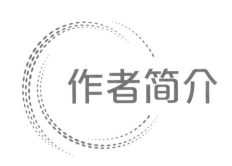

作者简介

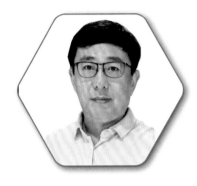

冷 冰
教授，主任医师，博士研究生导师

【社会任职】

现任中国研究型医院学会脑血管病专业委员会副主任委员，中国医师协会神经介入专业委员会副主任委员，中国医师协会显微外科医师分会、显微神经外科专业委员会副主任委员。

【专业特长】

擅长脑动脉瘤、脑血管畸形、硬脑膜动静脉瘘、外伤性海绵窦动静脉瘘、脊髓血管畸形、颈动脉狭窄、颅内动脉狭窄和脑缺血梗死等疾病的介入治疗。

【工作经历】

1994年硕士研究生毕业，2013年博士研究生毕业；2004年1—6月于美国University of IOWA神经介入中心做访问学者，2010年10—12月于德国Alfried Krupp医院神经介入医学中心做访问学者；2002年晋升为副教授，2011年被聘为硕士研究生导师，2013年晋升为主任医师、教授，2016年被聘为博士研究生导师。

【学术成果】

发表论文50余篇，其中以第一作者或通信作者发表SCI收录论文18篇；编写已出版专著5部（撰写脑脊髓血管病章节），主编近50万字的专著《神经系统血管性疾病DSA诊断学》；以第一负责人主持上海市科学技术委员会重点项目1项、横向基金项目1项、国家"十二五"分课题2项，作为项目负责人，目前承担上海市科学技术委员会重大科研项目2项，同时参与"十二五"和"十三五"国家科技支撑计划、国家自然科学基金和上海市科学技术委员会科研计划项目"颅内动脉瘤微弹簧圈栓塞标准化治疗的前瞻性研究"等课题5项。

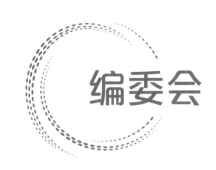

编委会

主　编

冷　冰

副主编

安庆祝　秦宣锋　闫　研　郑永涛

编　者

（按姓氏笔画排序）

闫　研　中山大学附属第一医院　神经外科

安庆祝　复旦大学附属华山医院　神经外科

冷　冰　复旦大学附属华山医院　神经外科

宋雁冰　复旦大学附属浦东医院　神经外科

金　涛　上海市第十人民医院　介入血管外科

（同济大学附属第十人民医院）

周　彬　复旦大学附属华山医院　神经外科

郑永涛　上海交通大学医学院附属瑞金医院　神经外科

胡　嘉　河西学院附属张掖人民医院　神经外二科

胡元元　复旦大学上海医学院　研究生院

秦宣锋　复旦大学附属华山医院　神经外科

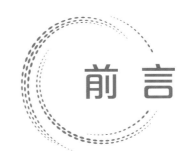

前 言

二十年光阴荏苒，国内医疗突飞猛进，但神经外科医师对很多神经外科脑血管病基础理论的认识和积累的实践经验尚有不足之处，这成为编写本书的初衷。

本书分别从颅内动脉瘤，脑动静脉畸形，硬脑膜动静脉瘘，脊髓血管性疾病，颅内静脉性血管疾病，狭窄性血管疾病，富血运肿瘤（脑膜瘤）、外伤性头面部血管损伤7个章节进行阐述，总结了常见中枢神经系统血管性疾病相关基础理论和临床实践，从临床角度出发诠释神经外科血管疾病亚专业中常见理论和实践方法。在编写过程中，遵循"理论指导临床实践，同时临床实践反证理论"的理念，在力求精准阐述理论的同时与临床诊疗结合，配合图片、视频展示，为广大神经外科血管亚专业医师日常工作提供参考。

希望本书可以加深读者对中枢神经系统血管性疾病的认识，增进同行间学术探讨，促进诊疗理念和技术的进步。本书总结了临床医师多年诊治经验并参考大量文献，不仅有望帮助到神经外科血管疾病亚专业医师，还能一定程度上帮助到神经内科、神经放射专科乃至生物医学工程领域从业人员。

本书编撰过程中获得了国内外诸多同道的建议，特此感谢。由于编者工作繁忙、时间紧迫，加之理论水平和实践经验有限，书中遗漏、缺陷、错误和不足之处，敬请业内同道批评指正。

主　编

2023年6月于上海

目 录

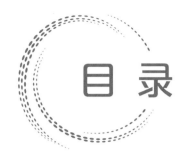

引 言

理解科学和技术的关系，对于摆正临床和科研的位置至关重要。没有科学原理的支持，技术走不远；没有系统科研的验证，临床走不远。（引自著名医学观察家：冯炳成）

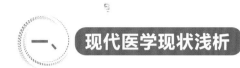

一、现代医学现状浅析

（1）现代医学中，临床专业基本按照解剖系统构建与发展，如心脏科、骨科、神经科等。患者在就医过程中按照如下顺序进行诊断和（或）治疗：①器官水平：患者主诉不适，解剖系统分诊进入相关科室就医，如神经系统归神经内科、神经外科，循环系统归心脏内科、心脏外科等，并行相关解剖学器官和功能检查，如超声、CT、磁共振血管成像（magnetic resonance angiography，MRA）、数字减影血管造影（digital subtraction angiography，DSA）、实验室检查等；根据疾病性质，采用药物或手术治疗。②组织水平：直视下看到病变组织表现，如颜色、软硬度等；多需要在开放手术时进行鉴别；影像学检查可以间接观察病变组织改变的表现。③细胞水平：显微镜下对细胞病理结构、性质观察和诊断。④分子水平：随着医学研究和科技的不断发展与进步，采用更加先进、精密的仪器，如生化分析仪、电子显微镜、质谱仪、扩增仪等，在蛋白质、DNA、RNA等分子水平上了解和判断疾病的发生和发展。

上述是临床疾病诊治常规过程，而疾病的发生和发展却与临床症状、临床诊断、治疗顺序相反。现代病因学揭示：疾病首先发生在分子水平，继续影响细胞水平，发展至组织水平，器官水平受影响时临床症状出现，导致患者就医。现代医学是从"表象"到"病因"的不断探索的过程，而疾病发生却是从"病因"到"表象"的发展、变化过程。

因此，当一个有主诉的患者就诊时，疾病已经在分子水平发生变化，影响细胞水平和组织水平，在器官水平引起临床症状。这就要求临床医师不仅要在器官水平和组织水平解决症状与病痛，还要在细胞水平、分子水平认识疾病、研究疾病进而治疗疾病。临床科研与基础科研十分重要。

（2）现代临床医学的基础是循证医学，循证医学的基础是随机对照试验（randomized controlled trial，RCT）多中心研究，RCT研究的方法是统计学，统计学的有效区间是95%。因此，医学是科学但属于概率科学，在临床工作中总会有"意外"和"不确定性"发生，任何治疗都存在疾病风险与治疗风险的平衡与选择。所以，任何医疗活动都只能尽最大可能减小医疗风险而不可能消除医疗风险，二者如影随形。尽量减小医疗风险是临床工作者面临的首要问题。

二、神经系统血管性疾病治疗风险认知与规避

（一）概述

毋庸置疑，中枢神经系统血管性疾病治疗包括手术、介入、保守、药物、放射治疗等，具有很高的"不确定性"风险，原因大体如下：①疾病本身性质千差万别：每一例患者都具有自己的特点，治疗方法选择和治疗程度等因人而异。②医学发展的局限性：虽然现代医学取得了巨大的进步，但还没有达到穷尽所有疾病的程度。③治疗过程中病情的千变万化。④其他：社会、家庭、患者、舆论等。因此，如何预判疾病与治疗的风险并提前规避风险，需要临床医师在实践中不断地学习、总结和积累。

（二）风险认知与规避

神经系统血管性疾病属于良性疾病，但一旦发生出血或缺血，致死率、致残率很高，积极治疗是基本原则。同时，医疗干预造成的"次生损害"——并发症，也是必须重视的一面。这就要求临床医师诊治时处理如下问题。

1.主诉、症状与影像学结果等是否存在直接或间接因果关系

例如蛛网膜下腔出血（subarachnoid hemorrhage，SAH），应该理解为临床症状而不是一种独立的疾病；许多疾病均可以SAH为首发症状。复旦大学附属华山医院2007年统计的SAH后DSA和磁共振诊断结果显示：颅内动脉瘤占61.73%，脑动静脉畸形（arteriovenous malformation，AVM）占6.10%，硬脑膜动静脉瘘（dural arteriovenous fistula，DAVF）占5.63%，烟雾病占3.99%，外伤性颈动脉海绵窦瘘（traumatic carotid cavernous fistula，TCCF）占1.41%，脊髓AVM引起颅内SAH占0.35%，颅内肿瘤占0.35%，海绵状血管瘤占0.35%。同时发现，第一次全脑血管造影检查未发现病因占19.95%。

2.发现的疾病是否需要医疗干预

（1）越来越多的颅内未破裂动脉瘤在临床上被发现，越来越多的颅内未破裂动脉瘤在临床上被治疗。颅内动脉瘤是中枢神经系统血管性疾病中最常见的。2010年1月—2013年1月复旦大学附属华山医院神经外科及"十二五"脑动脉瘤数据库统计共计1450例、1602个动脉瘤，对其中606个动脉瘤随访（表1），<5 mm的动脉瘤592个，占97.69%（表2）。随访6~28.8个月226例（表3），其中6例破裂，占2.65%；12例增大，占5.31%；200例稳定，占88.50%。因此，颅内未破裂动脉瘤医疗干预的时机和方法成为"新命题"。

表1 2010年1月—2013年1月复旦大学附属华山医院神经外科及"十二五"脑动脉瘤数据库统计

动脉瘤部位	开颅夹闭（n=388）	血管内治疗（n=608）	保守治疗（n=606）
前交通动脉瘤	120	114	34
后交通动脉瘤	124	94	14
大脑中动脉瘤	100	8	18
颈内动脉分叉部	12	16	0
颈眼段动脉瘤	18	130	224
大脑前动脉瘤	8	22	8
海绵窦动脉瘤	0	62	192
脉络膜前动脉瘤	6	18	46
大脑后动脉瘤	0	46	0
基底动脉瘤	0	34	6
椎动脉瘤	0	56	64
小脑上动脉瘤	0	34	0
小脑前下动脉瘤	0	24	0
小脑后下动脉瘤	0	40	0

表2 动脉瘤治疗数据

动脉瘤大小	开颅夹闭	血管内治疗	保守治疗
微小（<5mm）	78	6	592
小型（5~15mm）	224	528	0
大/巨大型（>16mm）	86	74	14
动脉瘤评分	开颅夹闭	血管内治疗	保守治疗
1~3	0	0	448
4~6	174	208	134
>7	214	400	24

表3 随访结果

mRs 评分	开颅夹 (n=184)	血管内治疗 (n=334)	保守治疗 (n=226)
0	148	278	214
1	12	48	6
2	24	8	0
3	2	0	0
4	0	0	0
5	0	0	4（破裂出血）
6	0	0	2（破裂出血）
影像学复查（开颅 n=93）			
不显影	184	N/A	N/A
部分残留	2	N/A	N/A
影像学复查（开颅介入 n=172）			
Raymond Ⅰ	N/A	274	N/A
Raymond Ⅱ	N/A	46	N/A
Raymond Ⅲ	N/A	24	N/A
影像学复查（保守 n=109）			
稳定	N/A	N/A	200
增大	N/A	N/A	12
破裂	N/A	N/A	6

（2）脑AVM：有文献报道，所有脑内AVM出血的年风险为2%~4%。脑AVM随机试验（a randomized trial of unruptured brain AVM，ARUBA）证实：脑AVM自发性破裂率较低，为2.2%/年（95% CI 0.9~4.5）；对于已经破裂的脑AVM，在首次出血后的第一年再次破裂的年风险增加到6%~8%，但在第一年之后，出血风险再次接近出血前的风险（2.2%）。除了解未治疗AVM的自然史外，神经外科医师还必须了解用其他方法治疗AVM的转归史，如放射外科、药物治疗等。其他血管性疾病同理。

3.如何干预和干预程度

影像学治愈是临床医师追求的目标，不同时机、不同疾病要求不同。不能以牺牲患者生命或神经功能为代价，过度追求影像学治愈（图1、图2）。

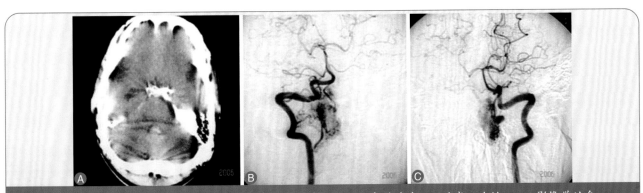

DSA 显示颈髓 AVM 伴畸形团内动脉瘤。急性期治疗目的：闭塞动脉瘤；不追求一次性 AVM 影像学治愈。

图1 患者男性，37岁。25天内突发头痛2次

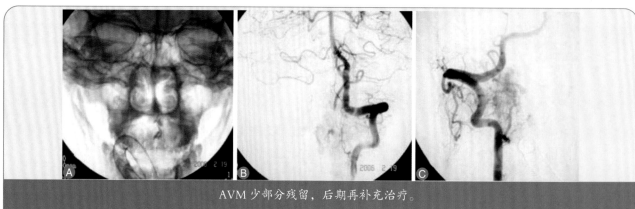

AVM 少部分残留，后期再补充治疗。

图 2　栓塞后动脉瘤消失

4.医疗干预可能的利弊平衡

（1）脑AVM：脑AVM随机试验结果显示，脑AVM出血导致的致残率最高可达80%；死亡率为10%～30%。

（2）颅内动脉瘤：脑动脉瘤破裂导致SAH，有文献报道，第一次SAH死亡率是15%；第二次SAH死亡率是50%；第三次SAH死亡率是85%。动脉瘤破裂有短时间内再次出血的特点，另有文献报道，SAH后前3天的再次出血率是14%，以后每天增加3%，至15天时可达50%。因此，颅内动脉瘤破裂需要在急性期治疗。

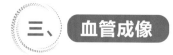

三、血管成像

近代医学影像学高速发展，成为发现疾病、诊断疾病、判断治疗效果、随访等方面的必要手段。临床诊断血管性疾病常用的方法有：计算机体层血管成像（computed tomography angiography，CTA）、MRA（强化）、DSA等，它们的成像机制均为通过捕捉造影剂流动轨迹的显影，反映血管性疾病形态、性质和构筑特点，故称为血管内成像。血管成像一直被认为是诊断血管性疾病的"金标准"，这个观点被普遍认同，但在临床工作中发现其具有一定的局限性。例如：颅内动脉瘤，医学定义分如下2个层次。①形态学定义：指脑动脉内腔的局限性、异常扩大造成动脉壁的一种瘤状突出，CTA、MRA、DSA是目前临床诊断常用的方法，这些方法诊断的动脉瘤称为"影像学动脉瘤"。②病理学定义：脑内动脉壁的结构发育不良，使局部血管壁向外膨大而形成的囊状瘤体，常为囊性或浆果状，偶尔成为夹层动脉瘤。先天性动脉瘤的动脉壁局部大都有局灶性的先天性发育缺陷，如肌层或弹力层薄弱或消失，在动脉压的长期冲击下，局部渐渐扩张而成为动脉瘤，称为"病理学动脉瘤"。"病理学性动脉瘤"是通过"影像学动脉瘤"形式在临床中展现的，但二者在某些情况下不能完全吻合（图3、图4）。从上述内容可以看出，判断颅内动脉瘤的破裂出血风险有以下因素。①内因：动脉血管壁的完整性或损伤程度。②外因：血压。临床上发现，部分急性出血的颅内动脉瘤患者既往并无高血压病史，那么，正常血压下动脉瘤为什么也会破裂？答案是：动脉血管壁的完整性和损伤程度是决定因素。更加全面、先进的成像技术应用，将会使动脉瘤得到更加真实地展现（详见相关章节）。

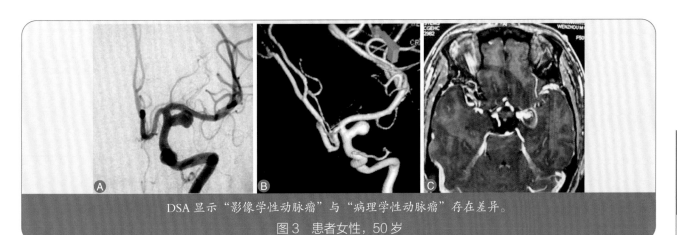

DSA 显示"影像学性动脉瘤"与"病理学性动脉瘤"存在差异。
图3 患者女性，50岁

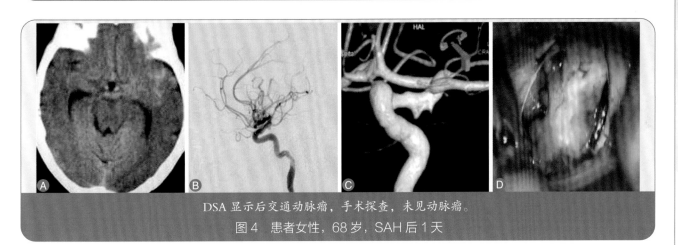

DSA 显示后交通动脉瘤，手术探查，未见动脉瘤。
图4 患者女性，68岁，SAH后1天

综上所述，疾病风险与治疗风险在临床诊治过程中同时存在，如影随形；个体化方案制订似是解决的关键。现代医学的"无奈"和诊断方式的不尽人意，要求临床医师除需要学习临床影像学外，更要了解和掌握中枢神经系统血管性疾病的相关理论与实践。

（冷 冰）

第一章

颅内动脉瘤

第一节　颅内动脉瘤发生基础

任何疾病自然历程均存在发生、发展、预后、转归的临床特征，其中疾病发生的始动因素在多种辅助因子助力下不断进展，逐步突破机体自我防御和自我纠错机制，最终导致疾病形成。一般而言，疾病发生基础存在其内在因素和外在因素，而外在因素又有主动与被动之分。当然，疾病的内在、外在和主动、被动并非一成不变，大多数疾病都是多种病因、多重因素联动而共同导致的。

有研究显示：颅内动脉瘤发生也是多种内在、外在和主动、被动因素共同作用的结果。本节将从颅内动脉瘤流行病学（往往也代表颅内动脉瘤发生的外在、被动因素）、颅内动脉瘤遗传学（颅内动脉瘤发生的内在因素）和颅内动脉瘤发生环境特征（往往是颅内动脉瘤发生的外在、主动因素）3个方面阐释颅内动脉瘤发生基础，以期描述颅内动脉发生的最初历程。

一、颅内动脉瘤发病机制

颅内动脉瘤是由颅内动脉壁局部异常扩张引起的，发病率高，国内文献报道检出率为7%～9%，远高于欧美国家；但起病隐匿，一旦破裂即可引起SAH，致死率、致残率极高。部分患者可出现慢性头痛、头晕、焦虑、认知障碍等；前期研究也指出，破裂前偏头痛患者预后不良。预防性治疗未破裂颅内动脉瘤也存在多种风险，有研究证实，预防性治疗出现并发症的概率与颅内动脉瘤自然破裂率相当，预防性治疗并非对所有患者有益。

（一）颅内动脉管壁的自然代谢机制

颅内动脉管壁时刻发生着合成代谢（细胞增殖和细胞外基质的生产）和分解代谢（细胞死亡和细胞外基质的降解）过程。一般情况下，合成代谢与分解代谢互相平衡，平衡一旦打破，血管壁就会出现异常。当平衡趋向合成代谢时，血管壁表现为倾向动脉粥样硬化的病理学改变；当平衡趋向分解代谢时，动脉瘤就会逐渐形成（图1-1-1）。

（二）颅内动脉瘤的血流动力学机制

通常认为，血流动力学异常是动脉瘤形成的起始因素，但血管壁炎症也可能出现在血流动力学异常之前。当血流动力学变化导致内皮细胞感受血流的机械刺激超过一定阈值时，机体启动倾向分解代谢的生化级联反应，炎细胞呈局部聚集，炎症反应开始，进而蛋白酶激活、大量弹力层被破坏、血管壁细胞凋亡、管壁变薄；在血流冲击下，动脉瘤"隆起"形成。成型的动脉瘤形态改变，局部血流动力学随之改变，甚至在同一动脉瘤内，不同位置也可能表现为不同的血流动力学特点。

（三）颅内动脉瘤的生物学机制

颅内动脉瘤生物学因素也在其形成、发展和破裂中发挥着重要作用。最初炎症和血流动力学改变往往是低剪切力效应，导致颅内动脉内皮细胞受损，炎细胞浸润动脉瘤壁，释放大量炎症因子，引发级联反应，通过趋化作用吸引更多炎细胞浸润。随着炎症细胞浸润和炎症因子释放，平滑肌细胞逐渐退分化（退化、分化），向血管内皮细胞迁移并凋亡，退分化的平滑肌细胞释放多种活性物质，影响动脉瘤发生和发展。内皮细胞损伤，蛋白水解，平滑肌细胞退分化、迁移、凋亡和细胞外基质降解共同导致了血管壁变薄，弹性下降；在血流冲击下，血管壁隆起并逐渐重塑，最终形成动脉瘤。但是该过程并非完全是正反馈效应，由于机体存在自我修复能力，细胞会分泌负向调节因子，试图减轻炎症反应，血流动力学刺激减弱也会降低炎症反应引起的血管损害。

当然，动脉瘤形成和生长无法脱离内外环境影响。不同个体之间影响因素不同，血流动力学变化不同也导致疾病的异质性。在内外环境的影响下，多种分子生物学因素（表1-1-1）互相作用，打破正常血管壁组织合成-分解代谢的相对平衡，动脉壁抵抗血流动力学变化能力减弱，在血流冲击触发下，血管壁重塑，颅内动脉瘤形成并不断生长，直至无法承受冲击而破裂。

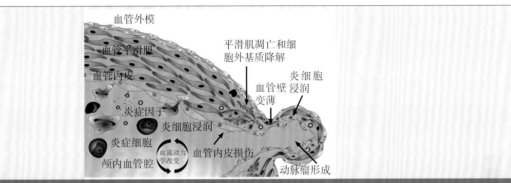

血流动力学诱发内皮细胞功能障碍、炎细胞浸润血管壁和炎症因子驱化炎症反应，进而导致血管内皮细胞损伤，平滑肌表型转化、迁移并凋亡，细胞外基质降解，血管壁变薄并在血流冲击下形成颅内动脉瘤。

图 1-1-1　血管壁重塑与颅内动脉瘤形成、破裂机制

表 1-1-1　颅内动脉瘤常见的分子标志物

相关分子	作用机制
风险因子	
基质金属蛋白酶（MMP）	细胞外基质分解，促进动脉瘤形成
白细胞介素 -1β（IL-1β）	诱发血管壁炎症反应
TNF-α	诱发血管壁炎症，诱发血管平滑肌细胞表型异构，促进动脉瘤形成
单核细胞驱化蛋白 -1（MCP-1）	血管壁低剪切力与涡流促发 MCP-1 分泌，引起单核细胞炎症反应，促进动脉瘤形成
纤溶酶	基质金属蛋白酶的潜在激活剂，可以激活 MMP，间接促进动脉瘤形成
前列腺素 E₂（PGE₂）	内皮细胞感知剪切应力后释放 PGE₂，通过 NF-κB 通路加重慢性炎症，同时调节中性粒细胞浸润，促进动脉瘤形成
c-Met	不能增加颅内动脉瘤的形成率，但可以增加 SAH 的发病率，诱导动脉瘤破裂
保护因子	
雌激素	调节 NO 分泌并通过抑制白细胞介素 -6 活性来影响颅内动脉瘤生物学行为，进而抑制颅内动脉瘤的形成和破裂
血管紧张素（Ⅰ~Ⅶ）	调节血管平滑肌舒缩，改变微血流，降低炎症因子水平（TNF-α 和 IL-1β），抑制动脉瘤形成
T 细胞免疫球蛋白黏蛋白 -3（Tim-3）	炎症反应的负调节因子，降低炎症反应，抑制动脉瘤形成和破裂
细胞生长因子（HGF）	防止血管炎症，抑制动脉瘤形成
过氧化物酶体增殖物激活受体 -γ	通过降低巨噬细胞相关炎症因子的表达降低动脉瘤破裂率
转录因子 Kruppel-2	通过调节内皮素、内皮细胞一氧化氮合成酶和基质金属蛋白酶等抑制血管壁重塑，抑制动脉瘤破裂
内生 PPAR-γ	对颅内动脉瘤的形成和破裂具有保护作用

二、 颅内动脉瘤流行病学特征与争议

（一）总体发病率

目前，尚无明确的流行病学研究阐述颅内动脉瘤确切的患病率，各国学者也不得不接受存在一定瑕疵的流行病学研究结果，并基于这些研究推断颅内动脉瘤的综合患病率。《中国颅内未破裂动脉瘤诊疗指南2021》指出：综合多个国家和地区颅内动脉瘤患者的综合患病率为3.2%，来自中国的上海市社区横断面研究指出：中国35～75岁人群中，颅内动脉瘤患病率高达7.0%。由此可见，颅内动脉瘤特别是未破裂颅内动脉瘤的患病率极高。

（二）性别

颅内动脉瘤发病人群总体上呈现出女多男少的特征。例如，上述来自中国的上海市社区横断面研究就指出：女性患病率为8.4%，男性患病率为5.5%；而女性颅内动脉瘤患者的平均直径也大于男性（3.7 mm：3.2 mm，$P<0.009$）；也有报道指出，女性占动脉瘤患者比例约为56%。这也提示颅内动脉瘤患者显著的性别差异。

（三）年龄

颅内动脉瘤最常被检出年龄段为50～69岁，约60%以上患者在该年龄段检出颅内动脉瘤。年龄分层后还会发现，以50岁为分界线，50岁前男性患者多于女性患者，50岁后女性患者发病率明显增高。有学者认为，50岁前后为多数女性的更年期，雌激素分泌水平显著下降，血管保护作用减弱，同时体内多种激素水平剧烈波动，身心状态也随之起伏，综合因素导致女性在50岁后发病率显著增高。据复旦大学附属华山医院近年来不完全统计，女性颅内动脉瘤患者（无论年龄）雌激素水平均与健康人存在差异：青年女性患者雌激素水平较同龄健康人高，而老年女性患者雌激素水平较同龄健康人低。

（四）争议

除了颅内动脉瘤常见的流行病学特征，颅内动脉瘤还存在很多流行病学相关争议。

1.颅内动脉瘤"地域"流行争议

颅内动脉瘤有着显著地域发病差异性。有研究指出：颅内动脉瘤高发于日本和芬兰；非洲、印度、中东、中国等地发病率低。这与上文提及的上海市社区横断面研究中高达7.0%的发病率显然不符。结合非洲、印度、中东、中国等地的实际情况，较低发病率可能是医疗水平差异和检出能力差异导致的。既往研究发现，发达国家的高血压、糖尿病、高脂血症、动脉硬化等慢性病发病风险确实高于其他国家，因此膳食结构和生活习惯等原因也应纳入综合分析考量中。

有学者对颅内动脉瘤的"芬兰现象"提出质疑。如果芬兰未破裂颅内动脉瘤和SAH研究的外部有效性因SAH高发病率而被质疑，那么，其他国家很少有研究描述基于全国人群和全国范围的SAH发病率，在没有可靠研究估算世界其他国家或地区SAH发病率的前提下，单纯根据高发病率而拒绝"芬兰现象"外部有效性，可能会对颅内动脉瘤诱发SAH认识和理解产生误判。

目前，共有3项全国性、全民性的颅内动脉瘤发病率研究，且研究包括了院外猝死人群在内，均为大型和长期的前瞻性研究，其中2项来自芬兰，而另一项在同为北欧的挪威进行。此外，唯一的相对没有选择偏倚且包含纵向危险因素综合数据的未破裂颅内动脉瘤长期（终生）随访研究也来自芬兰。除去产生可能发表"偏倚"的机会外，排除"芬兰现象"的相关数据也导致系统评价或荟萃分析的结果迥然不同，其最终结

第一章

果、5年破裂风险、小型动脉瘤的破裂风险等的计算结果均会产生变化，这可能会导致《中国颅内未破裂动脉瘤诊疗指南2021》提供错误的诊疗决策建议，特别是在将疾病的短期风险排除在终生风险的计算之外时。

当然，回归中国《中国颅内未破裂动脉瘤诊疗指南2021》提出的上海市社区横断面研究中高达7.0%的发病率，结合先进影像学技术的普及，就不难看出，"芬兰现象"似乎并非单纯的人口偏倚，而可能是更先进的全民流行病学统计研究。随着新技术的发展进步，会有更为准确、可信的流行病学研究指导后续的诊疗决策。

2.颅内动脉瘤"破裂率"争议

研究者往往会困惑于颅内动脉瘤复杂的流行病学特征，并因此对颅内动脉瘤的诊疗方案产生困扰。例如，2015年6月美国心脏协会/美国卒中协会发布的《未破裂颅内动脉瘤患者管理指南》就指出，绝大多数未破裂动脉瘤终生不会破裂，预计的年破裂率仅为0.25%。而唯一的对未破裂动脉瘤的终生（人平均随访时间18.5年）随访研究则表明，至少近1/3的未破裂动脉瘤患者会在人生的某个时间点经历SAH，而约1/4的未破裂动脉瘤（包括多发动脉瘤患者）会在终生随访期间破裂出血。这无疑与美国心脏协会/美国卒中协会发布指南中描述的颅内动脉瘤破裂风险相矛盾——假如美国心脏协会/美国卒中协会发布指南的统计概率属实，则在未破裂动脉瘤的终生随访研究的队列中，18.5年间应该只有9个颅内动脉瘤会破裂出血——这也是完全有悖于临床基本经验的。甚至 *JAMA Neurology* 最新的文献指出：即使发现颅内动脉瘤增大，其年绝对破裂率也仅为1/25，如此低的破裂率也是颅内动脉瘤是否需要积极预防性治疗的争议所在。

三、颅内动脉瘤家族聚集特性

家族史是颅内动脉瘤患病的重要风险因素。有研究指出：颅内动脉瘤具有家庭聚集的发病趋势。至少有2项在国际上颇具影响力的大型家庭相关颅内动脉瘤队列研究，其中一项是对346个芬兰颅内动脉瘤家庭的研究，另一项则是国际FIA联盟（International Familial Intracranial Aneurysm Consortium）对542个颅内动脉瘤患病家庭的研究。芬兰颅内动脉瘤家庭的研究将家族性颅内动脉瘤病例的临床特征与散发性颅内动脉瘤病例的临床特征进行了比较，发现家族性颅内动脉瘤组的年龄稍小：男性46～51岁，女性50～57岁，且女性较少（49%：54%），但动脉瘤破裂率差异不大。

目前，已经进行了几项颅内动脉瘤的全基因组DNA连锁研究。其中许多研究都有使用参数统计的方法，分析颅内动脉瘤的单家庭发病情况，但这类研究得到的结果往往仅限于所研究家庭，不能推广到颅内动脉瘤整体患病人群。芬兰、日本和FIA颅内动脉瘤联盟等三组大型家庭相关研究通过DNA连锁分析鉴定出13个与颅内动脉瘤发病相关的基因组位点。其中2个或2个以上独立研究中发现，共有6个基因组区域（*1p34–36、4q32、7q11、14q22、19q13和Xp22*）存在交集，故而可以猜测：以上6个基因组区域确实可能是家庭相关颅内动脉瘤发病的易感基因。DNA连锁研究的挑战来自精细映射以缩小连锁间隔并找到含有导致颅内动脉瘤的易感基因变异；证实这一猜测通常需要大量的颅内动脉瘤患病家庭参与，由于筛查普及性不广，很难做到精准定位动脉瘤患病家庭。解决该问题可能需要依赖新一代测序技术的发展进步和大规模普查的推行。此外，研究结果的解释也并非完全可行，因为存在不完全外显和遗传异质性的可能。

我们也必须了解，家庭聚集发病并不等同于与基因相关，例如很多疾病的发病具有家族聚集、地域聚集的特性，除了基因外，一个家庭从小到大，甚至延续了几代人的生活习惯、作息起居、餐饮娱乐等诸多混杂因素都可能导致颅内动脉瘤的家庭聚集特征，因此在颅内动脉瘤的相关研究中不能仅着眼于基因分析，探究环境影响也极其重要。

四、颅内动脉瘤环境特征

随着研究的进一步深入，我们可以发现颅内动脉瘤并非是单纯的基因问题，环境特征对其生长、破裂也具有重要意义。

（一）颅内动脉瘤常见的环境危险因素

有研究显示：多种环境相关的危险因素似乎会增加动脉瘤的发生概率。其中难以干预的风险因素包括年龄、性别等；随着年龄的增加，颅内动脉瘤发病率逐渐增加；而女性颅内动脉瘤发病率更高，前文中亦有相关阐述。可干预的环境危险因素则包括吸烟和血压等。吸烟和高血压均可导致血管壁功能损伤，这是最常见的血管性疾病风险。

一些评估SAH危险因素的研究表明：大量饮酒会增加SAH的风险。国外相关研究指出：可卡因的使用与年轻人的SAH风险增加有关，但其原因尚不清楚。含有高剂量雌激素的药物也可能会增加SAH的风险，但含有低剂量雌激素的药物可能会降低SAH的风险，这也提示雌激素对血管作用的复杂性，下文将重点阐述雌激素在颅内动脉瘤生长、破裂中的影响。

（二）雌激素对颅内动脉瘤生长、破裂的影响

有研究提示：颅内动脉瘤患者呈现女多男少的特点，其比例多在3∶2至2∶1。女性特别是老年女性是颅内动脉瘤的高发群体，具有特殊的病理生理学意义。雌激素可以抑制炎症因子产生抗炎作用、促进细胞分泌一氧化氮合酶舒张血管、调节载脂蛋白降低血脂，还具有保护血管生理功能、避免血管内斑块形成的作用。更年期女性雌激素水平骤降，更年期后雌激素水平更是远低于绝经前，血管保护能力随之减弱，导致颅内动脉瘤高发。近期临床试验却对此提出了争议：绝经后的雌激素替代治疗不仅不能预防颅内动脉瘤破裂，甚至可能成为动脉瘤性SAH的危险因素。可见雌激素并非单纯的保护血管，其具体作用仍需进一步研究和探索。

通常认为血管内血流动力学异常是颅内动脉瘤形成的起始因素，但血管壁炎症也可能出现在血流动力学异常之前。当血流动力学异常的机械刺激传导至血管内皮细胞超过一定阈值时，血管壁的代谢途径倾向于分解代谢并出现生化级联反应，炎细胞局部聚集，炎症反应开始，进而蛋白酶激活、管壁弹性破坏、血管壁细胞凋亡，细胞的减少和管壁间质的降解导致管壁变薄，在异常血流的扰动下，形成颅内动脉瘤。成型的颅内动脉瘤随着形态改变，局部血流动力学随之改变，甚至在同一颅内动脉瘤内的不同位置也可能表现为不同的血流动力学特点。多种生物学因素也在颅内动脉瘤的生长和破裂中发挥重要作用。最初的炎症和血流动力学改变往往是低剪切力效应，导致颅内动脉血管内皮层受损，炎细胞浸润动脉壁，释放大量炎症因子，引发级联反应，通过趋化作用吸引更多的炎细胞黏附聚集。在炎细胞浸润和炎症因子释放的刺激下，血管平滑肌细胞退化为蛛网状、向管壁内表面迁移并大量凋亡，该过程亦释放多种生物学因子，影响动脉瘤的发生和发展。内皮细胞损伤，蛋白水解，平滑肌功能障碍和胞外基质蛋白的分解共同导致了血管壁变薄、弹性下降、血管壁隆起重塑，最终形成动脉瘤。但是该过程并非完全是正反馈效应，由于机体的自我修复能力，细胞会分泌负向调节因子，试图减轻炎症反应，血流动力学刺激的减弱也会降低炎症反应引起的血管损害。

1.血管壁的组成和功能

血管壁由血管内皮细胞（vascular endothelial cells，VEC）、血管平滑肌细胞（vascular smooth muscle cells，VSMC）、细胞外基质（extra cellular matrix，ECM）等构成。VEC位于血管壁最内层，最初感知血流

动力学变化并分泌黏附因子，促进炎细胞黏附；同时血流动力学的改变使炎细胞，主要是单核巨噬细胞，在层流缓慢时，更易黏附于VEC，炎细胞黏附于VEC并释放细胞因子如肿瘤坏死因子-α（tumor necrosis factor-α，TNF-α）、白细胞介素-2（interleukin-2，IL-2）、白细胞介素-6（interleukin-6，IL-6）等促进炎症发生，内皮细胞表面的选择素P、选择素E等在上述趋化因子的刺激下表达增加，形成恶性循环，诱导炎细胞黏附，血管壁炎性反应加重。内皮舒张功能因内皮型一氧化氮合酶（endothelial nitric oxide synthase，ENOS）表达减弱而受损。

血管内皮细胞中负责细胞间连接的钙黏蛋白、黏着斑表达减少，炎细胞易通过内皮屏障进入血管壁，促进VEC和VSMC分泌单核细胞趋化蛋白-1（monocyte chemotactic protein-1，MCP-1），加剧血管壁炎症反应。炎症和管壁分泌分子的刺激下，VEC凋亡，内皮屏障进一步破坏，并诱导VSMC由收缩表型转为分泌表型，向内皮层迁移并与VEC协同释放蛋白酶，降解管壁内弹性蛋白及胶原蛋白。VEC在紊乱的血流刺激下重复以上生化级联反应，瘤壁不断变薄，直至无法耐受血压破裂。

2.雌激素在颅内动脉瘤生长、破裂中的作用

雌激素具有促进机体生长和组织增生的作用，是体内特别是女性体内最重要的性激素之一。其中雌二醇（estradiol，E_2）发挥生物学效应的能力最强，此外还有雌酮、雌三醇等。雌激素影响血管健康的诸多方面，是调控血管发生、发育及网络形成的重要因子。在颅内动脉瘤形成的过程中，雌激素也具有重要作用。

（1）雌激素主要通过其受体发挥生理功能。

饮食中的胆固醇是生物合成人体内雌激素的主要原料，特别是低密度脂蛋白（low density lipoprotein，LDL）–胆固醇复合物，胆固醇摄入后，随血液循环进入卵巢并合成雌激素，由颗粒细胞和黄体分泌；芳香化人体脂肪中的雄激素也可是雌激素生物合成的途径之一，男性和绝经后的女性体内雌激素主要通过该方式合成。雌激素参与机体各项生命活动的主要途径有3种，即雌激素受体α（estrogen receptor α，ERα）与雌激素受体β（estrogen receptor β，ERβ）依赖的慢速基因组效应、G蛋白耦联雌激素受体（G protein coupled estrogen receptor，GPER）依赖的快速非基因组效应、不通过受体直接发挥生理功能。此外，雌激素受体也可以不依赖雌激素刺激，独立发挥生理功能（图1-1-2）。

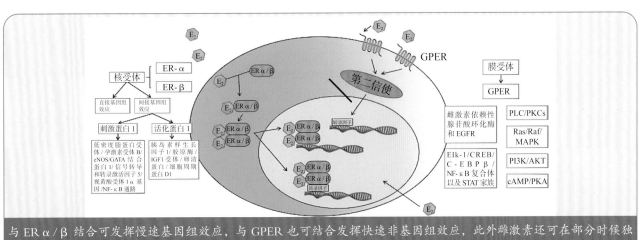

与ERα/β结合可发挥慢速基因组效应，与GPER也可结合发挥快速非基因组效应，此外雌激素还可在部分时候独立发挥作用。

图1-1-2　雌激素的作用机制

1958年，Elwood Jensen发现了人类有史以来第一个雌激素受体，表明女性生殖腺组织能够通过与受体蛋白结合的方式而从循环中捕获雌激素。后来Elwood Jensen又证明，该受体能迁移到细胞核，刺激基因转录。然而直到20多年后，人类才使用乳腺癌细胞系MCF-7中提取的RNA克隆出第一个人类雌激素受体（ERα）。近10年后，Jan-Ake Gustafsson领导的团队发现了一种主要在前列腺上皮细胞和卵巢颗粒细胞中

表达的与ERα高度同源的新型蛋白质（DNA结合域95%同源，配体结合域55%同源性），该受体被命名为ERβ。雌激素一旦与ERα/β结合即诱发ERα/β构象改变，形成二聚体并迁移至细胞核，调控基因转录。ERα/β通过刺激靶基因转录调控细胞功能的方式有两种，分别是直接基因组效应和间接基因组效应。直接基因组效应，即ERα/β直接迁移至细胞核内的ERE序列，与靶基因的3'-非分支区域、启动子或比邻启动子的增强子区域DNA序列结合，进一步调控其下游基因的转录；间接基因组效应，则是雌激素受体不直接结合到DNA上，而是通过调节相关蛋白与DNA的结合，间接调节基因转录，间接基因组效应中启动子区域多不包含ERE序列。通过间接基因组效应，ERα/β还可以介导刺激蛋白1或活化蛋白1影响低密度脂蛋白受体/孕激素受体B/ENOS/GATA结合蛋白1/信号转导和转录激活因子5/视黄酸受体α基因/NF-κB通路或胰岛素样生长因子1/胶原酶/IGF1受体/卵清蛋白/细胞周期蛋白D1等多种分子或通路的功能。

20世纪末期，多个研究团队几乎同时分离出一种G蛋白耦联受体同源物GPR30。因其与血管紧张素Ⅱ、单核细胞趋化蛋白等受体结构相似，当时猜测GPR30的配体应该是某种激素或趋化蛋白，但尝试筛选多种分子后，未发现与GPR30具有亲和力的分子，于是该受体被归类为"孤儿"受体。直到2000年，有研究团队证实雌激素介导细胞外信号调节激酶（extracellular signal-regulated kinase，ERK）的快速活化与GPR30密切相关，而后又证实了在乳腺癌细胞系中17β-雌二醇与GPR30直接结合。在2007年，GPR30被正式命名为GPER，与使用传统生化方法分离的ERα/β不同，GPER是通过分子克隆的方法鉴定的。

GPER介导雌激素的快速非基因组效应，已在人和动物模型中进行了广泛研究。快速非基因组效应通常涉及多个信号转导通路的激活及下游胞内第二信使的功能变化、cAMP的调节和蛋白激酶的激活，间接导致基因表达的变化。蛋白质激酶通路可分为以下4个：①磷脂酰肌醇-3激酶（phosphatidylinositol 3-kinase，PI3K）/Akt激酶通路；②cAMP/蛋白激酶A（protein kinase A，PKA）信号通路；③磷脂酶C（phospholipase C，PLC）/蛋白激酶C（protein kinase C，PKC）途径；④Ras/Raf/MAPK途径。另外，GPER与雌激素结合还能依赖性地促进腺苷酸环化酶和表皮生长因子受体（epidermal growth factor receptor，EGFR）的激活。上述信号通路或激酶的激活对下游转录因子磷酸化，可改变其分子功能或与基因组序列结合的能力，从而影响基因表达。受以上信号传导机制影响的转录因子包括转录因子ETS-1、DNA结合转录调节因子CreB、CCAAT-增强子结合蛋白β、复合体NF-κB以及转录激活和信号转导因子（STAT家族）等。

（2）雌激素在颅内动脉瘤生长、破裂过程中发挥重要作用。

由于颅内动脉瘤的性别差异分布，雌激素对颅内动脉瘤影响的相关研究也有诸多论述，例如有研究认为颅内动脉瘤中基因*PIK3R1*、*HBEGF*、*ADCY7*和*ADCY9*均与雌激素受体途径有关。

1）雌激素调控血管内皮细胞功能影响颅内动脉瘤的生长、破裂。

一般认为雌激素可以保护血管内皮细胞的正常生理功能，这需要通过雌激素受体实现。ERα和ERβ对血管内皮细胞呈现出促增殖、抗凋亡的特点，有研究发现雌激素可防止卵巢切除的雌性小鼠的动脉瘤破裂，其相关作用靶点为ERβ；而相对不确定的是，后续研究中虽然使用选择性雌激素受体调节剂（巴多昔芬）可以降低卵巢切除大鼠动脉瘤破裂的发生率，但仍无法确认其作用靶点为ERα还是ERβ。

与传统受体不同，GPER对血管内皮细胞可能呈现出破坏而非保护作用。例如，其可诱导血管内皮细胞的凋亡。这与雌激素保护血管的传统认知不符。不难推测女性绝经后，GPER仍然可以发挥其生理功能，此时ERα和ERβ的内皮细胞保护作用消失，血管内皮功能受GPER影响可能会导致颅内动脉瘤的生长和破裂。①GPER与PI3K-Akt通路：通过G蛋白耦联雌激素受体，E_2能调控多个细胞内生物信息传递网络，其中最重要的是PI3K-Akt途径，PI3K在EGFR的介导下激活，诱发胞膜上募集PI3K-Akt途径中的3，4，5-三磷酸磷脂酰肌醇，而通过PH结构域，Akt则被募集到磷脂膜上发生活化并参与信号转导。Revankar等的研究指出，独立于17β-雌二醇或其拮抗剂三苯氧胺的刺激，GPER也可以直接激活PI3K-Akt通路，进而发现Akt聚集在内质网或细胞核的质膜上，特异性抑制PI3K（如使用LY294002）或特异性抑制EGFR（如使用

AG1478）均能抑制GPER发挥以上效应。该研究指出，GPER介导的PI3K-Akt通路激活与EGFR活性抑制显著相关，阻断EGFR的反式激活可以成功阻止GPER的生理功能。酪氨酸激酶和胰岛素样生长因子也受到GPER激活PI3K-Akt的影响。PI3K-Akt通路可以调控细胞的生长、繁殖、凋亡等重要环节，影响VEC的生理功能。②GPER与YAP蛋白：作为颅内动脉瘤形成的重要环节，既往研究指出，*YAP/TAZ*基因可能通过影响血管内皮细胞的迁移、增殖和紧密连接影响血管新生和血管屏障的形成，是调节细胞分化、增殖和凋亡的关键分子。体外试验中敲除内皮细胞的*YAP/TAZ*基因，导致机械损伤诱导的内皮细胞增殖明显减少；内皮细胞*YAP/TAZ*基因被敲除的小鼠分化出一种钝尖的异常细胞并伴有畸形的丝状伪足（与颅内动脉瘤的VEC类似），细胞间紧密连接和黏附蛋白减少且分布异常，研究还发现敲除该基因的血管在损伤时VEC形状倾向于伸长，朝向规律性减弱，细胞轴向分布散乱，血管完整性破坏，病理性血管新生。一项*Nature*的研究发现，血流剪切力会影响该基因的功能，内皮细胞表面的整合素Gα13可感知血流变化介导*YAP/TAZ*基因磷酸化，遏制炎症反应，抑制内皮细胞增殖，降低内皮细胞活化。血管损伤后需要VEC迁移修复损伤处，该基因通过调节VEC的重新排列会影响内皮细胞迁移和增殖修复受损血管。GPER则可通过PI3K-Akt通路影响*YAP*的表达和磷酸化。血管内皮细胞损伤、功能障碍和血管屏障破坏是颅内动脉瘤形成的初始因素，GPER可以通过PI3K-Akt-YAP通路调节血管内皮细胞的生理功能，进而影响颅内动脉瘤的生物学行为。这为研究颅内动脉瘤的生物学行为提供了新思路，也为颅内动脉瘤的药物治疗提供了新靶点。

2）雌激素调控血管平滑肌细胞对颅内动脉瘤生长、破裂的影响。

目前，研究多集中于雌激素对血管平滑肌的具体作用。VSMC最重要的作用是调节血管的舒缩功能；在颅内动脉瘤形成过程中还伴随着收缩表型向合成表型的转换。有研究显示，ERα、ERβ和GPER均能在一定程度上调节血管舒缩活动。在正常情况下，其收缩或舒张由核受体主导调控，在核受体失活后GPER才占血管舒缩活动的主导。同时，雌激素还可以通过受体调控一氧化氮合酶的分泌，影响平滑肌表型和炎症反应，参与对颅内动脉瘤生长和破裂的调节。

（闫　研、冷　冰）

第二节　颅内动脉瘤形成

颅内动脉瘤的形成、生长和破裂是一个复杂的过程，其中涉及基因、蛋白质、环境的综合作用，是转录、翻译、表型调控等综合作用的结果。本节将从颅内动脉瘤的基因、蛋白质和炎症、表型等方面对颅内动脉瘤的生长、破裂加以阐释。

一、颅内动脉瘤的基因相关研究

上文提到，颅内动脉瘤具有家族遗传特征，因此颅内动脉瘤的基因相关研究也从颅内动脉瘤家族的全基因组连锁研究开始，其中一些研究队列庞大，并通过研究队列确定了几个颅内动脉瘤的易感基因，但目前尚不清楚，这些相同的易感基因变异是否会导致没有颅内动脉瘤散发个体的颅内动脉瘤疾病风险。识别颅内动脉瘤遗传易感因素的另一种主要方法是以散发病例为对照的基因多态性分型研究，以确定遗传易感基因与家族性颅内动脉瘤之间是否存在关联。上述研究中最广泛使用的遗传标志物是单核苷酸多态性（single nucleotide polymorphism，SNP）分析。这类研究也可以研究颅内动脉瘤易感基因的候选基因或全基因组关联分析（genome wide association study，GWAS）。在特定候选基因研究中，选择用于测试的候选基因需要基于生物学证据表明它们可能与颅内动脉瘤的发展相关。颅内动脉瘤的候选基因也可选自结缔组织疾病（例如Ehlers-Danlos综合征）、以颅内动脉瘤作为表型的已知遗传疾病（例如多囊肾病）和基因表达的遗传研究。

（一）颅内动脉瘤的单核苷酸多态性研究

最近发表的荟萃分析针对散发性颅内动脉瘤的遗传关联研究（候选基因和GWAS）开展。该研究纳入了116 000名参与者，其在至少一个遗传模型中确定了19个与颅内动脉瘤相关的SNP，其中共有8个SNP与颅内动脉瘤关系最为密切。

基于基因可能在颅内动脉瘤的生长、破裂中起作用这一假说，从前述研究中确定的候选基因位点都已进行关联测试分析。结果表明，以上基因均具有生物学相关活性，因为它们主要参与血管内皮细胞功能维持、细胞外基质的完整性和炎症反应。有6个与颅内动脉瘤相关的SNP具有ECM相关的基因突变：COL1A2（rs42524）、COL3A1（rs1800255）、HSPG2（rs3767137）、SERPINA3（rs4934）和VCAN（以前的CSPG2、rs251124和rs173686）。下面将详述其相关功能。

Ⅰ型和Ⅲ型胶原蛋白存在于脑动脉的外膜层和内膜层中，并影响血管的抗拉伸强度。VCAN基因定位于5q13-14，并且与胸主动脉夹层有显著相关性，因此也可能影响颅内动脉瘤的生长、破裂。IL-6则是一种促炎细胞因子，而SNP（rs1800796）与颅内动脉瘤中的保护作用相关。血管重塑和炎症有助于颅内动脉瘤的生长、破裂。虽然IL-6在颅内动脉瘤发病机制中的确切作用尚未阐述清楚，但IL-6的表达可能时间依赖性地直接影响血管壁稳定性（IL-6抑制胶原合成）或诱发炎症。因为，已知9P21序列的突变体rs10757278导致包括心肌梗死和腹主动脉瘤等多种血管疾病，9P21基因座也一直是颅内动脉瘤关联研究的目标（也在GWAS中检测到该基因的变化）。Helgadottir等首次报道了9P21基因座（rs10757278）与颅内动脉瘤易感性相关，而突变体rs10757278和rs1333040则是最近Alg等进行的荟萃分析中报道的与颅内动脉瘤关联最强的SNP。该突变体位于称为CDKN2BAS1（也称为ANRIL）的非编码RNA中，突变的CDKN2BAS1表达会影响涉及细胞增殖和凋亡的2个基因，CDKN2A和CDKN2B。SNP rs10757278与rs10757272处于强连锁状态，在2个GWAS研究中显示出与颅内动脉瘤相关的趋势。但有的荟萃分析报道，其与颅内动脉瘤没有显著相关性。这些SNP与颅内动脉瘤间的生物学相关性尚不清楚。然而，CDKN2BAS1可能影响MMP3水平并在ECM修复中发挥作用。最近一项关于ACE插入/缺失（I/D）多态性的荟萃分析显示，ACEI等位基因rs4646994与颅内动脉瘤风险之间存在关联。具有ACE I/I和I/D基因型的个体患颅内动脉瘤的风险显著增加。但是ACEI等位基因促成颅内动脉瘤的机制尚不清楚。

一些与颅内动脉瘤相关但未包含在任何荟萃分析中的其他候选基因也值得研究者注意。全基因组连锁研究确定了芬兰和日本人群中染色体19Q13上的颅内动脉瘤易感基因座，其中包括激肽释放酶基因簇。一项后续研究测试了18个跨越KLK基因簇的单倍型标记SNP在芬兰和俄罗斯人群中的关联。2个映射到KLK8的内含子SNP，rs1722561和rs170194与颅内动脉瘤相关。KLK8是一种可以切割ECM纤连蛋白的丝氨酸蛋白酶。因此，有理由猜测，失调的激肽释放酶可能参与颅内动脉瘤的发病机制。颅内动脉瘤另一个可能的候选基因是弹性蛋白（elastin，ELN）基因。SNP rs8326位于ELN基因的3'非翻译区，其不仅与颅内动脉瘤相关，还是颅内动脉瘤的高危单倍型，包括导致ELN基因和LIMK1转录水平降低的2个功能性SNP。ELN和LIMK1蛋白参与肌动蛋白解聚途径，可能会影响血管壁的稳定性和合成，从而促成颅内动脉瘤的发病。另一项研究也报道了LIMK1中的SNP rs6460071与颅内动脉瘤风险增加的关联，但无法验证ELN基因与颅内动脉瘤的关联。

在对17号染色体着丝粒上颅内动脉瘤连锁区域的后续研究中，发现TNFRSF13B基因中的单倍型对日本人群中的颅内动脉瘤具有保护作用。TNFRSF13B参与免疫并介导B细胞的同种型转换。这种关联支持免疫机制在颅内动脉瘤发病机制中的作用。JDP2中的内含子SNP rs175646是一个定位于染色体14Q22的候选基因，在日本人群临床队列研究中与颅内动脉瘤相关,并且这种关联在韩国人群颅内动脉瘤队列中被验证。*JDP2*编码JUN二聚化蛋白2,是转录激活蛋白1的阻遏物,参与细胞凋亡。因此,*JDP2*可能通过调控细胞凋亡或细胞死亡促进颅内动脉瘤中的血管重塑。此外,TCN2 p.259R中的功能多态性与颅内动脉瘤相关。

然而,许多被认为是与颅内动脉瘤强相关的候选基因,在荟萃分析中并未显示出与颅内动脉瘤的显著关联性,其中包括*ENG*、*NOS3*、*APOE*和*MMP3*。颅内动脉瘤中遗传关联研究的主要限制是样本量小且相关性无法复制,大型SNP和GWAS研究需要多重测试校正更是如此。少于250个病例的研究根本无法提供可靠的OR值。颅内动脉瘤关联研究发现研究之间的一致性极差,且一些候选基因可能具有人群特异性。因此,在缺乏可靠候选基因的情况下,将颅内动脉瘤的基因研究推进到开发转基因动物模型的阶段,以评估上述候选基因对颅内动脉瘤的影响还为时过早,更不要说临床研究和药物开发了。

(二)颅内动脉瘤的GWAS研究

迄今为止,共有6项GWAS研究对颅内动脉瘤展开了探索,其中部分研究提供了颅内动脉瘤诊疗的新基因。6项研究中有4项研究纳入了足够数量的个体,以明确在全基因组显著阈值下识别相关的SNP。

颅内动脉瘤第一个GWAS研究于2008年发布。队列包括芬兰、日本和荷兰的病例及对照。该研究的数据集共包括2196个颅内动脉瘤病例和8085个对照。在3个超过全基因组显著性阈值的位点中识别出3个SNP:*BOLL/PLCL1*(*2Q33.1*,rs700651)、*SOX17*(*8Q11.23*,rs10958409)和*CDKN2BAS*(*9Q23.1*,rs1333040)。此外,位于*SOX17*附近的rs9298506也与颅内动脉瘤相关(*8Q11.23*,rs9298506)。在上述研究基础上添加了更多样本以增加队列数量(5891例病例,14 181名对照)的后续研究确定了总共5个颅内动脉瘤基因座,其中2个基因座先前已被识别,本次研究成为其佐证:*SOX17*(*8Q11.23*,rs9298506)和*CDKN2BAS*(*9Q23.1*,rs1333040)。在该研究中,发现SNP rs10958409与颅内动脉瘤不相关(*8Q11.23*,rs10958409),并发现了3个与颅内动脉瘤的新关联:*CNNM2*(*10Q24.32*,rs12413409)、*STARD13*(*13Q13.1*,rs9315204)和*RBBP8*(*18Q11.2*,rs11661542)。另外值得注意的是,一些在全基因组范围内有显著意义的SNP,如rs700651和rs11661542在荟萃分析中结果并不显著。

2011年Yasuno等报道了他们对14个位点中的25个SNP进行基因分型拓展分析的结果。这些位点之前在2010年日本人群队列研究中被证实具有0.1~0.5的后验概率。经过分析,他们发现颅内动脉瘤与位于内皮素受体A(endothelin receptor A,*EDNRA*)基因5'的染色体*4Q31.23*上的rs6841581显著相关(*4Q31.23*)。他们还报道了另外2个区域的关联趋势:*FGD6*(*12Q22*,rs6538595)和*RRBP1*(*20Q12.1*,rs1132274)。血压是影响颅内动脉瘤的一个重要危险因素,GWAS研究还检测了SNP与血压的关联。*PRDM6*中的*5Q23.2*(rs2287696)潜在颅内动脉瘤基因座与收缩压升高显著相关(*5Q23.2*,rs2287696)。该研究的作者假设,*PRDM6*的变异可能是收缩压升高诱发血管壁结构的改变使个体易患动脉瘤。

另一个日本人群研究队列报道了1383例动脉瘤性SAH和5484例对照的GWAS研究。在第1轮分析中,没有SNP达到全基因组显著性。他们选择了36个具有潜在关联的SNP和7个既往报道与颅内动脉瘤相关的SNP在1048个病例和7212个对照的队列中进行基因分型。发现*EDNRA*(*4Q31.2*,rs6842241)与颅内动脉瘤显著相关。*EDNRA*是一种内皮素-1受体,可激活G蛋白及第二信使系统,主要位于脑血管平滑肌细胞中并介导血管收缩和细胞增殖。该SNP位于*EDNRA*基因*4Q31.22*的调控区。基因分析表明,包括SNP rs6841581在内的5'侧翼区域可能起到转录抑制因子的作用,并且是赋予颅内动脉瘤易感性的功能变体。

颅内动脉瘤的最新GWAS研究由Foroud等发布。该研究的独特之处在于队列包括2个样本群:样本1是388例具有明确颅内动脉瘤家族史的欧洲病例和387例对照;样本2是1095例没有动脉瘤家族史的颅内动脉瘤病例和1286例对照。两队列中都没有全基因组显著的SNP。荟萃分析(1483例病例,1683例对照)证实了与颅内动脉瘤相关的2个先前报道的SNP:*CDKN2BAS1*中的1个SNP(*9Q23.1*,rs6475606)和*SOX17*附近的

1个SNP（*8Q11.23*，rs1072737）。此外，研究了吸烟和这两种SNP基因型对颅内动脉瘤风险的影响。结果表明，吸烟引起颅内动脉瘤的风险是SNP基因型的数倍，即吸烟对颅内动脉瘤的风险远大于SNP。

（三）颅内动脉瘤的基因表达研究

基于微阵列的mRNA表达谱被用于研究颅内动脉瘤的基因表达情况。人体动脉具有与其他组织不同的mRNA表达谱，并且来自不同个体的同一动脉（例如主动脉）比来自同一个体的不同动脉表达谱更为相似，因此研究的组织对照尤为重要。目前，研究的组织对照包括6个颅内对照动脉、34个颞浅动脉、4个AVM的细胞样本、33个脑膜中部动脉，另有使用血液样本进行对照的研究。

一项研究使用结果表明，微阵列平台上大约一半的基因在颅内动脉中表达，并且在DNA连锁研究中鉴定的颅内动脉瘤基因座含有大约800个在颅内动脉中表达的差异基因。通路分析显示包括Notch和MAPK信号通路在内的多种通路富集。最近1项结合了5项基于微阵列的表达研究荟萃分析报道，将颅内动脉瘤（破裂或未破裂）与对照组织进行比较时产生了507个差异表达基因，其中57个在5项研究中的2项以上的表达水平发生了改变。在超过3项研究中都有变化的基因仅有7个（*BCL2*、*COL1A2*、*COL3A1*、*COL5A2*、*CXCL12*、*TIMP4*和*TNC*）。值得注意的是，这7个基因中除了*BCL2*和*CXCL12*之外都是ECM相关的基因。

目前为止，只有一项研究使用外周血液表达谱检测破裂的颅内动脉瘤和非颅内动脉瘤对照之间的表达差异。颅内动脉瘤破裂患者的血液样本中共有57个基因下调，78个基因上调，上述135个基因被归类为免疫功能基因和造血相关基因。在分析血液样本的基因表达谱时，该研究发现了29个基因与脑卒中和脑血管畸形中的相关基因重叠，这也暗示了血管性疾病的共通之处。

Micro RNA已被公认为基因表达的重要调节剂。颅内动脉瘤中的第一个mi RNA分析揭示了颅内动脉瘤组织中18个mi RNA的水平降低。后续研究分析了颅内动脉瘤和对照样本的表达谱以明确18个mi RNA的681个靶基因。靶基因的功能分类显示吞噬细胞迁移的富集和多种细胞的增殖与上述mi RNA相关。

二、颅内动脉瘤的炎症相关研究

颅内动脉瘤的形成与炎症息息相关，炎症也是颅内动脉瘤基础医学相关研究中讨论最多的内容。本节将初步阐述炎症在颅内动脉瘤中的作用。

（一）炎症

炎症作为颅内动脉瘤的始动环节介导血管壁离心性重塑。20世纪80年代，Langille的经典研究证实动脉壁能够通过最初的急性血管舒缩反映相应血流量的增减，进而发生动脉壁重塑。这种对血流量的相应需要完整的血管内皮参与其中。目前研究认为，血管内皮表面蛋白的聚糖层（糖萼）是血流相关应力的主要传感器。特别是，血液流过内皮细胞会产生壁面剪切应力（wall shear stress，WSS），WSS主要取决于血液黏度和流速。若血管直径保持不变，单位时间内增加流量体积会增加血流速度，进而增加WSS。血管壁上WSS增加最大的地方通常在弯曲血管的外壁、动脉内壁高度狭窄的区域和血管分叉顶点的区域。在这些地方，由于流体和管壁几何形状的互相耦合，局部流速升高。手术人工制造高流量分叉证明了血管壁发生与动脉瘤形成相似的变化，即暴露于高WSS和正WSS梯度的部位，会发生基底层破坏和血管平滑肌层退化。后续的多个动物模型研究也支持上述结论，即颅内动脉瘤的启动发生在暴露于高WSS且具有正WSS梯度的区域。

由ENOS产生的NO是血管内皮细胞响应高流量血流时触发血管舒张的主要介质，WSS增加诱导内皮细胞中的ENOS产生。除了放松平滑肌细胞，NO增加会下调MCP-1和血管细胞黏附分子-1（Vascular Cell

Adhesion Molecule-1，VCAM-1）的表达。用敲除NOS小鼠进行的实验表明，阻断NOS信号传导可通过增加巨噬细胞浸润诱发颅内动脉瘤形成，其内在机制可能是通过增加MCP-1表达实现的。

最近的研究表明，机械拉伸也可以在外膜成纤维细胞中诱导MCP-1表达，促进巨噬细胞的跨壁迁移。因此，高WSS与壁拉伸的共定位将导致MCP-1表达放大和巨噬细胞浸润，最终使颅内动脉瘤启动的可能性增加。MCP-1在动脉瘤发生中的关键作用可以通过MCP-1敲除小鼠的实验得到证明，其中暴露于高流量的脑动脉中几乎没有巨噬细胞浸润，并且颅内动脉瘤发生减少为原来的一半以下。其他几项研究也证实了巨噬细胞浸润在颅内动脉瘤启动中的关键作用，这些研究使用经典诱导颅内动脉瘤形成模型的改进方法和氯磷酸盐来消耗巨噬细胞或通过PPAR gamma调控巨噬细胞活化。在诱导颅内动脉瘤形成的啮齿动物模型中，巨噬细胞在颅内动脉瘤最初发生期间通过腔内皮浸润动脉壁。在此之后，它们通过外膜成纤维细胞中MCP-1表达产生的趋化梯度迁移穿过壁最终到达外膜。由于巨噬细胞跨内皮迁移到血管壁必须通过弹性层，且穿越过程中巨噬细胞会产生蛋白酶，导致胶原蛋白降解，最终导致弹性层的破坏，胶原基质即血管壁的承重结构遭到破坏，动脉瘤形成在所难免。

（二）血流诱发炎症介导的动脉瘤生长和血管壁重塑

一旦弹性层由于炎症细胞的浸润而破坏，并且胶原基质受损到允许动脉瘤向外突出的程度，动脉瘤就可能开始生长、变大。然而，这需要动脉瘤壁不断生长并合成新的病态基质。仅仅通过浸润巨噬细胞而造成的长时间蛋白水解损伤而没有随之的胶原基质重塑，不会导致动脉瘤实质性的生长，而是会导致临床实践中遇到的血疱样动脉瘤破裂。

颅内动脉瘤中的血管平滑肌细胞合成了动脉瘤壁生长所需的新的胶原蛋白。这些细胞表达巨噬细胞分泌的几种生长因子的受体，例如转化生长因子-β（transforming growth factor-β，TGF-β）和血小板衍生生长因子B（platelet-derived growth factor B，PDGF-B），可刺激血管平滑肌基质合成和增殖。除了蛋白酶分泌外，巨噬细胞的激活不断刺激平滑肌细胞，这可以解释为什么动脉瘤壁会不断生长。

一旦动脉瘤开始形成，动脉瘤壁中的巨噬细胞激活，通过自分泌反馈回路将自身作用不断放大，其中由环氧合酶-2（cyclooxygenase-2，COX-2）产生的前列腺素E_2（prostaglandin E_2，PGE_2）激活其他巨噬细胞中的转录因子核因子NF-κB，导致MCP-1和COX-2的表达增加。这进一步吸引了更多巨噬细胞向动脉瘤壁募集，并继续激活NF-κB。这种不断自我放大的循环过程可以解释即使病理上血液流量正常，由高流量引发的血管壁重塑依然可以继续进行。

在临床上，关于动脉瘤形成的生物学最关键的问题是如何保持小动脉瘤的生物学稳定以防止它们生长、破裂。MCP-1的表达和巨噬细胞的存在在人类颅内动脉瘤壁中表明，影响颅内动脉瘤发生的分子机制可能在颅内动脉瘤进展中也发挥作用，至少存在于子瘤或倾向于形成子瘤的过程中。除了高WSS区域外，低WSS的颅内动脉瘤区域也可以诱导产生MCP-1。这与动脉瘤壁炎症显示出与高/低WSS相关趋势的观察结果一致。在动物模型中，在血管重塑部位激活NF-κB通路是颅内动脉瘤形成所必需的。这种NF-κB的激活通过COX-2—PGE_2—EP_2—NF-κB途径发生。

对破裂和未破裂的人类颅内动脉瘤壁的全基因组基因表达分析显示，在破裂动脉瘤壁中多个NF-κB调节基因的上调，强烈暗示巨噬细胞诱导的NF-κB活化与人类颅内动脉瘤壁重塑相关。人类的颅内动脉瘤壁以及PGE_2受体亚型EP_2中COX-2表达的存在，进一步提示COX-2—PGE_2—EP_2—NF-κB—COX-2信号通路参与人类颅内动脉瘤的生长和动脉壁的重塑。抑制COX-2活性的药物（如阿司匹林或非甾体抗炎药）似乎可以减少患者未破裂颅内动脉瘤的生长。这也为后续研究提供了新的思路和方法。

（三）炎症导致增生性重塑作为对机械拉伸增加的反映

一旦动脉瘤开始生长，其动脉壁张力将逐渐增高。为了使颅内动脉瘤保持不破裂，动脉瘤壁必须适应不断增加的机械负荷。一般来说，动脉壁通过内侧血管平滑肌的增殖和胶原蛋白的沉积来适应长期增加的机械负荷。而在血管壁重塑过程不充分的情况下，动脉壁细胞可能超生理拉伸。超生理拉伸后的血管壁修复过程已在动脉球囊扩张损伤模型中得到充分研究，并显示依赖于平滑肌细胞的巨噬细胞和NF-κB激活调控该过程。扩大的动脉瘤壁可以通过平滑肌细胞增殖和胶原蛋白重塑来适应壁张力的增加，这类似于动脉壁对过度拉伸或慢性高压的病理-生理调控，但前提是它具有健康的血管平滑肌细胞。然而，许多动脉瘤壁都有丢失的血管平滑肌细胞区域。此外，在许多动脉瘤壁中，剩余的平滑肌细胞由于摄入脂质而变成泡沫细胞，并损害其正常生理功能。这可能导致动脉瘤继续生长的潜在可能。Ollikainen和Frösen等详细地讨论了动脉瘤壁中脂质积累的内在机制。内皮功能障碍似乎是促进动脉瘤壁中脂质积累的关键因素，因此调节内皮功能也可能影响脂质诱导的颅内动脉瘤壁中血管平滑肌功能障碍的病理-生理过程。

三、颅内动脉瘤的表型及表型组学研究

颅内动脉瘤是动脉血管壁局部异常扩张，一旦颅内动脉瘤形成就有可能发生破裂引起脑出血，致死率、致残率极高。随着医学的发展和人们健康意识的提高，未破裂动脉瘤破裂的年检出率逐年提高，但确切的颅内动脉瘤发病率未知，文献估计为人群的1%～6%。据Weir综述文献报道，尸解颅内动脉瘤发生率为0.4%～7.6%，其中破裂动脉瘤与未破裂动脉瘤的比为1：4，同时发现颅内动脉瘤具有家族性动脉瘤和儿童动脉瘤。动脉瘤破裂有50%～85%是致命性的，故防止未破裂动脉瘤破裂非常必要。但目前尚没有一个公认的动脉瘤破裂危险的评估标准或系统。

现代遗传病理学认为，在物种系统演化中，自然选择学说和分子进化学说分别着眼于表型层次和分子层次的进化机制。自然选择学说从群体水平上阐明了生物进化的规律，而分子进化学说则揭示了生物在分子水平的进化不同于表型水平的进化。从生物学的发展来看，生物进化论的研究有3个不同的层次或水平：形态水平、染色体水平（细胞水平）、分子水平。遗传学建立之前，进化论的研究基本上是从分类学、解剖学、胚胎学和古生物学的研究出发的，这就构成了19世纪下半叶进化论研究的整个内容——从生物的表型水平上比较其异同，找出彼此间在进化上的亲缘关系。当遗传学建立以后，就出现了进化的遗传理论，从染色体水平上探讨了以上各学科的证据，标志着进化论的研究开始转向微观机制。

丹麦遗传学家W.L.约翰森于1911年提出了2个遗传学名词：表型组和基因型组。表型组：指某一生物的全部性状特征；生物体个别或少数性状以至全部性状的表现。基因型组又称遗传型组：指由生物的全部遗传物质（基因）组成；一般只表示个别或少数基因位点上的等位基因的组成。二者的关系：①基因型是生物体在适当环境条件下发育表型的内因；②表型则是基因型和环境条件共同作用的结果；③能遗传的是基因型，不是表型；④环境因素是基因型得以发育其表型的必要条件。

（一）表型是基因型和环境共同作用的结果

表型是指个体形态、功能等各方面的表现，能将生物体分类成独立类群的一系列特征，如身高、肤色、血型、酶活力、药物耐受力乃至性格等，即个体外表行为表现和具有的行为模式。表型主要受生物的基因型和环境影响。表型可分为连续变异或不连续变异。前者较易受环境因素影响，基因型上则会受多个等位基因影响，如体重、智力和身高；后者仅受几个等位基因影响，而且很少会被环境改变，如血型、眼睛颜色和卷舌的能力。对于不连续变异，若有2个生物表现型相同，其基因型未必一样，这是因为其中一方可能有隐性基因。表型变异是进化论"物竞天择"理论成立的重要条件。

目前临床实践中，95%以上的医学证据来自欧美发达国家，中国人种、生活方式与环境因素、医疗保

障制度与之不同，参照欧美研究证据对国人进行诊疗必然有失精准。然而，综观我国目前的医学研究，存在数据维度局限、缺乏统一性和代表性、数据库和生物样本资源库缺乏、有效的共享协作机制缺乏、资源利用率低等问题，迫切要求以精准脑血管病防控需求为导向，充分利用已有的大型优质队列，加强生物数据、临床信息、样本资源的整合，建立临床数据采集和样本库建设标准；在此基础上建成数据多维、统一标准的高质量大型脑血管病研究队列，实现长期随访，并建立具备完善临床表型信息的国家级标准化生物样本库，建立起多层次精准医疗知识库体系和安全稳定可操作的生物医学数据库平台。因此，人类颅内动脉瘤表型特征的跨尺度关联及精细调控原理的研究迫在眉睫。

（二）颅内动脉瘤的形成及诱发因素

由于血管壁平滑肌细胞凋亡和内弹力层破坏，胶原纤维重建由于"拉力"的变化会引起随后胶原蛋白和（或）弹性蛋白降解，导致血管壁重构。这种变化是否会导致动脉瘤形成、发展甚至破裂，取决于动脉瘤壁炎症程度、血流动力学压力和重塑组织（动脉瘤壁胶原蛋白）的再生速率。决定动脉瘤破裂的主要因素是动脉瘤壁的炎症程度而不是动脉瘤的大小或位置。抗炎药可以显著延缓脑动脉瘤的进展。

1.动脉瘤基因型

有研究发现，家族性动脉瘤相关位点有 *1P34.3-P36.13*、*19Q13*、*XP22* 和 *7Q11*；紧密联系的基因位于 *7Q11*，与弹性蛋白基因密切相关。另外，发现并证实17号染色体上的一个位点与动脉瘤发生有直接关联同时确定3号染色体的链接位点。这些新发现包含了很多潜在的候选因素，包括激肽原-1前体、成纤维细胞生长因子-12和内皮素转换酶-2。基因组分析显示 *3Q27.3-3QTER* 和 *17P12-Q21.33* 与颅内动脉瘤有关。目前的数据仍有待验证。有研究者对1273个家庭进行动脉瘤DNA链研究，发现21个染色体区，18个基因标记，14个在线人类孟德尔遗传数据库（online mendelian inheritance in man，OMIM）轨迹和表型值。其中最有意义的候选基因有12类，最有意义的全基因组关联研究有10个标志基因（其中5个基因内区，4个基因间区，1个错检）；并采用颅内动脉瘤Microarray-based mRNA和micro RNA表达发现有约800个基因表达不同。石忠松等采用人类基因组基因芯片U133A，对总共22 215个基因中颅内动脉瘤与正常颅内动脉表达水平差异进行比较：发现与正常对照相比，颅内动脉瘤表达为2倍以上3149个，3倍以上1782个，5倍以上849个，10倍以上383个，其中195个基因在颅内动脉瘤中高表达；上述基因在基因功能分析显示，差异表达的基因与细胞凋亡（5个）、细胞信号转导/通讯（85个）、细胞外基质（31个）、细胞骨架（20个）、免疫炎症/应激反应（71个）、能量代谢（49个）等相关。

动脉瘤发生、生长基因：动物实验表明，TNF-α 对动脉瘤的形成和破裂具有重要作用；TNF-α 抑制剂可以有效防止动脉瘤的进展和破裂；TNF-α 导致血管平滑肌细胞表型异构，促进动脉瘤发生。研究还发现，低壁剪切应力与涡流有助于内皮细胞MCP-1持续表达，可促进巨噬细胞浸润和加剧炎症，从而导致动脉瘤增大或破裂。

动脉瘤破裂的免疫（炎症）与基因：脑动脉瘤破裂是炎症介导的瘤壁的改变，基质细胞衍生因子-1（stromal cell-derived factor-1，SDF-1）在动脉瘤壁的内皮细胞增生、促进巨噬细胞迁移、毛细血管形成等高表达；anti-SDF-1抑制性抗体的使用可以降低上述高表达。结论：SDF-1对血管生成、炎性细胞迁移和扩散、颅内动脉瘤的发展具有重要作用。有学者提出，表型、基因变异与颅内动脉瘤相关。血管壁炎症反应是由基因变异、促炎因子、肿瘤坏死因子-α（TNF-α）和干扰素共同作用的结果；高血压等因素促使IL-10和TGF-β$_1$的随机调节，进而导致血管壁结构性退化。这解释了高血压等是动脉瘤的引发因素，但不是所有高血压患者一定发生动脉瘤。

2.颅内动脉瘤破裂预测研究

22例30个人类动脉瘤的实验证实，动脉瘤壁对巨噬细胞产生的超顺磁纳米氧化铁（ferumoxytol）的吸收率可以早期（24小时内）确定脑动脉瘤结构稳定性。未破裂动脉瘤中环氧合酶（COX-1和COX-2）、微粒体前列腺素合酶低表达；24小时内，动脉瘤壁内的超顺磁纳米氧化铁的摄入量明显提示动脉瘤不稳定和6个月内高破裂的概率，提示紧急干预。

3.颅内动脉瘤相关炎症、血流动力学研究

血流动力学的压力和最近的慢性炎症被认为是主要的脑动脉瘤原因；PGE_2是人类炎症过程的中介者；有研究通过刺激和抑制PGE_2，发现刺激PGE_2可以增加动脉瘤发生率，抑制PGE_2可以降低动脉瘤发生率。结果表明：①剪切应力激活了内皮细胞中的PGE_2-EP_2途径，并通过NF-κB加重慢性炎症；②建议以抑制EP_2作为预防脑动脉瘤的方法。动脉瘤的发生、增长和破裂与血流动力学因素改变和血管壁炎症有关，二者相互诱发、相互促进。体外模型试验证实：①脑动脉瘤的形成是由异常剪切应力引起的炎症介导过程；②依赖于趋化因子的中性粒细胞浸润可能与脑动脉瘤形成有关。细胞生长因子（hepatocyte growth factor，HGF）防止血管炎症，临床研究发现，来自人类颅内动脉瘤腔内血液[（1076±656）pg/mL]的HGF浓度显著高于来自股动脉的［（196±436）pg/mL，$P<0.001$］；动物实验发现，c-Met拮抗剂没有改变颅内动脉瘤的形成（$P>0.05$），但显著增加SAH的发病率和减少小鼠（$P<0.05$）生存率。动物实验证实，过氧化物酶体增殖物激活受体-γ（peroxisome proliferator-activated receptor-γ，PPAR-γ）是一种核激素受体，它能调节炎症的各个方面；吡格列酮可以显著降低动脉瘤的破裂率，但不影响动脉瘤的总发病率（未破裂和破裂动脉瘤）。内生PPAR-γ，特别是平滑肌PPAR-γ，对脑动脉瘤的形成和破裂具有保护作用。肥大细胞的慢性炎症参与颅内动脉瘤的形成和破裂。多项研究表明，间充质干细胞的抗炎作用有利于动脉瘤的治疗。T细胞在颅内动脉瘤壁中可以被检测到，但它们导致的颅内动脉瘤的发展是不确定的。

4.颅内动脉瘤的表型学特点

约20%的动脉瘤患者有动脉瘤破裂或未破裂的家族病史；一个家族中如果有2名患有动脉瘤，其他成员患动脉瘤的概率可达19.1%，而一般人群患动脉瘤的概率只有2%~3%。在年龄、高血压、性别、吸烟等因素中，吸烟者发生率为一般人群的3倍，女性发生率为一般人群的2倍。

（闫　研、冷　冰）

第三节　颅内动脉瘤破裂

一、影响颅内动脉瘤破裂的血流动力学因素

（一）血流动力学参与颅内动脉瘤形成的机制

异常血流动力学变化是引起颅内动脉瘤形成的始动因素，机体可能已经受到很多因素的影响，如高血压、糖尿病、吸烟等，而血管分叉部的血流变化能引起血管壁的一系列反应，可以促进动脉瘤的形成。在稳定、静止血管中，血管内皮细胞通常形成鹅卵石样单层细胞并排列在脉管系统管腔表面，通过细胞间连接的协调打开和闭合起到渗透屏障的作用。除提供选择性屏障外，血管内皮细胞还可以：①通过分泌生长促进和抑制物质来影响血管重塑；②通过释放趋化因子和细胞因子介导炎症反应；③通过释放血管扩张剂和血管收缩剂调节血管平滑肌细胞的收缩。血液在血管中流动时，紧靠血管壁的一薄层（层流现象），血液由于与管壁的摩擦很大而流动极慢。在血管中轴流动的血流叫作轴流，速度很快，从轴流至靠壁层之间的血流分成多层，有如一系列同心圆筒，由于各液层之间的内摩擦不同，而以不同速度向前流动，越接近

管壁流速越慢。血液的黏滞性与流速成反比，所以血液属于非牛顿流体，血液的黏滞性主要决定于其中红细胞的含量，红细胞越多则黏滞性越大。剪切力是一种很微弱的机械力，需要高敏感应器来感知。内皮细胞顶端直接和血流相接触，因此位于内皮细胞顶端的结构，如初级纤毛、糖蛋白、离子通道和脂质双层膜等，是直接感受剪切力的感受器。异常血流动力学可导致内皮细胞形态变化，并能通过激活各种转录因子继而调节下游相关基因的表达。在形态学上，异常血流动力学引起内皮细胞间隙明显增大、细胞皱缩、细胞脱落，这些改变的直接后果是细胞通透性增加；在功能上，受损内皮细胞分泌一氧化氮合酶能力减弱，会影响血管张力和舒缩功能，同时分泌多种炎性介质可导致炎症反应。血管内皮细胞的受损和细胞连接破坏，引起炎症细胞浸润、激活血管平滑肌细胞的凋亡和迁移，以及细胞外基质降解，导致颅内动脉瘤形成。

　　动脉瘤生长是动脉瘤所处血流动力学–生物学环境和动脉瘤病理特征共同作用的结果。在动脉瘤的瘤壁处，不断发生着物质合成（细胞增殖和细胞外基质生产）和物质降解（细胞死亡和细胞外基质降解）的过程，这个平衡被打破时，动脉瘤就会出现破裂。当然这个平衡的打破需要一个事件来触发，血流动力学（主要是异常的壁切应力）就是这个触发事件。动物实验已经证明了血流动力学在动脉瘤发生的重要作用。血管分叉处血流加速形成一个高切应力和沿血流的正切应力梯度的特殊血流环境，通过内皮细胞介导的机械传导，在血管壁内激活级联反应，引起动脉瘤形成。在一个单纯模拟颅内动脉瘤形成的血流动力学模型中，当高切应力和沿血流的正切应力梯度超过一定阈值时，动脉瘤就会形成。这种变化引起局部内弹力层缺失、中膜变薄和突出形成，这是动脉瘤形成的早期信号。当出现不断升级的炎症反应后，动脉瘤发展始于内皮细胞反应、平滑肌细胞表性转换，以及细胞外基质的重塑和降解、细胞死亡。这些研究表明，炎症反应在动脉瘤发生、发展中占有重要作用，如炎症浸润产生基质金属蛋白酶，导致胞壁退化，也说明动脉瘤的发展是和血流动力学改变密不可分的。因此，血流动力学的改变是动脉瘤发展的必要条件。

（二）血流动力学参与颅内动脉瘤形成的通路

　　异常的血流动力学，无论是高切应力还是低切应力，都可以打破动脉瘤壁生成和降解的平衡。此外，高切应力和低切应力都可以激活蛋白水解和氧化损伤，继而引起细胞外基质降解和细胞死亡，从而导致动脉瘤生长或破裂。动脉瘤生长是由高WSS和一个正的WSS梯度诱导的，通过内皮细胞的机械传导，当高WSS和正的WSS梯度超过一定阈值时，血流动力学启动生化级联反应，壁细胞局部生成和激活蛋白酶，主要是基质金属蛋白酶-2和基质金属蛋白酶-9，大量弹力层破坏和凋亡，引起细胞膜变薄，隆起形成。值得注意的是，在动脉瘤形成早期，并没有发现炎症细胞浸润，巨噬细胞也没有减弱动脉瘤形成，这表明动脉瘤血流动力学并不是由浸润炎症细胞调控的。当动脉瘤形成以后，隆起进一步发展成动脉瘤囊，而形成一个低切应力区域。当动脉瘤囊内一个循环环境形成后，这个流动环境可能就由低振荡剪切力主导。当一个次级旋涡形成或流量不稳定增加时，这种状况会进一步恶化。低振荡剪切力可以诱发内皮细胞炎症反应，内皮细胞产生活性氧，上调血管壁表面黏附因子和细胞因子，增加管腔渗透性。促炎性的内皮细胞失去屏障功能，血液中的白细胞可以通过内皮细胞之间的连接进入血管壁中，这种情况在血管弯曲血流速度减慢的部位尤其明显。这些炎症浸润可产生大量基质金属蛋白酶降解细胞外基质，打破了动脉瘤物质合成和降解的平衡，导致颅内动脉瘤增长和破裂。此外，这种干扰流的环境还可以促进动脉粥样硬化斑块形成，加剧炎症细胞的影响。炎性细胞介导的降解反应在血栓形成时更加明显，能进一步激活巨噬细胞和中性粒细胞蛋白酶，激活活性氧种类和氧化LDL。因为壁细胞降解依赖白细胞浸润，有人把它命名为炎症细胞介导破坏–重塑过程。

　　一些动脉瘤突出后冲击流可持续形成，形成一个高WSS和正的WSS梯度的血流环境，从而促进动脉瘤的发展。这种现象在动脉瘤囊内普遍存在，例如具有高曲度载瘤动脉、高动脉瘤角度或高入流角的动脉瘤，从载瘤动脉冲下的血流将更大惯性量和撞击力作用于动脉瘤壁上。这种动脉瘤壁细胞担任了破坏动瘤壁平衡的角色，这个过程和动脉瘤形成阶段是相似的。当然，高WSS环境不利于白细胞浸润，相对于低WSS和振荡流，需要足够的血液停留时间和内皮细胞的反应。巨噬细胞消耗并不抑制高WSS诱导动脉瘤发展，表型调节的平滑肌细胞是蛋白水解的动力。壁细胞是蛋白水解的动力，因此将其命名为壁细胞介导的破坏–重塑过程。

二、影响颅内动脉瘤破裂的形态学因素

动脉瘤生长是动脉瘤所处血流动力学–生物学环境和动脉瘤形态特征共同作用的结果。颅内动脉瘤最基本特征与动脉瘤形态学和动脉瘤破裂风险之间的关系，一直是研究者的关注焦点。很多临床医师也发现，相对于平诊患者（未破裂动脉瘤），急诊患者（破裂动脉瘤）动脉瘤形态多不规则，位置多处于分叉部，如前交通动脉或后交通动脉等。不仅如此，在过去几十年里，研究者通过大量病例观察、随访，发现未破裂动脉瘤和破裂动脉瘤在许多形态学因素方面有统计学差异，这也给了临床医师一定的参考标准。

（一）颅内动脉瘤部位

有文献报道，颅内动脉瘤部位和动脉瘤破裂风险密切相关。相对于颈内动脉眼段动脉瘤，前交通动脉瘤和后交通动脉瘤具有较高的破裂风险。有研究发现，大脑中动脉瘤和后循环动脉瘤也具有较高的破裂风险，但是相关样本数量较少。Rinkel在研究中发现，相对于前交通动脉瘤，大脑中动脉瘤破裂风险系数为1（95% CI 0.4 ~ 2.8），颈内动脉瘤破裂风险为1.1（95% CI 0.4 ~ 2.9），而后交通动脉瘤破裂系数为4.1（95% CI 1.5 ~ 11）。既往很长一段时间内，"前交通动脉瘤、后交通动脉瘤更容易破裂"这种观点似乎成为一种共识。但是，一些研究报道，某些部位的动脉瘤，例如脉络膜前动脉瘤、垂体上干动脉瘤等，可能有更高的破裂风险。由于这些部位动脉瘤数目较少，因此很多研究将这些动脉瘤归为"其他部位"，从而掩盖了其高破裂风险的事实。最近有研究发现，包括脉络膜前动脉瘤、大脑前动脉A_2段动脉瘤在内动脉瘤的破裂风险并不低于前交通动脉瘤。因此，有学者建议将脉络膜前动脉瘤、大脑前动脉A_2段动脉瘤和前交通动脉瘤一起归类为"前交通复合体动脉瘤"，这类动脉瘤具有较高的破裂风险。

（二）动脉瘤高颈比、H/W值和颅内动脉瘤形状

1.动脉瘤高颈比

动脉瘤高颈比（aspect ratio，AR）定义为动脉瘤的高和动脉瘤瘤颈宽度的比值，其中动脉瘤的高定义为动脉瘤瘤颈平面至动脉瘤最远点的垂直距离。很多研究表明，AR与动脉瘤的高和瘤颈相关，与血流进入和流出动脉瘤的速度密切相关。动脉瘤瘤颈面积大小是限制血流进入和流出动脉瘤的重要因素，而在动脉瘤内部，血流速度和动脉瘤体积有一定的关系。因此，动脉瘤高和动脉瘤瘤颈面积比值越大，血流在动脉瘤内部滞留的时间就越长。Roach在犬的主动脉分叉部建立了一个动脉瘤模型，发现小动脉瘤（瘤体长度小于瘤颈）在2周后没有发生明显变化，中等动脉瘤（瘤体长度为瘤颈的2 ~ 2.5倍）2周后出现破裂，而长动脉瘤（瘤体长度大于瘤颈的4倍）在2周后出现血栓形成。表明AR是一个很好的预测动脉瘤血流状况的指标。H Ujiie研究发现，80%破裂动脉瘤的AR值大于1.6，而90%未破裂动脉瘤的AR值小于1.6，这个结果也得到了其他一些研究的论证；Bryce Weir进一步发现，88%破裂动脉瘤AR值大于1.6，而56%未破裂动脉瘤AR值小于1.6。因此，虽然具体阈值仍需要进一步论证，但是较高AR值的动脉瘤可能更容易破裂得到了人们的认可。

2.除AR以外，H/W值也和动脉瘤的破裂有着密切的关系

Height-width ratio（H/W）定义为动脉瘤的高和宽的比值，其中动脉瘤的宽定义为平行动脉瘤瘤颈的最长距离。Brian L.Hoh报道，较大H/W值和动脉瘤破裂有着显著的统计学关系（OR=1.23，且H/W值每增加0.1，风险系数上升1.03～1.47）。一般来说，梭形动脉瘤H/W值较高，而横向型动脉瘤H/W值较低。

AR、H/W值影响动脉瘤破裂主要是由于这些因素和动脉瘤形态有关。规则动脉瘤或横向型动脉瘤血流动力学模式比较简单，射入方向一般不发生明显变化，涡流数目也比较少。而不规则动脉瘤或梭形动脉瘤血流动力学模式较为复杂，特别是伴有子瘤的动脉瘤，射入方向在瘤体内不断发生改变，涡流数目较多，直接导致动脉瘤发生破裂。但是既往研究往往只是简单地将动脉瘤分为规则动脉瘤、不规则动脉瘤和含子瘤动脉瘤，而没有具体量化的数值，这在一定程度上影响了结果的精确性。因此，需要更多的研究将动脉瘤外形进行量化数值的比较，使得研究更加准确（图1-3-1）。

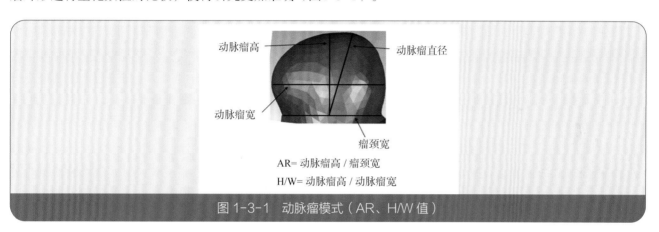

AR= 动脉瘤高 / 瘤颈宽

H/W= 动脉瘤高 / 动脉瘤宽

图 1-3-1　动脉瘤模式（AR、H/W 值）

（三）SR值

Sujan Dhar首先引入了SR概念，size ratio（SR）定义为动脉瘤长径和动脉瘤载瘤动脉直径的比值，其中动脉瘤载瘤动脉直径=（D_1+D_2+D_3+D_4）/4，D_1、D_3分别为动脉瘤瘤颈处载瘤动脉的直径，D_2、D_4分别为距离瘤颈1.5 D_1、1.5 D_3处载瘤动脉的直径（图1-3-2）。Sujan Dhar在研究中发现，所有破裂动脉瘤SR值均超过2.05，而83%未破裂动脉瘤SR值<2.05。因此，SR值也是一个很好的预测颅内动脉瘤破裂的形态学指标。可以看出SR值和2个因素同时相关——动脉瘤大小和载瘤动脉直径。一直以来，动脉瘤大小都是作为评估动脉瘤破裂的重要指标，既往人们往往认为直径>10 mm的动脉瘤破裂风险更大，但越来越多研究报道发现<7 mm的动脉瘤破裂风险同样很大。因此，动脉瘤大小评估动脉瘤破裂风险的价值越来越小。SR值对动脉瘤破裂风险的评估充分考虑到了动脉瘤直径和载瘤血管直径两个方面的影响，又在其基础上有所发展；对于2个同样大小的动脉瘤，不同的载瘤动脉直径有着不同的SR值，而动脉瘤载瘤动脉直径和其部位密切相关。如前所述，前交通动脉瘤、后交通动脉瘤及"远端动脉瘤"有着更高的破裂风险。Carter等评估了854个破裂动脉瘤和819个未破裂动脉瘤后发现，不同部位破裂动脉瘤按照平均大小降序排列的顺序为颈内动脉眼段、颈内动脉分叉部、基底动脉分叉部、大脑中动脉、后交通动脉、前交通动脉、小脑后下动脉以及"远端动脉"。所谓"远端动脉"是指大脑前动脉A_2段、大脑后动脉P_2段或大脑中动脉M_2分叉部及其更远的部位。位于远端动脉的动脉瘤很少有大小超过10 mm的。根据拉普拉斯定律（容器的腔内压力与半径的平方成反比），当承受相同血压时，血管壁厚度小的动脉的壁张力越大。因此，大小相同的2个动脉瘤，载瘤动脉直径越小的动脉瘤壁的张力越大。动脉瘤所在位置决定了载瘤动脉厚度，而载瘤动脉厚度和动脉瘤的破裂风险有着比较密切的关系。既往笼统的分类为"大脑中动脉""大脑前动脉"等，并不能很好地反映动脉瘤破裂风险的大小，因为即使都是大脑中动脉，越远端的直径越小。因此，SR值敏感度较动脉瘤大小和部位更高。

第一章

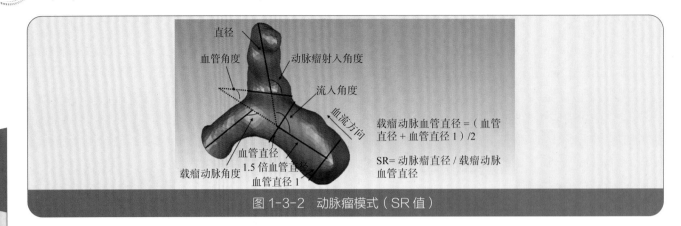

图 1-3-2　动脉瘤模式（SR 值）

（四）颅内动脉瘤角度

颅内动脉瘤与载瘤动脉之间的角度决定了射入动脉瘤内血流方向及随后涡流情况。Merih I.Baharoglu报道，流入角度是预测动脉瘤破裂的一个独立因素。计算机模拟动脉瘤血流模式中，较大的流入角度可导致一个较高的血流射入区域，从而引起更高峰值流速和动脉瘤顶端更高的动能输入；更高流入角度意味着动脉瘤体部和顶端更高流速、更大壁切应力和空间梯度。较高动脉瘤角度增加动脉瘤破裂风险的原因：①可能与血流对动脉瘤壁冲击力超过动脉瘤壁承受力有关；当动脉瘤流入角度较大或射入角度较大时，从载瘤动脉冲击的血流有着更大的动能和惯性，最终其超过动脉瘤壁承受力而引起破裂。②血液是非牛顿流体，在血流过程中由于血管壁摩擦力的作用，出现能量消耗。当动脉瘤流入角度较大时，从载瘤动脉冲击至动脉瘤顶端动能最大且能量消耗较小，而动脉瘤顶端往往是动脉瘤最薄弱的部位，因此可能出现动脉瘤破裂。

三、光学相干断层成像评估颅内动脉瘤壁

如何能够精准预测颅内动脉瘤的破裂风险，一直是困扰神经外科医师的重要难题。近年来，临床工作者不断试图从颅内动脉瘤的影像学检查特点、患者基因、炎症因子等角度出发，以期能够寻找预测颅内动脉瘤的标志物。医学影像学技术从MRA、CTA进展至DSA，近年来，光学相干断层成像（optical coherence tomography，OCT）出现，为探查颅内动脉瘤壁组织结构提供了可能性。有文献表明，OCT技术应用于冠脉系统，其分辨斑块性质、血管结构分层等敏感度及特异度均较目前已有医学影像学技术高，目前已经被广泛地应用于心脏科、眼科等领域。OCT以光反射为基础，成像原理与超声、声呐相似；不同点在于声呐仪器利用的是声波，而OCT利用的是波长约为1.3 μm的近红外光，将光波反射或自物体表面散射延迟时间，利用导管收集，并使用干涉测量法收集体内组织成像。正常血管壁OCT呈现层状图像，包括高度散射或高信号内膜（较薄）、中膜散射较低；由于OCT中信号较差，外膜呈现混杂高度散射力（图1-3-3）。近年来，随着高分辨率磁共振的出现，动脉瘤壁组织结构再度成为议题。2016年Hoffmann将OCT技术应用于动脉瘤模型的研究，获取3D血管造影成像颅内动脉瘤，利用3D打印技术将其做成模型；当动脉瘤大小超过一定限制时，受限于OCT导管大小，成像无法收集完全（该研究中使用OCT导管为9 mm），这也提示在OCT收集中，与冠脉系统或其他血管不同的是颅内动脉瘤含有一定的体积，动脉瘤大小不同，对导管的尺寸也有一定的要求；收集动脉瘤3D模型成像同时，还发现动脉瘤内膜增生现象，并同时发现OCT技术对于破裂动脉壁亦同样有成像作用，但却无法获得破口的动脉瘤的精细成像。尽管如此，随着技术进步，未来对于颅内动脉瘤破裂口的判断会有更进一步的提高。OCT技术可以显示颅内动脉瘤壁的三层结构，这在

Hoffmann研究中得到了证实。OCT可针对其三层结构毁损程度与破裂率相关联性,应用于颅内动脉瘤的预测破裂形态学研究中。笔者既往研究的兔子动脉瘤模型中OCT亦可以见到三层结构的缺失、融合、无法辨认的情况,虽然与组织病理切片无法完全达到细胞结构上区分,但初步证实了OCT技术可对血管壁的结构进行辨认,从而对血管壁的完整性进行进一步的判断(图1-3-4)。

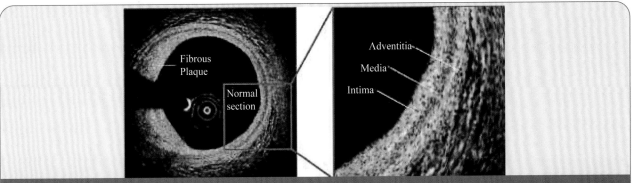

Fibrous Plaque:纤维斑块;Normal section:正常部分;Intima:内膜;Media:中膜;Adventitia:外膜。
图 1-3-3 冠状动脉纤维斑块和正常管壁的 OCT(左侧);冠脉系统正常血管壁三层结构放大(右侧)

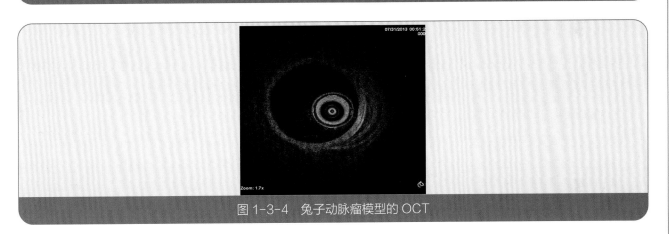

图 1-3-4 兔子动脉瘤模型的 OCT

 四、高分辨率磁共振评估颅内动脉瘤壁

1.概述

高分辨率磁共振血管壁成像(high-resolution magnetic resonance imaging vascular wall imaging,HR-MRI VWI)技术为评估颅内动脉瘤提供了新的视角。通过抑制血管内血流及血管外脑脊液(cerebrospinal fluid,CSF)信号,HR-MRI VWI基于高对比度分辨率和高空间分辨率仅显示血管壁信号,从而使血管壁结构可视化成为可能。其中,动脉瘤壁强化(aneurysm wall enhancement,AWE)作为动脉瘤壁炎症、生长和破裂的影像学标志物,在早期评估颅内动脉瘤稳定性中扮演着重要的角色。

动脉瘤组织病理学研究表明,AWE与炎性细胞的浸润、病理性滋养血管的形成及弹性蛋白减少密切相关。无论是动脉瘤壁局灶性强化(focal aneurysm wall enhancement,FAWE)还是动脉瘤壁环形强化(circumferential aneurysm wall enhancement,CAWE),都与动脉瘤壁炎性反应有关,其中FAWE可能与动脉粥样硬化斑块形成关系更密切。有研究认为,FAWE可能与颅内动脉瘤破裂部位新鲜腔内血栓形成有关;而CAWE则反映动脉瘤壁厚且伴有新生血管形成和炎性细胞浸润。血栓内滞留血液成分,如中性粒细胞,不仅可能释放细胞因子和蛋白酶,导致细胞死亡和动脉瘤壁的慢性蛋白水解,还可能释放髓过氧化物酶

（myeloperoxidase，MPO），导致动脉瘤壁内炎症和氧化应激反应增强，进而造成颅内动脉瘤破裂。当动脉瘤壁发生炎症反应及病理性滋养血管形成时，正常内皮屏障受到破坏，造影剂渗透到其中，从而显示出AWE现象。在动脉瘤形成和发展过程中，有2种不同的血流动力学机制：一种是低壁剪切应力触发炎症细胞介导的重塑并导致动脉瘤壁增厚；基于这种模式形成的颅内动脉瘤可以通过HR-MRI VWI来评估状态。另一种则是由高壁剪切应力触发壁细胞介导重塑，并导致动脉瘤壁变薄；由于MRI分辨率可能不足以评估非常薄的动脉瘤壁，所以，由这种机制导致的动脉瘤难以通过HR-MRI VWI评估。

2.动脉瘤壁强化破裂颅内动脉瘤特征

可用于识别动脉瘤SAH责任颅内动脉瘤。此外，相关荟萃分析显示，临床上使用HR-MRI VWI来检测引起动脉瘤SAH责任颅内动脉瘤具有高敏感度和特异度；当多发动脉瘤或不明原因动脉瘤SAH时，可考虑对颅内动脉瘤破裂患者进行HR-MRI VWI以明确责任动脉瘤。对破裂动脉瘤进行定性评估时，最关键的是区分CAWE和FAWE这两种不一样的强化模式。CAWE可能是破裂部位存在具有疏松纤维网状结构和大量中性粒细胞的腔内血栓，这一发现与目前关于血栓形成和发展过程中，中性粒细胞浸润观点一致。疏松网状结构中存在大量红细胞停滞，因此FAWE很可能是造影剂停滞在新鲜腔内血栓的疏松纤维网状结构中的结果。另外，部分破裂颅内动脉瘤腔内血栓很薄，并未显示为FAWE，可能是由于MRI分辨率的限制性，这种类型的血栓同样以腔内血栓为特征，但缺乏纤维网状结构和红细胞停滞的现象。FAWE能为不规则或多分叶状破裂动脉瘤提供更详细的病变解剖信息，在显微外科夹闭或血管内栓塞治疗等治疗方案的制订中意义重大。与FAWE不同的是，CAWE形成的机制可能是新生血管形成、生长和动脉瘤壁内大量炎性细胞浸润；显示CAWE的破裂动脉瘤，在破裂前可能有强烈炎症反应和动脉瘤壁内新生血管形成。

3.未破裂颅内动脉瘤

越来越多的研究表明，AWE可能是颅内动脉瘤不稳定状态或破裂影像学标志物，可以为临床工作中治疗决策提供许多有价值的参考信息。由于AWE在评估动脉瘤稳定性时呈现出高阴性预测值及低阳性预测值，所以更倾向于把AWE缺失作为稳定型动脉瘤的标志，而不是把AWE存在作为不稳定型动脉瘤指标。动脉瘤壁体外组织学研究表明，动脉瘤壁重塑过程会导致动脉瘤破裂前瘤壁变薄，这说明动脉瘤壁厚度对于预测动脉瘤破裂风险具有重要作用。这些出现厚度变化的动脉瘤壁均可在高分辨磁共振中观察到信号强度改变，体外病理检测动脉瘤壁标本信号强度变化与在体观察的影像学变化相仿；信号强度与活检测量得出实际厚度呈线性相关。因此，在前瞻性研究中，未破裂动脉瘤壁厚度及其变化可以通过7.0T MRI来显示，瘤壁厚度变化可作为动脉瘤破裂危险因素之一而进一步研究。

4.颅内动脉瘤壁组织病理学变化

由于内皮细胞的凋亡、胶原蛋白丢失、细胞外基质的重塑，对比剂可以渗透这些受损区域进入周围的脑脊液。对比剂渗透率（Ktrans）可以提供一个替代指标来评估血管壁的完整性和由血流动力学压力等环境因素导致的病灶血管退化。有研究发现，临床定义的具有高破裂风险的未破裂动脉瘤邻近区域Ktrans较高，提示Ktrans可能是预测动脉瘤破裂风险的独立指标，Ktrans增加可能代表着动脉瘤壁渗透性增加，为颅内动脉瘤风险评估提供了新的信息，且与动脉瘤壁强化提供的信息不同。未来有必要进一步探讨其与颅内动脉瘤破裂风险的相关性。

5.颅内动脉夹层

颅内动脉夹层（intracranial arterial dissection，IAD）是由不同原因引起血管腔内血液渗入血管壁间，也可由于动脉壁本身滋养动脉破裂形成壁内血肿的一种疾病。如果形成瘤样突起，则称为颅内夹层动脉瘤。若壁内血肿在内膜和中膜之间形成，则可引起动脉管腔狭窄，产生相应的缺血症状。由于颅内血管外膜较薄，若壁内血肿在中膜和外膜之间形成，则易发生破裂或形成假性动脉瘤，造成SAH，这也是夹层动脉瘤最为严重的并发症。HR-MRI VWI不仅能显示血管腔狭窄和扩张、血管闭塞等间接征象，还可应用黑血序列清晰地显示动脉夹层的直接征象（如壁内血肿、双腔征、内膜瓣）。双腔征和内膜瓣是诊断IAD的直接征象。动脉夹层的真腔和假腔，由于血流速度和血流形式不同，MRI上表现为不同信号影。T_1WI和T_2WI均可见真腔较窄，呈类圆形低信号，假腔较宽，呈新月状高信号；有血肿形成时，由于磁共振管壁成像使用了黑血技术，有助于准确区分真腔的黑色血流和假腔内的血肿。内膜瓣在MRI黑血序列上呈高信号的瓣状结构，位于血管腔中，但内膜瓣成像受其厚度、周围血液变化等影响较大，如假腔有动态血流出入且内膜较薄时，则较难显影；而且目前没有能准确检测内膜瓣的非对比剂增强HR-MRI VWI标准序列，主要是由于高空间分辨率与图像质量以及扫描时间较长的冲突，因此优化HR-MRI VWI序列是一个不小的挑战。

五、颅内动脉瘤的流行病学特点

颅内动脉瘤是由于局部血管异常改变产生的脑血管瘤样突起，其发生率为2%～5%，主要发生在脑动脉分支、分叉或急剧转弯处及其邻近区域，尤其好发于Willis环区域，如前交通动脉复合体、颈内-后交通动脉、颈内动脉、大脑前动脉或大脑中动脉分叉部，以及后循环的椎-基底动脉系统，尤其是基底动脉顶端分叉部，形状主要以囊状为主。颅内动脉瘤是引起自发性SAH的首位原因，其引起SAH的年发生率为（6～35.6）/10万，其中高发生率见于芬兰和日本，低发生率见于非洲、印度和中国。大多数动脉瘤破裂出血的患者预后不佳，有文献报道，第一次SAH死亡率是15%，第二次SAH死亡率是50%，第三次SAH死亡率是85%；动脉瘤破裂有短时间内再次出血的特点，有文献称，SAH后前3天的再次出血率是14%，以后每天增加3%，至15天时可达50%。

颅内动脉瘤是血流动力学和形态学相互作用的结果，形态学决定了动脉瘤的血流状况，而血流动力学促进了动脉瘤的发生、发展，甚至是破裂。但在颅内动脉瘤受到血流动力学影响之前，颅内血管可能已经受到多种外在因素和自身因素的损害，这些因素通过降低血管对病理反应的阈值，从而促进了动脉瘤的形成和破裂。很多临床随访结果也发现了大量和动脉瘤破裂相关的危险因素，如性别、年龄、吸烟、高血压等。

1.性别

性别一直被认为是与动脉瘤破裂相关的独立因素，Rinkel是最早提出性别与动脉瘤破裂因素相关的研究者，综合了1955—1996年有关囊性动脉瘤的相关文献，最后发现男性颅内动脉瘤患病率是3.5%（95% CI 2.7～4.5），女性颅内动脉瘤患病率是4.6%（95% CI 3.5～5.9）；相对于女性患者，男性的患病风险是0.8倍（95% CI 0.5～1.1）。男性动脉瘤患者的年破裂率是1.3%（95% CI 0.7～2.1），而女性动脉瘤患者的年破裂率是2.6%（95% CI 1.8～3.6），女性的破裂风险是男性的2.1倍（95% CI 1.1～3.9）。此后，相继有学者进行相关报道，Salary等也认为女性患者动脉瘤较容易破裂，占破裂动脉瘤的76%。目前，女性性别已经被临床医师列为动脉瘤破裂的独立危险因素之一，可能的解释是雌激素是动脉瘤形成和破裂的保护性因素，但具体机制尚未阐明。

2.年龄

M.J.Ariesen等综述中提到，年龄的增长是动脉瘤破裂的危险因素，年龄每增长10岁，动脉瘤的破裂风险增加1.97倍（95% CI 1.79～2.16）。Rinkel将文献统计的患者按照20岁的年龄差距分组，其中20岁以下和80岁以上没有数据；20～39岁的年破裂率为0（95% CI 0～13）；40～59岁的年破裂率为3.5%（95% CI 1.4～7.0）；60～79岁的年破裂率为5.7%（95% CI 3.4～9.0）；60～79岁组的破裂风险是40～59

岁组的1.7倍（95% CI 0.7～4.0）。这对于临床医师来说既是一个启示也是一个窘境，因为随着年龄的增加，手术风险增大，相应的预后变差，但是增大的破裂风险要求临床医师尽早处理动脉瘤。相反，Seppo Juvela对181个未破裂的动脉瘤的长期随访发现，破裂动脉瘤患者的年龄低于未破裂动脉瘤患者的年龄［mean ± SD，（50.4 ± 10.8）versus（67.4 ± 13.5）years，$P<0.001$］。此外，死于动脉瘤破裂的患者的年龄也低于那些死于其他疾病的患者年龄，［mean ± SD，（53.8 ± 6.8）versus（66.3 ± 13.5）years，$P<0.001$］。因此，明确年龄和动脉瘤破裂风险的相关性，对于评估是否手术有重要意义。

3.高血压

高血压也是影响动脉瘤破裂的一个重要因素，与之相关的是，心血管疾病患者有更高的SAH率。高血压时，血流对血管壁的机械性压力和冲击力较强，可以影响动脉壁结缔组织代谢，并且引起内皮细胞损伤和（或）功能障碍，使得内膜对脂质的通透性增加，中膜平滑肌细胞的变性坏死、减少，对血液压力的抵抗力减弱，从而形成动脉瘤。当血压达到一定阈值，就会突破动脉瘤壁的承受压力而破裂出血。Koshy等对印度人群的调查认为，在男性人群中，有吸烟以及高血压的患者其动脉瘤破裂危险性增加4倍；在女性人群中，高血压及老年是重要的危险因素。人群归因危险度提示：高血压（OR=2.98；95% CI 1.73～5.12）是非常重要的危险因素。

4.吸烟

烟草中含有多种有害成分，主要是尼古丁和一氧化碳。众所周知，尼古丁能使体内的脂质代谢紊乱，高密度脂蛋白的水平下降，低密度脂蛋白的水平升高，血浆中抗氧化剂（如维生素C、维生素E）的水平下降，使得脂质氧化胆固醇等相关物质易于堆积在动脉壁的内膜上。一氧化碳会使血管内皮细胞缺氧，从而造成动脉壁坏死，瘤壁上慢性炎症形成，血管壁的顺应性降低，瘤壁进行退化从而破裂出血。吸烟是一个很多文献都予以报道的明显影响动脉瘤破裂的因素。Valery L.Feigin将吸烟人群分为3种：从不吸烟、既往吸烟、目前吸烟。结果发现：目前吸烟和既往吸烟的人群动脉瘤破裂率明显大于从不吸烟的人群，其中目前吸烟的人群动脉瘤破裂率大于其他两组人群。Longstreth等研究了吸烟、酗酒和SAH的关系，发现与不吸烟患者比较，每日吸烟超过20支者，SAH的发生率约为前者的3倍。Wieir等分析了北美和欧洲5组共3441例患者的情况后，除发现吸烟是动脉瘤破裂出血的危险因素外，还发现吸烟患者动脉瘤破裂出血时间将会提前，女性提前7～10年，男性提前2～6年，可见吸烟是动脉瘤破裂的危险因素之一。

5.阿司匹林的使用

目前越来越多的研究发现，颅内动脉瘤的发生、成长和破裂实际是一个炎症过程，这为神经外科医师利用抗感染治疗降低颅内动脉瘤的破裂率开启了一扇希望之门。最近，García-Rodríguez等在研究中发现，长期服用低剂量的阿司匹林可以降低SAH的风险，并且不会增加颅内出血的风险。长期的随访发现（大于3年）阿司匹林确实在降低SAH中发挥了重要作用。既往对于颅内动脉瘤破裂的预防只有控制血压以及患者生活习惯，尚无较好的药物治疗，而阿司匹林这一作用的发现对于临床医师和患者都是一个巨大的福音。

（郑永涛、冷　冰）

第四节　蛛网膜下腔出血

SAH占所有脑卒中的5%～10%，世界各地发生率差异较大，为（9.1～22.7）/10万。SAH发生年龄高峰为50～60岁。有文献报道，女性发病率是男性的6倍，但这种差异只有在50岁以后才变得明显，因此认为雌激素和黄体酮具有血管保护作用，从而致使绝经后妇女发病率增加。常染色体显性多囊肾患者占SAH病例的0.3%，SAH患者的一级亲属（父母、子女及亲兄弟姐妹）发生SAH的风险是一般人群的3~7倍，二级亲属（叔、伯、姑、舅、姨、祖父母、外祖父母）发生SAH的风险与一般人群相似。SAH的后天性风险因素包括吸烟、高血压和过量饮酒，这些因素都会使风险增加1倍，而经常锻炼和胆固醇升高具有较弱的保护作用。其他风险因素包括年龄增长、女性性别、家族史。

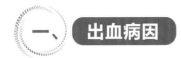

一、 出血病因

复旦大学附属华山医院2000年1月至2006年5月对852例非外伤性SAH的出血原因统计结果：颅内动脉瘤527例（61.85%），脑AVM 52例（6.10%），DAVF 48例（5.63%），烟雾病34例（3.99%），TCCF 12例（1.41%），脊髓AVM引起颅内SAH 3例（0.35%），颅内肿瘤3例（0.35%），海绵状血管瘤3例（0.35%）。

（一）颅内动脉瘤性蛛网膜下腔出血

颅内动脉瘤破裂引起的SAH（图1-4-1）属于脑卒中的一种，发病人群比缺血性脑卒中相对更年轻。动脉瘤性SAH在女性中比在男性中更常见，发病率随着年龄的增长而增加，在50多岁的人群中达到高峰。

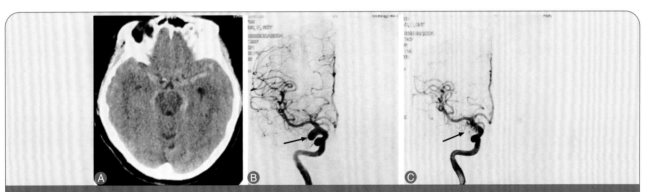

A.CT 平扫显示 SAH；B. 右侧颈内动脉造影正位，显示右侧颈内动脉眼段动脉瘤（箭头）；C.弹簧圈栓塞后（箭头）。

图 1-4-1 右侧后交通动脉瘤破裂导致 SAH

当颅内动脉瘤破裂时，血液在瘤腔压力下进入蛛网膜下腔，甚至进入脑室或脑实质。急剧上升的颅内压可以影响脑灌注，导致短暂全脑缺血，出现暂时性昏迷。短暂全脑缺血和颅内高压血液本身均可能造成脑损伤。动脉瘤破裂会在破裂后立即产生广泛脑功能障碍和破裂几天后发生的迟发事件。

颅内动脉瘤性SAH的主要症状为剧烈头痛，大约70%的患者因头痛就诊。具体表现为突然发作的严重头痛，常常几秒钟内达到最大强度。约一半病例的唯一症状是头痛，其余患者有恶心、呕吐、短暂或持续的意识丧失或局限性神经功能障碍。仅表现为头痛，而无神经功能缺陷的患者，易被误诊为偏头痛或紧张性头痛。10%~40%的患者在头痛大发作2周之前会有头痛小发作。由于动脉瘤性SAH仅占急诊科所有头痛的1%，因此特征性的剧烈头痛发作之前的"前哨"轻度头痛可能被误诊为偏头痛或其他头痛而未行进一步评估。因此，根据患者的病史对动脉瘤性SAH的早期诊断非常重要，有助于降低死亡率。尽管出血可能发生在生理或心理紧张时，但在日常普通活动中也可能发生。相关症状、体征包括恶心、呕吐、畏光、颈项强直、局灶性神经功能缺损及短暂意识丧失。就诊时脑病严重程度是预后的主要决定因素（图1-4-2）。

（二）脑动静脉畸形

脑AVM是因为脑动静脉之间缺乏毛细血管连接，发生短路继而出现颅内血管血流动力学紊乱。有文献报道，约60%脑AVM患者会发生血管破裂出血（图1-4-3），病死率高达30%以上。相比于大型畸形血管团，小型畸形血管团由于引流静脉少容易发生阻塞，当流入端压力增高时，发生破裂出血的概率较大。对AVM畸形血管分析统计，血管团<3 cm，深部畸形血管团，深部引流静脉，合并动脉瘤均与AVM患者破裂出血密切相关。在未破裂AVM合并动脉瘤的情况下，出血年风险增加约7.0%。而AVM未合并动脉瘤患者的出血年风险为1.7%。脑AVM出血多表现为脑内血肿或脑室内出血，21%～30%脑AVM出血表现为SAH。

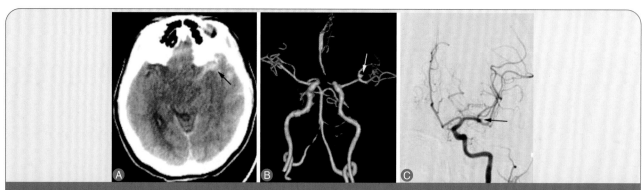

A. 左侧外侧裂SAH（黑箭头）；B. 头部CTA三维重建显示动脉瘤（白箭头）；C. 左侧颈内动脉造影正位相显示左侧大脑中动脉 M_1-M_2 段交界处动脉瘤（黑箭头）。

图 1-4-2　左侧大脑中动脉动脉瘤破裂导致SAH

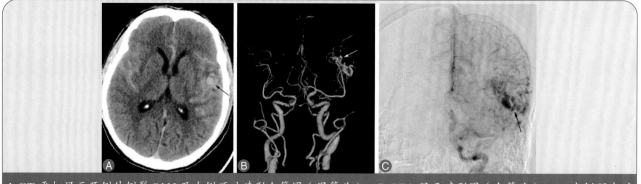

A.CT平扫显示两侧外侧裂SAH及左侧顶叶畸形血管团（黑箭头）；B.CTA显示畸形团（白箭头）；C.左侧颈内动脉造影显示左侧大脑中动脉供血AVM畸形血管团（黑箭头）。

图 1-4-3　脑AVM破裂出血造成SHA

脊髓AVM为SAH罕见原因之一。颈段脊髓AVM患者中，10%左右表现为SAH。对于存在剧烈颈部低位疼痛且向肩部、手臂放射者，要特别注意是否存在颈段脊髓AVM。

（三）硬脑膜动静脉瘘

DAVF也是非动脉瘤性自发性出血的原因之一（图1-4-4）。DAVF出血风险因素与静脉引流类型相关。直接经过皮层静脉引流及回流静脉阻塞时较容易发生出血。SAH可能是颈部DAVF就诊的唯一原因（图1-4-5）。

（四）烟雾病

烟雾病又称为自发性脑底动脉环闭塞症，是一种以双侧颈内动脉末端及大脑前动脉、大脑中动脉起始部动脉内膜缓慢增厚、动脉管腔逐渐狭窄甚至闭塞，脑底穿动脉代偿性扩张为特征的疾病。部分患者会发生反复脑卒中和严重神经功能障碍甚至死亡。但大多数患者可能不会出现明显症状。此病的自然病史目前尚不清楚。

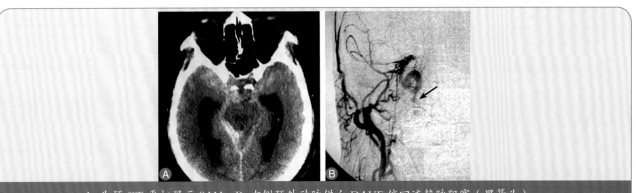

A. 头颅 CT 平扫显示 SAH；B. 右侧颈外动脉供血 DAVF 伴回流静脉阻塞（黑箭头）。

图 1-4-4　DAVF 导致 SAH

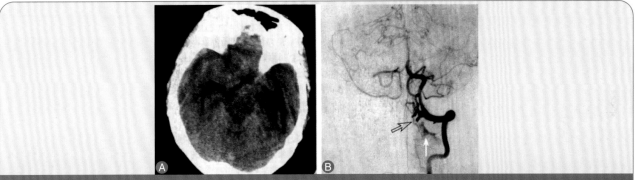

A.SAH：幕下部位见蛛网膜下腔高密度影；B. 硬脊膜动静脉瘘：左侧椎动脉造影正位显示 $C_{1\sim2}$ 水平椎管内异常血管结构（白箭头）和引流静脉（空心黑箭头）。

图 1-4-5　颈部 DAVF 以 SAH 为就诊原因

依据临床表现烟雾病可分为缺血性与出血性两大类。出血性烟雾病表现为代偿性扩张的烟雾状血管破裂出血、血管膨胀、管壁变薄、伴发动脉瘤等，易导致出血。成年人颅内出血发生率远较儿童为高，具体症状因出血的部位和出血量而异。出血最常见的部位为基底节及脑室系统，其次为丘脑及蛛网膜下腔。异常扩张和脆弱的"烟雾样"血管破裂多表现为脑室内出血，而对于脑表面扩张的侧支血管破裂则常表现为SAH（图1-4-6）。

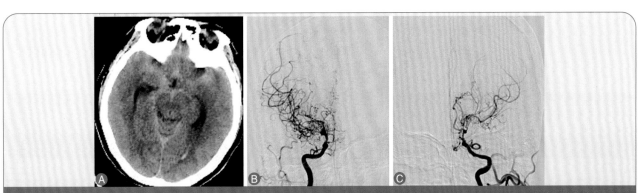

A. 头颅 CT 显示 SAH；B. 右侧颈内动脉造影正位显示烟雾血管合并右侧后交通动脉瘤；C. 左侧颈内动脉造影显示烟雾血管。

图 1-4-6　两侧烟雾病合并右侧后交通动脉瘤

有研究显示，烟雾病患者脑出血是由于血管狭窄后烟雾血管增生，导致以下出血机制：①壁薄的烟雾状血管破裂。②"粟粒样"或囊状动脉瘤破裂。③室管膜下梗死性出血。出血部位与高血压动脉粥样硬化患者不同。实验结果显示，烟雾病模型可出现囊状动脉瘤和类似血管畸形的血管团。有人根据此结果推论：囊状动脉瘤和AVM不一定都是先天性的，也可由后天疾病引发。

（五）其他原因

其他少见的SAH原因包括肿瘤卒中及不明原因的出血。脑肿瘤在生长过程中，由于多种因素的作用可发生肿瘤出血，且常侵及周围组织，形成颅内血肿和（或）SAH，出血量小者可无症状和体征，出血量大者表现为急性颅高压，酷似脑卒中发作，故称为脑肿瘤卒中。脑肿瘤卒中在临床上并不少见，脑肿瘤卒中80%~90%表现为脑内血肿，少数情况伴SAH。易出血的颅内肿瘤包括转移瘤、恶性胶质瘤、脑膜瘤、黑色素瘤、垂体腺瘤、少突胶质细胞瘤、神经鞘瘤及脉络丛乳头状瘤等。头部CT上表现为出血征象和肿瘤征象并存，尚有与血肿期龄不符的灶周水肿区。头部MRI对脑肿瘤卒中诊断优于头部CT。该病一旦确诊，即应积极争取早期手术，预后与术前病情、肿瘤性质、出血部位及出血量有关。

二、迟发性脑缺血

SAH导致脑损伤分2个阶段。①早期：由暂时性全脑缺血和蛛网膜下腔内血液本身毒性作用共同引起；另一因素是脑内出血直接破坏脑组织。②延迟阶段：其中1/3患者出血后3~14天出现迟发性脑缺血（delayed cerebral ischemia，DCI）导致延迟性神经功能损害。DCI和DCI继发脑梗死是SAH预后不良的因素。

（一）血管痉挛与迟发性脑缺血

约2/3动脉瘤性SAH患者，第3~14天出现血管痉挛，通常第7~10天达到高峰，第14~21天消退。血管收缩由蛛网膜下腔血凝块所致，痉挛严重程度和持续时间与蛛网膜下腔血厚度、密度、位置和持续时间有关。动物实验显示可通过在蛛网膜下腔引入血液复制血管痉挛，清除血块可预防或逆转血管痉挛（图1-4-7）。

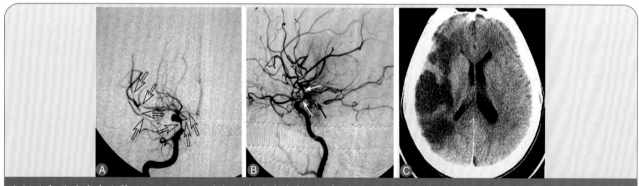

右侧后交通动脉瘤破裂SAH后7天，右侧颈内动脉造影正位相（图A）和侧位相（图B）：右侧颈内动脉、右侧大脑中动脉及分支、右侧大脑前动脉A₁段，右侧大脑后动脉广泛血管痉挛（箭头）。头颅CT显示右侧额颞叶缺血（图C）。

图1-4-7 脑血管痉挛

血管痉挛驱动因素是通过溶血释放出的血红蛋白和红细胞内容物，引发多个过程，其中的关键是氧自由基反应、炎症和内皮损伤，导致内皮素-1表达增加和一氧化氮水平降低。

DCI是一种局灶性神经功能缺损临床综合征，约1/3患者出现此症状，通常发生在动脉瘤破裂后4~14天，是SAH后死亡和致残的主要原因。尽管普遍认为血管痉挛会导致DCI，但只有不到50%的血管痉挛患者出现迟发脑缺血。缺血也并不总是发生在痉挛血管的供血区域。同时，有证据表明，SAH后发生各种血管和神经变化可能是DCI发病机制之一。钙通道阻滞剂是目前已知能降低DCI风险并改善SAH神经功能预后的药物之一。有研究表明，钙通道阻滞剂可将SAH患者预后不良风险降低1/3，但对改变血管痉挛的发生率或严重程度效果轻微。因此，认为钙通道阻滞剂改善预后效果是依赖于轻微减轻血管痉挛、抑制皮质弥漫性缺血、降低微血栓的纤溶活性作用。维持正常循环血容量和正常血红蛋白水平与降低DCI的风险相关。预防性高血容量和球囊血管成形术治疗血管痉挛，目前仍存在争议。

（二）迟发性脑缺血病理生理学

血管痉挛与DCI相关，其他因素也与DCI的病理形成相关，包括开放侧支和吻合口血流情况、脑代谢需求、血压、微循环收缩、微血栓形成、皮质弥漫性缺血和延迟性细胞凋亡等。有研究发现，血管痉挛和DCI的发生风险增加与内皮型一氧化氮合酶基因的单核苷酸多态性有关。纤溶酶原激活物抑制剂-1基因多态性与DCI相关。

（三）微血栓

对29例SAH患者尸检发现，血管痉挛和DCI相关脑区域存在微血栓，微血栓在脑梗死区域也特别丰富。微血栓可在SAH之后的2天内出现，或延迟数天直到发生DCI后出现。世界神经外科学会联合会的SAH分级中的低级别患者中，SAH后数小时内脑血流量减少，延迟一段时间后，在DCI期脑血流量再次减少。早期血流减少是由微循环收缩和微血栓形成所致，类似过程也发生在脑实质内微循环中。有研究发现，SAH后10分钟内，血小板便在脑实质微血管中形成微血栓，并外渗到脑实质，可持续24小时。这一过程与血管基底层Ⅳ型胶原的分解有关，可能由血小板活化介导，通过释放蛋白酶如基质金属蛋白酶-9消化Ⅳ型胶原有关。临床和实验研究表明，皮层和脑实质内小动脉收缩先于血栓形成。

SAH数小时内形成微血栓，血管痉挛还会损伤内皮细胞，导致血小板黏附、凝血和进一步微栓子的形成。脑动脉经颅多普勒超声（trans cranial Doppler，TCD）可以检测出SAH后几天的微栓子信号。此外，当动脉瘤破裂时，凝血系统被激活，有助于止血但也可能产生栓子。动脉瘤中血小板聚集和血栓可栓塞至远端动脉。大鼠SAH造模发现处于血液高凝状态，这表明机体对SAH可能产生全身性高凝反应，从而使动物易于形成微血栓。

（四）微血管收缩

多项临床和实验性SAH后均观察到微血管的收缩先于血栓的形成。动物实验证明，没有颅内压升高的情况下，将血液应用于大鼠皮质表面或蛛网膜下腔会导致软脑膜小动脉收缩、微血栓形成、血小板进入大脑，以及血脑屏障（blood brain barrier，BBB）的破坏。软脑膜小动脉收缩的原因可能是由内皮损伤引起的血管反应性改变。大鼠血管内穿孔引起SAH后，外用腺苷或硝普钠时皮质软脑膜小动脉扩张功能受损。硝普钠直接作用于平滑肌细胞，这样的结果表明动脉平滑肌功能失调或SAH阻止硝普钠通过释放一氧化氮介导血管扩张作用。

（五）炎性反应

（1）实验性SAH后多种基因mRNA表达水平增加，包括编码炎性相关蛋白，如炎症相关细胞因子、细胞增殖和细胞周期、代谢途径、信号转导和其他细胞过程基因、编码膜受体、细胞外基质成分、细胞黏附分子和促凋亡蛋白等。发生痉挛动脉被各种炎症细胞和免疫球蛋白浸润。白细胞穿过动脉壁并渗透到蛛网膜下腔内的血凝块中，增加内皮素和炎性细胞因子的表达，并引发氧化应激。

（2）血红蛋白可能介导SAH后的脑损伤。生理条件下结合珠蛋白与血红蛋白结合并降低其毒性。人类结合珠蛋白基因有2种等位形式：*Hp1*和*Hp2*。与*Hp2*相比，*Hp1*基因型具有更强的抗炎和血管舒张作用。与表达*Hp1*等位基因小鼠相比，表达*Hp2*等位基因小鼠在SAH后蛛网膜下腔出现更多血管痉挛、巨噬细胞和中性粒细胞浸润。使用TCD测量，显示具有*Hp1*基因型SAH患者血管痉挛比没有该基因型的患者少。

（3）补体激活也在血管痉挛中起作用：①衰亡红细胞会激活补体，然后促进红细胞溶解和血红蛋白的释放。SAH后脑脊液中补体激活水平增加，实验性减少补体成分可减少SAH诱发的血管痉挛。②SAH后，包括白细胞介素、选择素和黏附分子在内许多炎症生物标志物在血浆中表达水平升高，与DCI的发生相关。SAH患者脑脊液中的炎性生物标志物水平升高，如肿瘤坏死因子、可溶性TNF受体1和IL-1受体拮抗剂，均与不良预后相关。

（4）动物研究：抑制促炎信号转导分子c-Jun N末端激酶和聚ADP-核糖聚合酶，或使用单克隆抗体阻断黏附分子ICAM-1或CD11/CD18的功能，可以减少血管痉挛。布洛芬通过抑制ICAM和VCAM，可减少实验性血管痉挛。95名患者随机接受安慰剂或甲泼尼松的研究中，与对照组相比，激素组DCI没有降低，但有显著改善的临床结果。炎症通过调节微血管和脑组织对脑缺血的病理生理学反应，进而影响DCI的形成。

（六）血脑屏障破坏

临床前的研究表明SAH后BBB发生急性破坏并导致早期脑损伤。实验性SAH几天后可以观察到大动脉中的血-动脉壁屏障被破坏。实验性SAH后24～48小时服用抗氧化剂或使用siRNA消除P53上调凋亡调节因子（upregulated modulator of apoptosis，PUMA）的活性，可以减少BBB破坏、脑水肿和死亡率，并改善神经功能。

根据增强CT造影剂强化，可以推断SAH后BBB的破坏及程度，约40%患者SAH后5天内发生BBB破坏，11%患者SAH 5天以后发生。BBB破坏和炎性反应一样，对SAH后脑损伤可能既有利也有害，如基质金属蛋白酶激活可能有利于后期脑修复。

（七）皮质弥漫性缺血

皮质弥漫性缺血（diffuse cortical ischemia）表现为皮层神经元肿胀、树突棘扭曲、脑电位缓慢变化（弥漫性去极化），以及脑电活动减少（弥漫性抑郁）。皮质小动脉可以对弥漫性去极化做出反应，表现为血管扩张和充血，类似于对神经元活动正常充血性神经血管耦合反应，通常不会导致永久性脑损伤。然而在SAH后，皮质小动脉对弥漫性去极化表现为收缩，这可能是星形细胞钙水平的增加和大电导钙激活钾通道的激活，导致皮质低灌注或弥漫性缺血。

弥漫性去极化是通过多种离子通道介导钠离子和钙离子内流启动的，导致神经内负电性状态丧失。去极化能阻止动作电位形成，并以波的形式在皮层传播。如果神经元缺乏足够能量供应来重建跨膜离子梯度，则弥漫性去极化可导致神经元死亡。但神经元是否死亡取决于引发去极化损伤的严重程度。SAH后蛛网膜下腔血凝块中析出钾离子浓度升高，以及由于血红蛋白具有清除一氧化氮的能力，造成局部一氧化氮水平降低，上述均有利于皮质弥漫性缺血的发展。

对接受开颅手术夹闭动脉瘤SAH患者进行硬膜下条形电极监测，显示高达70%的患者出现反复性皮质弥漫去极化。临床研究显示，SAH患者发生DCI在空间上和时间上与血管痉挛和皮质扩散去极化相关。动物实验显示，钙离子拮抗剂、N-甲基-D-天冬氨酸受体拮抗剂及避免血容量过低均有助于抑制SAH后发生DCI。

（八）迟发性脑缺血预测因子

蛛网膜下腔血凝块的体积、位置、持续时间和密度都与血管痉挛和DCI的风险相关。吸烟、糖尿病、全身炎症反应综合征、高血糖和脑积水也会增加DCI风险。脑脊液中内皮素-1、IL-6和凝血酶激活标志物有助于预测SAH后DCI。血清生物标记物，如TNF、IL-6、S100β、泛素C末端羟化酶L1、磷酸化轴突神经丝重链、基质金属蛋白酶、血管性血友病因子、内皮素-1、血管内皮生长因子（vascular endothelial growth factor，VEGF）、选择素和黏附分子均显示与DCI风险相关。

三、蛛网膜下腔出血临床特点

SAH临床表现主要取决于出血量、积血部位、脑脊液循环受损程度等。多在情绪激动或用力等情况下急骤发病。主要症状为头痛突发剧烈、持续不能缓解或进行性加重，多伴有恶心、呕吐，可有短暂的意识障碍及烦躁、谵妄等精神症状，少数出现癫痫发作。主要体征包括脑膜刺激征明显、眼底可见玻璃膜下出血，少数可有局灶性神经功能缺损的征象，如轻偏瘫、失语、动眼神经麻痹等。

（一）临床分级

2种最常用的SAH分级评估方法为Hunt-Hess分类法（表1-4-1）和世界神经外科学会联合会分类法（表1-4-2）。

表 1-4-1　Hunt-Hess 分级量表

分级	临床表现
1	无症状或轻度头痛，轻度颈项强直
2	中等至重度头痛、中等至重度颈项强直或脑神经瘫痪
3	嗜睡或混乱，轻度局灶神经功能损害
4	昏迷，中等至重度偏瘫
5	深昏迷，去脑强直，濒死状态

注：对于严重的全身性疾病（如高血压肾病、糖尿病、严重动脉硬化、慢性阻塞性肺病）或血管造影发现严重痉挛者，分级增加1级。

世界神经外科学会联合会分级系统使用格拉斯哥昏迷量表和局部神经功能缺损存在与否来对SAH的临床严重程度进行分级。该评分系统于1988年被提出，现广泛应用于临床。

表 1-4-2　世界神经外科学会联合会分级量表

分级	GCS 昏迷指数	运动神经缺陷
1	15	无
2	13 ~ 14	无
3	13 ~ 14	有
4	7 ~ 12	有或无
5	3 ~ 6	有或无

（二）蛛网膜下腔出血并发症

SAH并发症包括再出血、脑血管痉挛、急性非交通性脑积水和正常颅内压脑积水等。

（1）再出血的发生以5 ~ 11天为高峰，81%发生在1个月内。颅内动脉瘤初次出血后24小时内再出血率最高，约为4.1%，至第14天时累计为19%。临床表现为经治疗病情稳定好转情况下，突然发生剧烈头痛、恶心呕吐、意识障碍加重、原有局灶症状和体征重新出现等。

（2）血管痉挛：通常发生在出血后第1 ~ 2周，表现为病情稳定后再次出现神经系统定位体征和意识障碍，由脑血管痉挛所致的缺血性脑梗死所引起，腰椎穿刺或头颅CT检查无再出血表现。

（3）急性非交通性脑积水：指SAH后1周内发生急性或亚急性脑室扩大所致的脑积水，机制主要为脑室内积血，临床表现主要为剧烈的头痛、呕吐、脑膜刺激征、意识障碍等，复查头颅CT可以诊断。

（4）正常颅内压脑积水：出现于SAH的晚期，表现为精神障碍、步态异常和尿失禁。

（5）SAH还可以影响心、肺和其他系统。SAH可以导致急性肺损伤、肺水肿和心功能不全，包括takotsubo心肌病等。高达60%的SAH患者出现全身炎症反应综合征，表现为体温升高或降低、呼吸过速、心动过速、白细胞增多或减少，这种全身性反应的常见机制是交感神经系统活性增加，儿茶酚胺、利钠肽、肾素或血管紧张素系统激活及炎症因子增加。

（三）诊断

1.迟发性脑缺血诊断

高达50% SAH患者在SAH出血数天后出现延迟性神经功能恶化，这种恶化在单次SAH后3～14天出现，大约5%病例发生在第10天之后。DCI诊断需要通过实验室检查和影像学检查来确定，检查中经常出现多种异常，加上血管造影显示一定程度血管痉挛，因此延迟性神经功能恶化原因可能是DCI，也可能是其他因素或是综合作用的结果。DCI确诊较困难，尤其是对于可能需要镇静和人工通气的低GCS评分的患者。67% SAH患者发生血管痉挛，其中1/3为中度至重度。DCI也可以是无症状的，在没有被临床诊断为DCI的患者中，CT和MRI显示脑梗死的患者分别为10%～20%和23%。

2.蛛网膜下腔出血辅助检查方法

（1）头颅CT平扫：通常是首先确诊SAH的影像学诊断方法。CT显示蛛网膜下腔内高密度影可以确诊SAH，SAH症状出现后的前3天，CT扫描敏感度接近100%，但在症状出现后第5～7天降低至50%。根据CT结果可以初步推测颅内动脉瘤位置，如颈内动脉段动脉瘤破裂常是鞍上池不对称积血，大脑中动脉段动脉瘤破裂多见外侧裂积血，前交通动脉段动脉瘤破裂则是前间裂基底部积血。动态CT检查有助于了解出血吸收情况、有无再出血、继发脑梗死、脑积水及其程度等。头颅CT也可能显示占位性血肿和（或）急性脑积水。如果头部CT呈阴性，但临床高度怀疑SAH的，则有必要进一步行其他检查。

（2）脑脊液检查：通常CT检查已确诊者，腰椎穿刺不作为临床常规检查。如果出血量少或距起病时间较长，CT检查无阳性发现，而临床高度怀疑SAH，需要行腰椎穿刺检查CSF。均匀血性脑脊液是SAH的特征性表现，且有新鲜出血。如CSF变黄或发现吞噬了红细胞、含铁血黄素或胆红素结晶的吞噬细胞等，则提示已存在不同时间的SAH。由于难以辨别SAH和腰椎穿刺本身引起的出血，头部CT呈阴性后进行腰椎穿刺临床价值具有争议。

（3）脑血管影像学检查。

1）脑血管造影：皮质弥漫性去极化和微血栓作为DCI潜在因素在临床上不易检测，因此检测血管痉挛已成为DCI的关键标志。DSA是检测血管痉挛的"金标准"，但正被CTA所取代。多项研究表明，DSA与CTA之间具有良好的相关性，准确率为87.0%～97.5%，阴性预测值为95.0%～99.5%。CTA容易高估血管狭窄程度。此外动脉瘤夹和弹簧圈伪影造成确定血管痉挛程度有困难，但通过调节CT图像窗宽、窗位可以部分克服。评估血管痉挛较准确的方法是将CTA上血管的狭窄程度与根据DSA造影计算的平均通过时间结合。平均通过时间是血液灌注局部组织平均时间。虽然这一指标在不同中心和造影剂注入流量和压力下有所差异，但这一指标作为一项敏感评估方法已得到验证。

作为确诊SAH出血原因最有价值的方法，如条件具备、病情许可时应争取尽早行全脑DSA检查以确定出血部位、决定治疗方法及判断预后。

2）CT血管成像和MRI血管成像：CTA可以准确检测到小至2 mm的动脉瘤，除了发现动脉瘤、AVM等各种SAH出血原因外，也可用于患者随访以及急性期不能耐受DSA检查的患者。但可能会遗漏微小的血疱样动脉瘤或充满血栓的动脉瘤。MRI反转恢复、质子密度和梯度回波序列，对脑脊液中血红素非常敏感，MRA由于没有辐射和不需要注射含碘造影剂，部分对辐射有顾虑和对碘造影剂过敏患者可以采用。有研究报道MRA对动脉瘤的诊断敏感度为95%，特异度为89%。新的MRI方法如对比增强磁共振血管造影和高分辨率成像，3T磁共振扫描仪可能敏感度更高。MRI和MRA局限性在于由于扫描时间长，对危重患者使用存在困难，还有些患者可能安装了起搏器等植入设备，与MRI不兼容。

（4）经颅多普勒超声：TCD动态检测颅内主要动脉流速是及时发现脑血管痉挛（cerebral vasospasm，CVS）倾向和痉挛程度非常灵敏的方法，局部脑血流测定用以检测局部脑组织血流量变化，可用于继发脑缺血检测。经颅多普勒超声的局限性在于只能评估少数大动脉，并且超声不能穿透某些厚的或含气体的部位，如颞骨等。

（5）脑电图和其他非侵入性技术：检测血管痉挛和DCI的其他方法包括连续脑电图监测、脑组织氧水平监测、颈静脉球血氧饱和度测定、微透析、近红外光谱法和热扩散法评估局部脑血流测量。连续脑电图具有能够监测大脑广泛区域和检测癫痫样放电的优势，在一项对108例SAH患者的研究中，23%的患者被观察到癫痫样放电。在32例SAH患者中，α波活动相对变异性的降低对血管痉挛具有100%敏感度和50%特异度。但连续脑电图作为评估方法，可靠度相对较低。近红外光谱法是一种无创测量脑血氧饱和度的方法，已被用于检测SAH患者DCI，结果不一。

（6）侵入性脑组织监测：①脑组织氧监测通过插入监测器探头至脑组织，可以检测到局部区域的组织氧水平。据报道，这种方法可预测SAH后DCI的发生，并与预后相关。②脑微透析是另一种对DCI具有识别和监测作用的有创监测方法。脑缺血与谷氨酸和甘油水平升高及乳酸/丙酮酸升高有关。通过将微透析探针插入缺血部位附近，可以检测这些化合物从而评估缺血程度。③局部脑血流监测也可以通过热扩散流量计进行。与TCD相比，该方法测得的脑血流减少是DCI更敏感和更特异的标志，并且先于DCI的发生。

四、 蛛网膜下腔出血治疗

1.引流血性脑积液

对SAH后腰椎引流的临床随机对照研究发现：①接受引流患者DCI和脑梗死发生率降低，预后更好；②并发症治疗难点在于DCI的治疗。DCI治疗的原则是尽量使富氧和葡萄糖的血液对脑组织的供应接近正常生理状态。具体治疗靶点包括针对血管痉挛、针对微血栓栓塞及其他。

2.血管痉挛

（1）钙离子拮抗剂：在SAH患者中进行的多项随机临床试验及一些荟萃分析表明钙离子拮抗剂能有效减少血管痉挛。作用机制包括减少血管痉挛、增加纤溶活性、神经保护和抑制皮质弥漫性缺血。内皮素介导血管痉挛实验证据来自内皮素受体拮抗剂克拉唑森坦多项临床试验，克拉唑森坦可减少血管痉挛。药物不良反应包括低血压和肺部并发症，这可能抵消药物的有益作用导致最终治疗结果不佳。

（2）rho激酶抑制剂：可抑制其他激酶，减少平滑肌收缩，并抑制TNF诱导C6胶质瘤细胞释放IL-6。对实验动物的其他影响包括抑制内皮细胞组织因子的表达、刺激内源性神经干细胞、增加生长因子的释放、减少细胞内钙介导信号等。有研究表明rho激酶抑制剂能显著降低血管痉挛和脑梗死的发生率，与安慰剂或钙离子拮抗剂及其他药物相比，良好恢复率更高。低血压是rho激酶抑制剂的主要不良反应。

（3）其他血管扩张药，如NO供体药物，由于降低血压、耐药性和氰化物毒性，硝普钠和硝酸甘油的疗效有限。亚硝酸钠是一种血管扩张剂，绿色蔬菜中含量丰富，可在肠道中转化形成，也具有细胞保护和抗凋亡作用。非人灵长类SAH模型中，静脉注射亚硝酸钠可减少血管痉挛，并且在与预期具有治疗作用的血浆NO浓度相关的剂量下注入人体达48小时时，不会引起低血压。一项对18名SAH患者输注亚硝酸钠14天的研究发现，有效剂量下没有出现毒性反应或全身性低血压。

从理论上说，以收缩血管为靶点的药物对脑血管和全身血管的扩张程度是相同的，除非该药物的受体仅存在于脑血管。钙离子拮抗剂和内皮素受体拮抗剂及NO供体药物等，对脑血管选择性不高，因此全身性低血压不良反应限制了全身给药。解决这个问题的一个方法是局部鞘内给药。这种方法已用于输入纤维蛋白溶解药物以促进SAH的清除、输入血管扩张药物以防止血管痉挛，以及给予药物对抗其他可能有助于血管痉挛的因素，如炎症。目前，研究较多的纤维蛋白溶解药物主要是尿激酶和重组组织纤溶酶原激活剂。由于蛛网膜下腔出血会导致血管痉挛和其他可能的延迟性并发症（皮质弥漫性缺血和微血栓），清除血块会迅速减少这些并发症并改善预后。荟萃分析结果显示鞘内溶栓与血管痉挛、延迟性神经功能缺损改善、脑积水和不良预后的显著减少相关。许多其他药物已经在SAH动物模型中进行了鞘内注射，但鉴于DCI延迟发作，可能需要延长药物输注或用缓释制剂。据报道，罂粟碱、二氢吡啶钙通道拮抗剂、布洛芬、NO供体、降钙素基因相关肽和rho激酶抑制剂缓释制剂可减少实验性SAH后血管痉挛。

3.微血栓栓塞治疗

在动脉瘤性SAH后使用抗血小板聚集药物的随机临床试验荟萃分析发现，不良结局有减少趋势（RR 0.79，95% CI 0.62～1.01），但颅内出血有增加的趋势（RR 1.36，95% CI 0.59～3.12）。

4.靶向神经保护作用

（1）白蛋白：具有神经保护作用，SAH患者每天可耐受高达1.25 g/kg白蛋白，可以减少DCI发生，表现出改善预后的趋势。

（2）促红细胞生成素：可以预防SAH后自主调节功能丧失，并可减少血管痉挛和延迟神经功能恶化，改善SAH预后。该化合物能抑制凋亡并刺激神经发生和血管发生。与未服用促红细胞生成素的患者相比，服用促红细胞生成素的患者脑梗死更少，自我调节功能障碍持续时间更短，临床疗效更好。

5.多目标治疗

（1）他汀类药物如美伐他汀小分子衍生物，可抑制3-羟基-3-甲基戊二酰辅酶A还原酶。不同他汀类药物在水溶性和BBB的渗透性方面存在差异，并且具有多种生化作用，可以减少血管痉挛和DCI，改善SAH的预后。他汀类药物一个优点是不良反应小，只是偶尔引起肝酶升高和肌肉疼痛。当患者出现SAH时，如果已经在接受此类药物治疗，应继续使用他汀类药物。

（2）镁对SAH有多种潜在益处，如扩张脑血管和神经保护，但不能明显改善SAH患者的预后。高血浆镁浓度可导致一些不良反应，如低血压、心律失常、心脏毒性和意识水平下降。静脉注射镁也只能有限提高脑脊液镁浓度，不足以有效对抗脑血管收缩或发挥神经保护作用，并且脑脊液镁水平升高仅在开始输注数小时后发生。一种替代方法是将硫酸镁注入基底池，SAH患者中，以20 mL/h的速度输注15 mmol/L硫酸镁可增加CSF镁浓度并扩张脑动脉。

（3）西洛他唑是一种2-氧代喹啉衍生物，可抑制磷酸二酯酶3，并具有抗血栓、血管扩张、抗平滑肌增殖及心脏变力和变时效应。西洛他唑能显著减少血管痉挛、DCI和脑梗死，但对预后无影响。

6.抢救疗法

（1）血容量与血压：当患者发生DCI时，通常会采用稳定血流动力学治疗或介入血管成形术等抢救性治疗措施。目前，SAH和动脉瘤修复术后最初几天的建议是保持血容量正常，避免使用预防性高血容量、诱导性高血压或稀释血液。如果患者因DCI病情恶化，建议使用诱导性高血压。正电子发射体层成像可用于评估接受扩容、诱导高血压或红细胞输注治疗DCI患者脑氧输送。上述方法都能改善脑氧输送，诱导性高血压是最有效的方法。对初始血红蛋白水平<9 g/dL的DCI患者可以考虑输血。

（2）球囊血管成形术：1984年首次报道SAH早期行血管成形术与预后改善相关，球囊血管成形术或超选择性动脉内灌注血管扩张药物在一些临床中心使用，但尚无随机对照研究结果支持。

（3）用于治疗SAH的血管扩张药物：包括罂粟碱、尼卡地平、尼莫地平、维拉帕米、西洛他唑和米力农。与二氢吡啶相比，维拉帕米具有更强的负性肌力作用和对窦房结的抑制作用。动脉内药物灌注的局限性在于其作用时间短，并且高剂量会导致低血压。当因心脏问题等无法采用其他方法时可以考虑使用该方法。

血管痉挛和DCI是导致SAH预后不佳的重要原因，早期脑损伤也是增加DCI风险的临床结果的主要决定因素。得益于钙离子拮抗剂的应用、破裂动脉瘤的早期修复及旨在预防DCI不良后果的重症监护管理，近些年来SAH的预后有所改善。有希望的新方法包括鞘内给药、用白蛋白等药物进行神经保护，以及如亚硝酸钠、他汀类药物、西洛他唑、丹特罗林和其他具有多效性作用的药物。

（金　涛、冷　冰）

第五节　颅内动脉瘤治疗

由于颅内动脉瘤起病隐匿，日常体检难以发现，故而其生长往往被忽视，但是颅内动脉瘤一旦破裂就可能引起致命性的SAH，故而国内外对颅内动脉瘤的诊疗态度往往相对积极。由于缺乏可靠的药物治疗手段，传统上颅内动脉瘤，特别是囊状动脉瘤只有治疗和保守观察两种选择，往往无所谓地选择保守治疗。本节将阐述颅内动脉瘤的治疗时机和治疗方法。

一、颅内动脉瘤的治疗时机

颅内动脉瘤是脑内的"不定时炸弹"，很难用形态学、影像学、血流动力学、分子生物学等手段判断颅内动脉瘤具体而明确的破裂风险。除了少部分的巨大动脉瘤和夹层动脉瘤，大多数动脉瘤最大的健康风险源于破裂，故而颅内动脉瘤的治疗时机主要围绕着判别哪些颅内动脉瘤易破这一主题展开讨论，即对易破的颅内动脉瘤选择积极治疗，对不易破的颅内动脉瘤可选择保守观察。

（一）颅内动脉瘤破裂风险的经典理论

形态学评估是颅内动脉瘤破裂风险预测最经典的判别方法，神经外科医师通过颅内动脉瘤的大小和形态以及动脉瘤的位置综合评估破裂风险，指导治疗决策。

1.颅内动脉瘤的形态学评估

中国和美国制定的颅内动脉瘤治疗指南均将动脉瘤大小、形态、位置作为动脉瘤破裂风险的首要评估手段，这也是临床医师最常用的评估方法。《美国未破裂颅内动脉瘤治疗指南》（*Guidelines for the Management of Patients With Unruptured Intracranial Aneurysms: A Guideline for Healthcare Professionals From the American Heart Association/American Stroke Association*）中明确提出了>7 mm的颅内动脉瘤需要积极治疗，<7 mm的颅内动脉瘤可保守观察；此外形态不规则，位于前交通动脉、大脑中动脉、后交通动脉区域也是动脉瘤积极治疗的指征。中国指南虽然未将颅内动脉瘤的大小界定于7 mm，但也指出了较大的颅内动脉瘤具有更大的破裂风险。

（1）颅内动脉瘤大小与破裂风险的争议：临床观察及与国内同行的交流探讨中往往会发现与《美国未破裂颅内动脉瘤治疗指南》不相符的特征，即并非颅内动脉瘤越大越易破。首先，《美国未破裂颅内动脉瘤治疗指南》中规定的7 mm界定范围也相对粗糙，毕竟传统测量方法不仅存在误差，而且显影和重建方式存在差异，CTA、MRA和DSA上的动脉瘤大小存在差别，DSA中的正侧位和3D造影的动脉瘤大小存在差别，甚至DSA重建前后的3D造影也存在差别。其次，在临床中常见到的破裂动脉瘤往往为中等大小动脉瘤，微小动脉瘤或大甚至巨大动脉瘤往往很少破裂。当然该现象可能与动脉瘤破裂后的局部释压、瘤内血栓形成和SAH引起的局部颅内高压有关。典型颅内动脉瘤病例（图1-5-1）：破裂初期的DSA只能看到可疑的及其微小的动脉瘤，而2周后的DSA则发现大动脉瘤的存在。

第一章

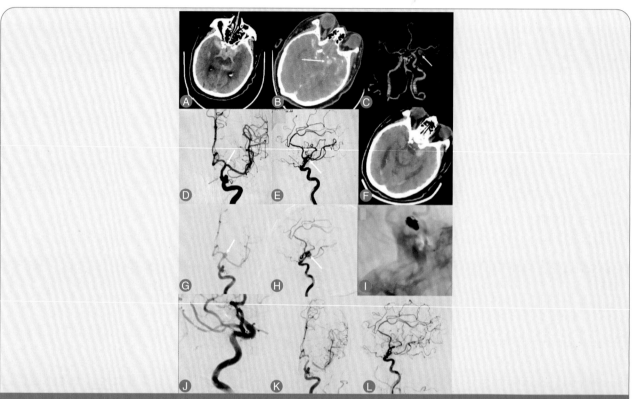

在该患者破裂初期的CTA可以看到动脉瘤的存在（图A至图C），但随后的DSA则未发现明显的动脉瘤（图D、图E），出血后2周复查CT可见可疑瘤内血栓形成的动脉瘤（图F），DSA复查后颅内动脉瘤又重新显现（图G、图H），患者经介入治疗填塞动脉瘤（图I至图L）。图中白箭头为动脉瘤位置，蓝箭头为可疑动脉瘤样凸起。

图1-5-1　一例特殊颅内动脉瘤病例

为更精准地定义动脉瘤的大小，建议使用更为先进的动脉瘤体积评估技术。笔者在与设备公司合作的DSA系统上使用容积再现技术（volume rendering technique，VRT）准确评估动脉瘤体积，更好地探索动脉瘤大小。

（2）颅内动脉瘤形态引发的破裂风险：动脉瘤形态存在的破裂风险是指动脉瘤是否规则、是否有子瘤。DSA是颅内动脉瘤诊断的"金标准"，通过分析DSA上动脉瘤的形态学参数，可知瘤高／载瘤动脉直径等参数，以预测颅内动脉瘤的破裂风险（图1-5-2），DSA也是目前判断颅内动脉瘤破裂风险最常见的手段，2021年发布的《中国颅内未破裂动脉瘤诊疗指南2021》也对颅内动脉瘤的形态学参数有详尽的阐述。也有研究指出，颅内动脉瘤的规则与否应与其相同曲率半径下的球体或半球体相比较，如差异越大则越不规则。类似的有子瘤的颅内动脉瘤更易破裂。

（3）颅内动脉瘤的形态学破裂风险评估：通过Logistic回归分析了患者动脉瘤体积和位置的破裂风险（图1-5-3），可见中等体积的动脉瘤更易破裂，位于大脑前交通动脉、大脑中动脉和颈内动脉系统的动脉瘤更易破裂。

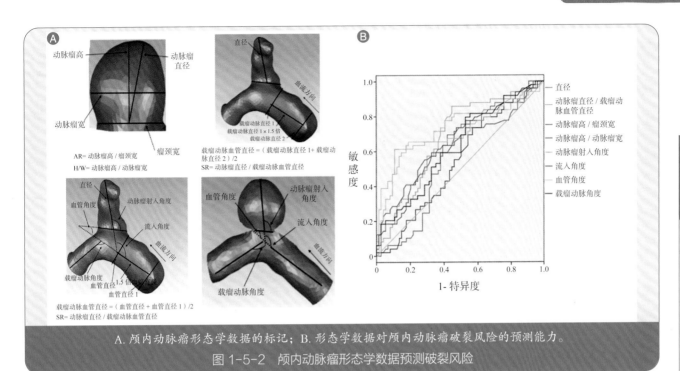

A. 颅内动脉瘤形态学数据的标记；B. 形态学数据对颅内动脉瘤破裂风险的预测能力。

图 1-5-2　颅内动脉瘤形态学数据预测破裂风险

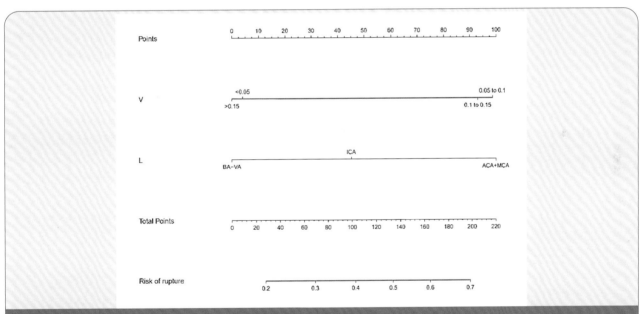

中等体积的动脉瘤更易破裂，位于大脑前交通动脉、大脑中动脉和颈内动脉系统的动脉瘤更易破裂。Points：积分；Total Points：总分；V：体积；L：位置；Risk of rupture：破裂风险；ACA：大脑前动脉；MCA：大脑中动脉；BA-VA：椎 - 基底动脉；ICA：颈内动脉。

图 1-5-3　颅内动脉瘤的形态学破裂风险分析

2.颅内动脉瘤破裂风险的综合评估量表

什么样的未破裂动脉瘤才是预防性治疗的最佳适应证？应通过颅内动脉瘤的分期识别破裂风险，因病施治。目前，颅内未破裂动脉瘤尚无统一的分期标准。分期一般需考虑疾病的病理生理学和分子生物学特征、流行病学规律及预后转归等，鉴于颅内未破裂动脉瘤起病隐匿、破裂突然，现仍缺乏系统性研究。常用于评估颅内动脉瘤破裂风险的量表有基于种族、高血压、动脉瘤大小和位置等的PHASES量表（表1-5-1）和多学科专家研讨制定的UIATS量表（表1-5-2）等。但以上量表均存在评估手段相对单一，影像学特征考虑不全面，未考虑颅内动脉瘤的分子生物学特征等缺憾，不能全面系统地反映破裂风险，对临床决策的辅助能力相对有限。

表 1-5-1　未破裂动脉瘤 PHASES 评分

项目	得分	项目	得分
种族		**动脉瘤大小**	
北美及欧洲（除芬兰以外）	0	< 7.0 mm	0
日本	3	7.0 ~ 9.9 mm	3
芬兰	5	10.0 ~ 19.9 mm	6
高血压		≥ 20.0 mm	10
无	0	**既往其他动脉瘤引发的 SAH**	
有	1	无	0
年龄		有	1
< 70 岁	0	**动脉瘤部位**	
≥ 70 岁	1	颈内动脉	0
		大脑中动脉	2
		大脑前动脉系统 / 后交通动脉 / 后循环	4

表 1-5-2　未破裂动脉瘤 UIATS 评分

患者因素	年龄（单项评分）	< 40 岁	4	**动脉瘤因素**	最大直径（单项评分）	< 3.9 mm	0
		40 ~ 60 岁	3			4.0 ~ 6.9 mm	1
		61 ~ 70 岁	2			7.0 ~ 12.9 mm	2
		71 ~ 80 岁	1			13.0 ~ 24.9 mm	3
		> 80 岁	0			≥ 25 mm	4
	风险因素（多项叠加）	既往其他动脉瘤引发的 SAH	4		形态学（多项叠加）	不规则或分叶	3
		家族颅内动脉瘤或 SAH 史	3			径向比 > 3 或面积比 > 1.6	1
		日本、芬兰或因纽特种族	2		位置（单项评分）	基底动脉分叉部	5
		吸烟	3			椎 – 基底动脉系统	4
		高血压（收缩压 > 140mmHg）	2			前交通或后交通	2
		常染色体多囊肾病	2		其他（多项叠加）	动脉瘤位于血管分叉部	4
		吸毒（可卡因 / 安非他命）	2			动脉瘤位于血管分叉起始部	3
		酗酒	1			对侧动脉狭窄或闭塞	1
	临床症状（多项叠加）	颅神经功能障碍	4	**治疗**	年龄相关风险（单项评分）	< 40 岁	0
		临床或影像学的质量效应	4			41 ~ 60 岁	1
		因动脉瘤引起的血栓栓塞	3			61 ~ 70 岁	3
		癫痫	1			71 ~ 80 岁	4
	其他（多项叠加）	因恐惧动脉瘤破裂导致生活质量下降	2			> 80 岁	5
		多发动脉瘤	1		动脉瘤大小相关风险（单项评分）	< 6.0 mm	0
	慢性 / 恶性疾病的预期寿命（单项评分）	< 5 年	4			6.0 ~ 10.0 mm	1
		5 ~ 10 年	3			10.1 ~ 20.0 mm	3
		> 10 年	1			> 20.0 mm	5
	并发症（多项叠加）	认知功能障碍	3		动脉瘤复杂性相关风险（单项评分）	高风险	3
		凝血功能或血栓性疾病	2			低风险	0
		精神障碍	2		介入相关风险	恒定为 5	

（二）影像学在颅内动脉瘤破裂风险中的判别意义

现代影像学发展有助于宏观动态观察颅内动脉瘤形成和破裂过程中的血管变化。

1.黑血磁共振技术

高分辨率磁共振和黑血技术的结合可用于识别颅内动脉瘤的瘤内血栓和瘤壁斑块结构。造影剂通过受损的血管内皮间连接进入血管壁，并被浸润的巨噬细胞吞噬，在高分辨率磁共振上表现为血管壁强化，结合黑血技术后可以清晰地显示动脉瘤壁增强，从而在一定程度上预测破裂的可能性。但是也有学者提出黑血磁共振中的动脉瘤壁增强源于瘤壁附近低速血流导致的造影剂滞留。低流速的血液导致动脉壁误"认为"该处血管承受血流冲击较小，从而失用性变薄，直至破裂。

目前中国发布的《中国颅内未破裂动脉瘤诊疗指南2021》已将高分辨率黑血磁共振列入颅内动脉瘤的破裂风险评估手段之一。

2.光学相干断层成像技术

20世纪90年代，OCT应用于血管病研究，分辨率为微米级，穿透性也可达2 mm左右。新一代OCT不仅可以清晰观察血管壁的显微结构，完整分辨内膜、中膜、外膜，还可以判断血管内斑块性质、血栓特征乃至血管壁内巨噬细胞的浸润（图1-5-4）。然而颈内动脉虹吸部的天然障碍导致OCT在颅内血管介入手术中的可到达性较差，有研究证实，OCT能否到达动脉瘤与患者本身血管发育情况有关。我们的团队绕开颈内动脉虹吸段的门槛，在开颅手术时于动脉瘤瘤壁外侧行OCT检测，可以清晰地观察到血管壁的结构，了解血管各层间的薄厚变化，提供动脉瘤结构的详细信息并有望预判颅内动脉瘤的破裂风险。还有学者研究认为OCT可以更好地判断颅内动脉瘤的支架释放程度，甚至预测栓塞后复发。

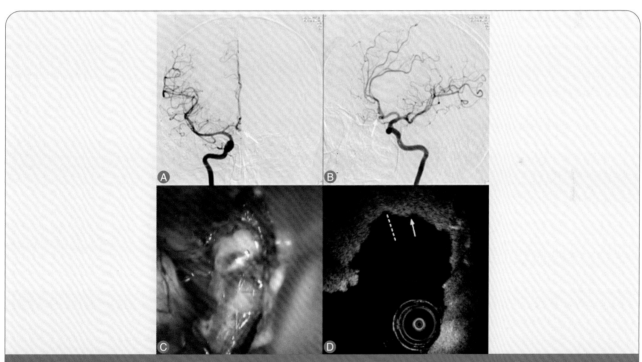

OCT可以清晰显示颅内动脉瘤的血管结构。A、B.箭头显示动脉瘤；C.术中显示动脉瘤；D.箭头（虚线）显示动脉瘤壁结构。

图1-5-4 OCT在颅内动脉瘤患者中的应用

3.其他影像学技术

4D-CTA或4D-MRA等技术试图克服CT、MRI等影像学技术时间分辨率上存在的不足，以此为基础分析动脉瘤的异位搏动点，评估动脉瘤的破裂风险。

DSA、高分辨率磁共振和OCT的结合能在宏观上分析血管壁的变化并结合临床预测动脉瘤的破裂风险。

（三）颅内动脉瘤破裂风险的分子标志物研究

颅内动脉瘤在形成和破裂过程中在血液、炎细胞、内皮细胞、血管平滑肌细胞与细胞外基质间不断产生着物质、能量、代谢与信息的交互，血液中的细胞和物质浸润血管壁，血管壁的细胞与细胞外基质合成和释放物质进入血液，颅内动脉瘤发生的物质交换揭示了颅内动脉瘤发生、发展、破裂的演化过程。具有高通量、可视化特点的组学研究可以筛查动脉瘤瘤体组织和血液中的低丰度物质，从微观角度分析颅内动脉瘤的演化。生物信息学和大数据分析则通过算法为微观的组学、分子生物学和宏观的影像学分析提供了连接桥梁。目前，颅内动脉瘤的蛋白质组学多为小样本研究，研究发现颅内动脉瘤组织样本与细胞骨架、炎症反应、酶水解、细胞黏附和侵袭及细胞免疫反应方面的蛋白质在表达上与正常组织存在差异。其中细胞黏附与侵袭表达差异的结论是比较确切的，其不仅影响颅内动脉瘤的生物学行为，更影响手术后的进一步恢复。胶原蛋白Ⅳ和胶原蛋白Ⅵ、细胞自噬、蛋白磷酸化等也在颅内动脉瘤与正常血管中存在表达差异。在国家"十三五"重点课题的资助下，对颅内动脉瘤患者血清和瘤体的蛋白质组学进行分析，分别筛查出多个差异性蛋白，与细胞间连接、脂质代谢、血管发育等有关，可能是颅内动脉瘤存在的预测因子，但其对颅内动脉瘤的破裂预测风险仍需进一步探索。

转录组学的研究佐证了细胞黏附影响颅内动脉瘤的进展。NF-κB、JAK-STAT和ERK/JNK等信号传导途径影响颅内动脉瘤的形成。多种micro-RNA可能影响颅内动脉瘤。细胞外基质相关基因簇对颅内动脉瘤的作用也在转录组学中获得了证实，胶原蛋白（Ⅰ型、Ⅲ型、Ⅴ型和Ⅺ型）和金属蛋白酶在颅内动脉瘤样本中显著上调。也有研究发现 *LIFR*、*TLR-2*、*MYH11*、*MKI67IP*、*CD4*、*TLR4*、*FLOT1*、*ARG1*、*BLM*、*MAPK14*、*FYN*、*RPS2*、*SPI1*、*CEBPB*、*HIF1A*、*IKBKG*、*ACTB*、*MUC3B*、*VEGFA*和*ANGPTL4*等基因在颅内动脉瘤中存在显著的转录差异，其与细胞凋亡、血管新生、炎症反应等有关，人工智能可以更好地识别颅内动脉瘤的转录组学差异以判别破裂风险。有研究认为*miR-21*、*miR-143*、*miR-145*、*ACTA2*、*MYH11*、*MYLK*和*MYL9*等为可能的颅内动脉瘤发生或破裂的关键节点。

（四）心理状态和预期寿命对颅内动脉瘤治疗决策的影响

患者的心理状态和预期寿命也会影响临床医师的治疗决策。有学者研究指出，无论破裂与否，患者都可能存在长期慢性头痛、焦虑、抑郁、认知受损等情况，身心不适迁延持久，社会功能严重受损，医疗开销数额巨大。故而术前患者的心理状态评估也非常重要。

目前，国内外尚无颅内动脉瘤患者专属的预期寿命的评估方法，建议借鉴普遍预期寿命评估表（表1-5-3）对患者预期寿命进行评估。

表 1-5-3　预期寿命评估表

评分	疾 病		
1	冠状动脉疾病	轻微的肝脏疾病	脑血管疾病
	充血性心力衰竭	慢性肺疾病	结缔组织疾病
	消化性溃疡	糖尿病	周围性血管病
2	痴呆	在 5 年内患任何肿瘤	偏瘫
	白血病	中度至重度肾疾病	淋巴瘤
	糖尿病伴器官损害		
3	中度至重度肝脏疾病		
6	转移性实体肿瘤	艾滋病	
累计总分			

年龄评分：　　　　　　　　结果分析

＜50岁　0分　　　　　　1）计算 Charlton 指数（i）即并发症指数与年龄指数求和 =i

50～59岁 1分　　　　　　2）计算 Charlton 概率（10年生存率）

60～69岁 2分　　　　　　Y=e（i*0.9）

70～79岁 3分　　　　　　Z=0.983Y，即为十年生存率

（闫　研、冷　冰）

二、颅内动脉瘤外科治疗

根据动脉瘤大小、位置、形态、性质不同采取的外科手术方法不尽相同。常用方法：动脉瘤夹闭和（或）结合载瘤动脉旁路重建（血管搭桥）术。侧壁囊性动脉瘤往往只需要夹闭动脉瘤瘤颈即可；而巨大、宽颈、累及多支血管或梭形等复杂颅内动脉瘤，往往需要结合载瘤动脉旁路重建方法来治疗；血管搭桥术是颅内动脉瘤外科手术的基本功。另外，对于血疱样动脉瘤（blood blister-like aneurysm，BBA），可以采用动脉瘤包裹术、动脉瘤缝合术或（和）包裹后缝合术；常用的包裹材料是自体肌肉筋膜和人工补片。

（一）动脉瘤夹闭的手术方法

动脉瘤的外科手术过程主要包括三部分：动脉瘤暴露（入路）、动脉瘤处理（夹闭、包裹或孤立）和无伤害脑组织保护（关颅）。

1.动脉瘤的暴露

动脉瘤充分暴露非常关键，暴露越充分，越有利于动脉瘤的处理。理想的动脉瘤暴露目标包括：①载瘤血管的流入道有充分的临时阻断空间；②动脉瘤周边瘤壁全部显露及有操作空间；③动脉瘤的所有累及血管和流出道有充分的临时阻断空间。根据动脉瘤的位置、大小和是否需要搭桥及需要何种搭桥方式，可以选择不同的手术入路。随着介入技术的发展，大部分颈内动脉眼段动脉瘤和椎-基底动脉瘤因为部位深在，暴露难度相对比较大，倾向于介入治疗。目前，常用的手术入路简述如下。

（1）眶上外侧入路：前循环小动脉瘤常用的手术入路，适用于绝大多数位于颈内动脉后交通段、脉络膜段、颈动脉分叉部、A_1段、前交通段、M_1段、中动脉分叉、M_2段等部位的中、小型动脉瘤。此入路的特点是开关颅手术时间短，术中单纯拉一侧额叶，脑组织损伤概率小。缺点是术中暴露空间较小，不利于复杂操作。

（2）改良翼点入路：是前循环动脉瘤的经典入路，适用于位于颈内动脉眼段、后交通段、脉络膜段、颈动脉分叉部、A_1段、前交通段、M_1段、中动脉分叉、M_2段、M_3段等部位的大、中型动脉瘤，累及多支血管的动脉瘤及需要孤立搭桥的动脉瘤。此入路可以暴露颈内动脉床突以上及A_2段和M_3段以下的几乎所有动脉瘤，可以充分暴露动脉瘤及流入道和流出道。

（3）纵裂入路：适用于前交通动脉瘤、A_2段及其远端和分支的动脉瘤。此入路的缺点是分离纵裂需要一定的解剖技巧和训练，往往手术时间较长，容易造成额叶内侧挫伤。但优点是暴露充分，尤其是复杂前交通动脉瘤和瘤体突向后方的前交通动脉瘤。这个入路暴露动脉瘤后很容易形成"上帝视角"，可以充分阻断双侧的大脑前动脉A_1段及A_2段，完全阻断前交通的血流。完全阻断各分支动脉后，巨大动脉瘤可以穿刺减压、清除瘤内血栓后塑形夹闭。动脉瘤远端血管双侧A_3-A_3侧侧吻合后行动脉瘤孤立也比较容易。

（4）远外侧入路：适用于小脑后下动脉（posterior inferior cerebellar artery，PICA）起始部或近端动脉瘤夹闭。梭形的PICA动脉瘤不易通过夹闭瘤颈的方法治疗，往往需要结合双侧PICA-PICA搭桥或枕动脉-PICA搭桥动脉瘤孤立治疗。

（5）前交通动脉瘤变异较多。①小的前交通动脉瘤如果采用眶上外侧入路或改良翼点入路，大部分选择从A_1段主供血侧开颅，这样可以从容阻断同侧主供血的A_1段。②如果动脉瘤朝向同侧或后方，有时候从非主供血侧开颅，反而容易暴露瘤颈，有意想不到的效果。③累及多支血管的宽颈复杂前交通动脉瘤，纵裂入路是个不错的选择。

2.动脉瘤的处理

动脉瘤的处理要遵循以下几个原则。

（1）尽量用最简单、有效、直接的方法处理。如果能塑形夹闭的，尽量塑形夹闭瘤颈，而不采取搭桥的办法。如果能用1个动脉瘤夹塑形，就不要用2个或多个动脉瘤夹。

（2）临时阻断夹的使用：①如果能在不阻断的情况下夹闭动脉瘤瘤颈，是最好的选择，这样可以避免在临时阻断时造成的血管痉挛和斑块脱落；②如果不阻断夹闭动脉瘤困难，尽量选择动脉瘤近心端血管上无硬化斑块的地方临时夹闭，阻断时间根据脑电生理检测结果调整；③如果动脉瘤瘤体较大，需要穿刺抽吸以达到缩小瘤体的目的，这时候要将动脉瘤所累及的大血管的近心端及远心端全部阻断，才能在抽吸或切开取栓时从容不迫。

（3）动脉瘤瘤体的处理技巧：如果瘤体较大，与周围脑组织粘连紧密，可以用小流量的电凝使瘤体缩小后，再尝试夹闭。如果瘤体内有血栓形成，可能需要切开取栓后塑形夹闭。

（4）动脉瘤的孤立和穿支保护：①动脉瘤完全孤立，这种情况下往往动脉瘤远端血管需要其他搭桥血管提供远向血流；②动脉瘤近端孤立，这种情况往往发生在部分动脉瘤瘤体发出重要的血管穿支上，这些穿支的血供需要动脉瘤远端的血管供应，大部分远端血管皮层逆流的血供有限，需要搭桥血管的血供支持；③动脉瘤远端阻断，这种情况往往在动脉瘤瘤壁较厚、近端暴露困难的时候采用，有一定的围手术期动脉瘤破裂风险。

（5）术前需要充分评估可能采用的手术预案。如果需要搭桥手术，一定要注意手术切口的设计和供体血管的保护与提取。

3.无损害脑组织的保护

大部分动脉瘤手术治疗在蛛网膜下腔进行，理论上对脑形态和功能的影响越小越好。在动脉瘤处理完成后，需要注意以下几点。

（1）检查动脉瘤是否有残留，动脉瘤累及的血管有无由动脉瘤夹导致的狭窄或闭塞，搭桥的吻合口是否通畅。这是术者最容易忽视的一步，尤其是在经历了艰难的动脉瘤塑形或搭桥术后。检查的方法有以下几种：①动脉瘤瘤体穿刺：这是最简单有效的方法，如果没有持续的血液流出，说明瘤颈夹闭完全，但这种方法一般在有候补措施的时候应用，在后交通动脉瘤或其他深部动脉瘤穿刺前，一定要做好临时阻断的准备，防止因为瘤颈夹闭不确切，穿刺部位出血造成的措手不及；②术中血管多普勒超声：可以根据声音判断瘤体内有无血流，血管是否通畅；③术中荧光造影：需要专用的手术显微镜配合，优点是可以即刻反复观看视频，确定手术效果；④术中DSA：需要在复合手术室中进行手术，其也是检验手术效果的"金标准"。

（2）手术涉及的区域保持整洁，自手术深部逐渐往脑表面探查，彻底止血和清除可能的挫伤脑组织，防止术后血肿，尤其是对老年患者和术中牺牲部分静脉引流的患者。

（二）载瘤动脉旁路重建（血管搭桥）术在动脉瘤治疗手术中的应用

1.血管吻合技术

（1）端侧吻合：最常用的吻合方法。

（2）侧侧吻合：前提条件是具备2根并列走行的血管，可以移位后共同走行一段距离。如大脑中动脉M_2段的2根平行分支、双侧大脑前动脉A_3段、双侧PICA动脉等都是常用的吻合血管。

（3）端端吻合：常用于动脉瘤切除后的动脉瘤流入道与流出道的吻合，以及桥接血管与颅内血管的吻合等。

2.血管搭桥方法

（1）颅外-颅内搭桥：典型的代表是颞浅动脉末端-大脑中动脉M_4段搭桥（低流量）。

（2）颅外-桥血管-颅内搭桥：典型代表是颞浅动脉根部-桡动脉/大隐静脉-大脑中动脉M_3段搭桥（中流量）和颈外动脉根部-桡动脉/大隐静脉-大脑中动脉M_3段搭桥（高流量）。

（3）颅内-颅内搭桥：典型的代表是侧侧吻合搭桥。

（4）颅内-桥血管-颅内搭桥：典型的代表是A_1段-桡动脉-M_3段搭桥。

前两种搭桥操作相对简单，但由于血管要从颅外经颅骨隧道到颅内，有卡压风险。后两种搭桥吻合口及桥血管均在颅内，但大部分吻合口位置较深，吻合操作相对复杂，需要一定的显微外科功底。结合病例简述如下。

1）颅外-颅内搭桥：病例A，患者女性，26岁，头痛发现左侧大脑中动脉分叉部动脉瘤（图1-5-5）。动脉瘤累及3支M_2段，其中2支较小，1支较粗大。术中牺牲2支较小的M_2段分支，其远端行STA-M2吻合保证血供，然后在保留大的M_2段分支的情况下，将动脉瘤塑形夹闭（图1-5-6）。术中影像见视频1-5-1。

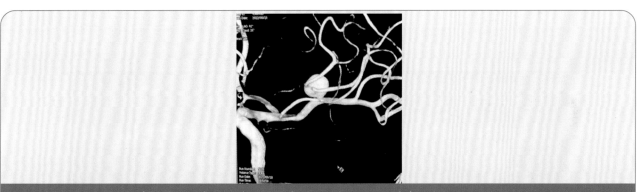

左侧大脑中动脉分叉部动脉瘤，动脉瘤累及3支M_2段，其中2支较小，1支较粗大。

图1-5-5　术前DSA

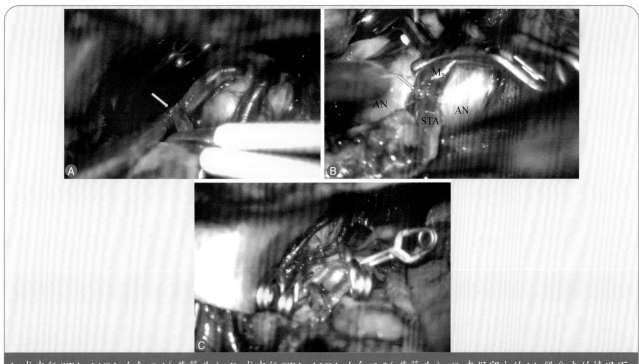

A. 术中行STA-MCA吻合口1（黄箭头）；B. 术中行STA-MCA吻合口2（黄箭头）；C. 在保留大的M_2段分支的情况下，将动脉瘤塑形夹闭。术中牺牲2支较小的M_2段分支，其远端依靠STA-M2吻合保证血供。STA：颞浅动脉。MCA：大脑中动脉。

图1-5-6　病例A患者影像

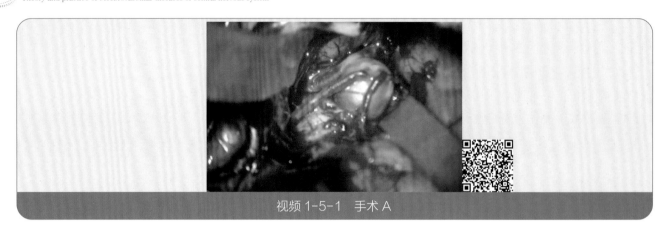

视频 1-5-1 手术 A

2）颅外–桥血管–颅内搭桥：病例B，患者女性，64岁，头痛2年发现右侧巨大颈内动脉眼段动脉瘤（图1-5-7）。术中行右侧颈外动脉-RA-M₂搭桥及颈内动脉近端阻断术。术后DSA复查发现颈外动脉血流经桡动脉到M_2段后可反流到M_1段及同侧的大脑前动脉，动脉瘤基本不显影。术中影像见视频1-5-2。

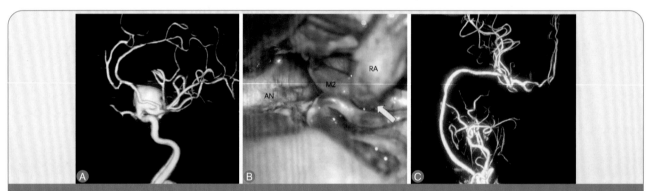

A. 术前DSA提示右侧巨大颈眼动脉瘤。B. 术中行右侧颈外动脉–RA–M₂搭桥，RA–M₂吻合口（黄箭头）。C. 术后DSA复查发现颈外动脉血流经桡动脉到M_2段后可反流到M_1段及同侧的大脑前动脉，动脉瘤基本不显影。RA：桡动脉。M_2：大脑中动脉第二段。AN：动脉瘤。

图 1-5-7 病例 B 患者影像

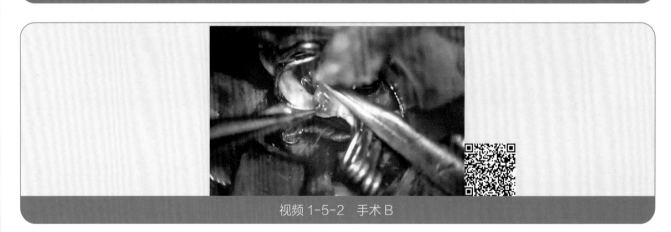

视频 1-5-2 手术 B

3）颅内–颅内搭桥：病例C，患者男性，32岁，头晕发现右侧A_2动脉瘤（图1-5-8）。术中行左右两侧A_3-A_3侧侧吻合及动脉瘤近端阻断术。术后复查DSA发现吻合口通畅，动脉瘤不显影。术中影像见视频1-5-3。

4）颅内–桥血管–颅内搭桥：病例D，患者女性，67岁，发现右侧大脑中动脉M₁段动脉瘤（图1-5-9）。拟行动脉瘤孤立及右侧A_1-RA-M₂搭桥术。术中发现A_1段钙化严重，行A_1段内膜剥脱术后，行A_1-RA吻合及RA-M₂吻合，然后将动脉瘤孤立。术后造影发现动脉瘤不显影，吻合口通畅。术中影像见视频1-5-4。

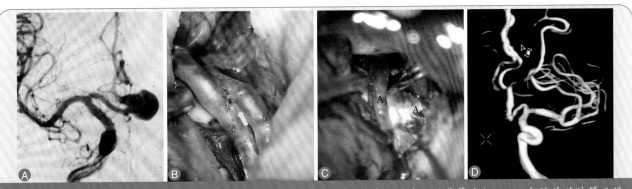

A. 术前 DSA 提示右侧 A_2 段动脉瘤。B. 术中行左右两侧 A_3-A_3 侧侧吻合，吻合口（黄箭头）。A_3：大脑前动脉第三段。
C. 动脉瘤近端载瘤动脉应用动脉瘤永久夹夹闭孤立。D. 术后复查 DSA 发现吻合口通畅，动脉瘤不显影。

图 1-5-8　病例 C 患者影像

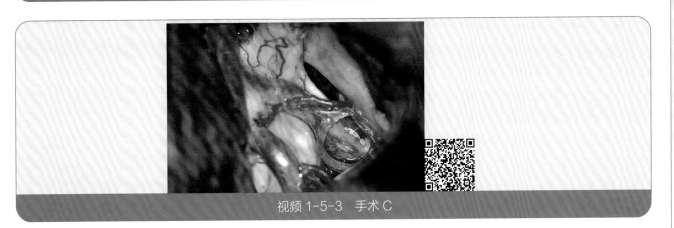

视频 1-5-3　手术 C

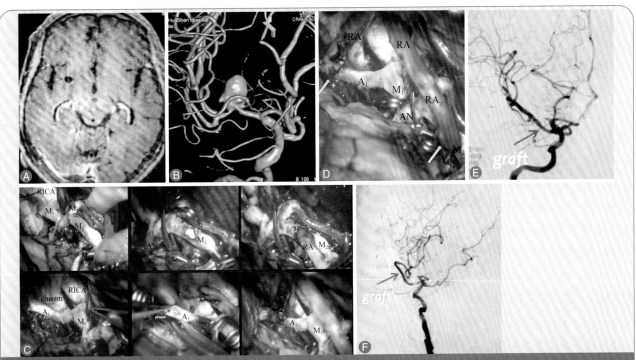

A. 术前磁共振发现右侧侧裂区血管流空影。B. 术前 DSA 提示右侧大脑中动脉动脉瘤（红箭头）。C. 术中行右侧 A_1-RA-M_2 搭桥术。发现 A_1 段钙化严重，行 A_1 段内膜剥脱术后，行 A_1-RA 吻合及 RA-M_2 吻合（黄色箭头）。D. 搭桥术后，行动脉瘤近端及远端血管夹闭孤立。E. 术后 DSA 正位像。F. 术后 DSA 侧位像；术后造影显示动脉瘤不显影，吻合口通畅。A_1：大脑前动脉第一段；RA：桡动脉；AN：动脉瘤。M_2：大脑中动脉第二段；graft：移植血管（红箭头）。

图 1-5-9　病例 D 患者影像

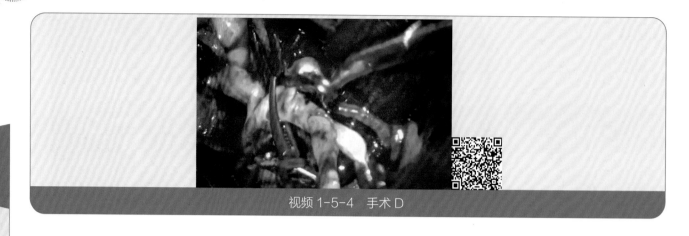

视频 1-5-4　手术 D

5）复合搭桥：病例E，患者女性，34岁，因头痛5天发病（图1-5-10）。术前CT、MRI、DSA提示左侧大脑中动脉瘤，伴瘤内血栓形成。拟行动脉瘤夹闭备搭桥手术。术中发现动脉瘤瘤颈处钙化严重，初步改手术方案为M_3-M_3侧侧吻合及动脉瘤塑形夹闭术，争取牺牲1根M_2段分支，保留1根M_2段分支通畅同时进行动脉瘤塑形夹闭，牺牲的M_2段血流通过M_3-M_3侧侧吻合补充。M_3-M_3侧侧吻合成功后，发现因为瘤壁肥厚和钙化，保留1根M_2段分支通畅同时进行动脉瘤塑形夹闭困难。改手术方案为STA-MCA双搭桥后，动脉瘤孤立。2根M_2段的血流通过STA补充。动脉瘤及瘤内血栓分块切除后，发现M_1段与1根M_2段可以端端吻合重建颅内血流。本例患者共有4个吻合口，1个侧侧吻合（M_3-M_3），2个端侧吻合（STA-M_2），1个端端吻合（M_1-M_2），术后荧光造影发现4个吻合口均通畅。术中影像见视频1-5-5。

（三）急诊动脉瘤的外科治疗

在基层医院手术的动脉瘤患者中，急性出血的占绝大多数。急诊动脉瘤有以下特点。

（1）部分患者由于颅内出血影响意识，术前检查不配合，病史采集可能不完整，需要详细地询问病史。紧急情况下，可以根据CTA进行手术。如果条件允许，尽量术前行DSA检查明确诊断。这样可以全面评估脑血管状态：是否伴其他血管性疾病，是否是多发动脉瘤，如果是多发动脉瘤哪一个是责任动脉瘤，是否是巨大动脉瘤或负责动脉瘤，需不需要备搭桥手术。

（2）动脉瘤暴露困难：大部分SAH患者颅内压相对较高，术中暴露动脉瘤较平诊困难。降低颅内压的方法包括：①降低平均动脉压；②利用脱水药物；③过度换气；④释放脑脊液；⑤如果伴有颅内血肿，可以先吸除部分血肿，待颅内压下降后再进行手术等。

（3）暴露动脉瘤近心端血管尤其重要。急性期动脉瘤的暴露原则是首选暴露载瘤动脉的近心端，因为在暴露过程中发生动脉瘤再次破裂出血，如果没有近端阻断，可能发生恶性脑膨出等灾难性后果。如果是床突旁动脉瘤前床突磨除困难，应该毫不犹豫地暴露颈内动脉起始部，待可以临时阻断颈内动脉后，再进行下一步操作。

（4）术中要时刻警惕动脉瘤破裂出血。如果动脉瘤近心端动脉已经暴露，可以在临时阻断后，再分离动脉瘤周边。如果动脉瘤破裂不可避免，尽量使其在临时阻断后发生。破裂发生时间距离阻断时间点越近越有利，这样才能充分利用阻断的时间处理动脉瘤，而对脑组织的影响最小。

（5）如果是多发动脉瘤，一个手术切口可以处理的，急诊首先处理责任动脉瘤，如果手术顺利，再处理非责任动脉瘤。如果需要2个或多个手术切口，建议先处理责任动脉瘤，待病情稳定后再择期处理非责任动脉瘤。

（6）应该有多种手术预案选择，手术切口和骨窗要足够大，以备降低颅内压，行去骨瓣减压，或搭桥手术。如果是前循环动脉瘤应保留颞浅动脉，如果是后循环动脉瘤应保留枕动脉，以备搭桥手术。

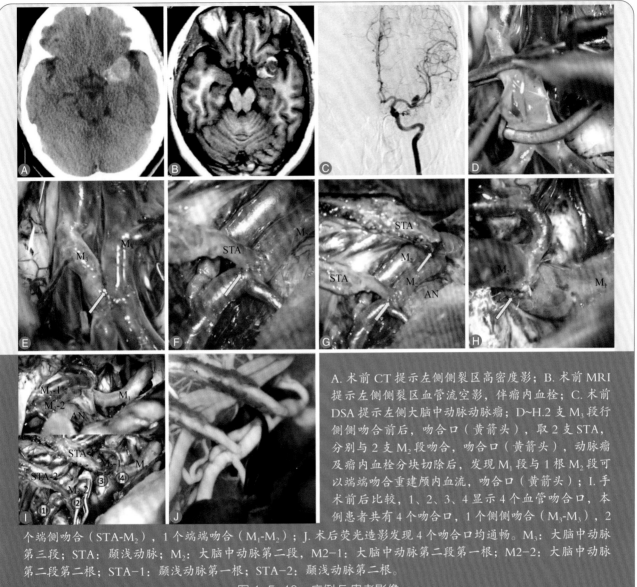

A. 术前 CT 提示左侧侧裂区高密度影；B. 术前 MRI 提示左侧侧裂区血管流空影，伴瘤内血栓；C. 术前 DSA 提示左侧大脑中动脉动脉瘤；D~H.2 支 M₃ 段行侧侧吻合前后，吻合口（黄箭头），取 2 支 STA，分别与 2 支 M₂ 段吻合，吻合口（黄箭头），动脉瘤及瘤内血栓分块切除后，发现 M₁ 段与 1 根 M₂ 段可以端端吻合重建颅内血流，吻合口（黄箭头）；I. 手术前后比较，1、2、3、4 显示 4 个血管吻合口，本例患者共有 4 个吻合口，1 个侧侧吻合（M₃-M₃），2 个端侧吻合（STA-M₂），1 个端端吻合（M₁-M₂）；J. 术后荧光造影发现 4 个吻合口均通畅。M₃：大脑中动脉第三段；STA：颞浅动脉；M₂：大脑中动脉第二段，M2-1：大脑中动脉第二段第一根；M2-2：大脑中动脉第二段第二根；STA-1：颞浅动脉第一根；STA-2：颞浅动脉第二根。

图 1-5-10　病例 E 患者影像

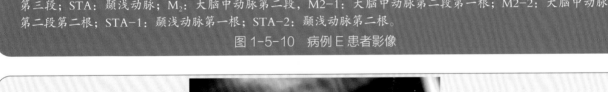

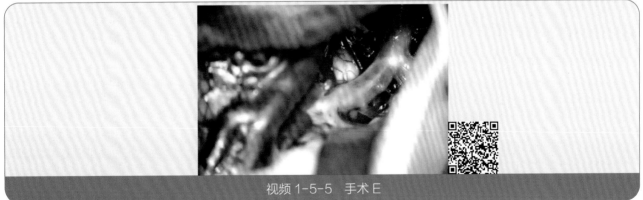

视频 1-5-5　手术 E

（四）多发动脉瘤的外科治疗

动脉瘤多发的患者也比较常见。一般来讲，其处理原则包括以下几点：①如果发生 SAH，优先处理责任动脉瘤；②根据动脉瘤的大小、形态、位置、瘤壁强化等综合判断，优先处理风险较高的动脉瘤；③如果是前循环多发动脉瘤，可以考虑用一个手术切口夹闭多个动脉瘤；④如果一个手术切口没法夹闭全部动脉瘤，建议分期处理。

三、动脉瘤的介入治疗

Werner等于1941年首次使用30英尺长的银丝填塞巨大海绵窦动脉瘤。Luessenhop和Velazquez于1964年首次描述颅内动脉导管置入术及颅内动脉瘤的导管栓塞术。在20世纪70年代早期，Serbinenko被许多人认为是血管内神经外科的创始人，开发了一系列装有导流导管的球囊和可解脱球囊，用于闭塞颅内血管性病变。在20世纪90年代初，Guglielmi等结合了这些概念，发明出可解脱弹簧圈，为当代颅内动脉瘤血管内治疗打下了基础。

（一）单纯弹簧圈栓塞颅内动脉瘤：η值的意义

弹簧圈栓塞动脉瘤从"成篮"到"填塞"，多数情况下，不会导致载瘤动脉狭窄或阻塞，引起载瘤动脉远端缺血；但如果载瘤动脉较细或突出部分过多，载瘤动脉血流就会减少甚至闭塞。术前如何判断是否会出现上述情况呢？η值的意义应运而生（图1-5-11）。

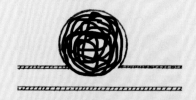

可能出现部分突入载瘤动脉中。
图 1-5-11 弹簧圈（黑色）栓塞动脉瘤

通过几何计算（图1-5-12），术前预判弹簧圈可能突入载瘤动脉部分与载瘤动脉直径的比例，根据血流动力学原理预判可能存在载瘤动脉缺血与闭塞的风险度。

公式：$\eta = r - H/K = r - [r^2 - (a/2)^2]^{1/2}/K$

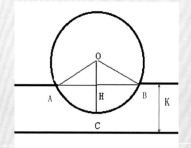

r=OA=OB=OC, a=AB, h=r-OH

r：动脉瘤半径；a：动脉瘤颈宽度；K：载瘤动脉直径；h：弹簧圈突出部分。
图 1-5-12 动脉瘤几何模式

这样弹簧圈可能的突出部分比例 η 就可以得出百分比（%）。

按照流体力学定律：当截面积减小<50%时，可以通过提高流速和灌注压力，保持流量不受影响；当截面积减小>50%时，通过提高流速和灌注压力将不能维持原有流量。载瘤动脉缺血或闭塞就可能发生。临床中，术前预判 η 值可能大于50%时，需要使用辅助方法，如辅助支架和球囊辅助（图1-5-13）。

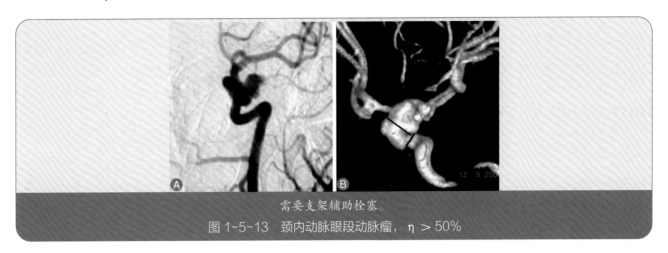

需要支架辅助栓塞。
图 1-5-13　颈内动脉眼段动脉瘤，$\eta > 50\%$

总之，弹簧圈栓塞动脉瘤，术前使用 η 值概念分析需要弹簧圈栓塞治疗的动脉瘤形态，特别是动脉瘤颈宽度和载瘤动脉直径两个关键指标，术前做好相应准备，可以预判和防止载瘤动脉闭塞或缺血并发症（图1-5-14）。

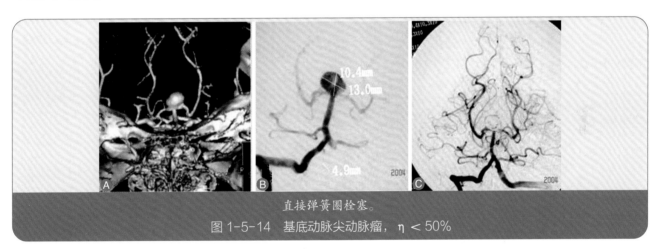

直接弹簧圈栓塞。
图 1-5-14　基底动脉尖动脉瘤，$\eta < 50\%$

（二）支架与弹簧圈

当 η 值大于50%时，支架辅助弹簧圈栓塞颅内动脉瘤就成为必须；小于50%时，支架辅助弹簧圈栓塞颅内动脉瘤也是必须。

1.辅助支架使用利与弊

2002年年底第一个用于治疗动脉瘤的支架Neuroform获得美国FDA批准用于宽颈、梭状或巨大颈内动脉瘤。大量文献报道支架辅助弹簧圈栓塞颅内动脉瘤的安全性和有效性。2010年，Piotin等对1325个动脉瘤的研究结果显示：无论是破裂动脉瘤（$P=0.0339$）还是未破裂动脉瘤（$P=0.0073$），支架的使用在血管造影稳定性方面都是有益的。

然而，支架的大量使用也带来了额外的风险。其一，载瘤动脉置入支架需要终生使用抗血小板聚集药物来降低支架内血栓形成性狭窄的风险；Kanaan等报道，随访平均15.4个月133个支架中有9个（6.8%）发生血栓、慢性狭窄或闭塞。抗血小板聚集治疗的使用限制了部分破裂动脉瘤患者支架的使用，某些患者可能需要进一步的侵袭性外科手术，如脑室外引流术、颅骨切除术、气管切开术或胃肠造瘘术等。当然，支架术后抗血小板聚集药物如何使用及服用期限，现在仍然存在争议；长期使用抗血小板聚集药物引起出血风险提高，也引起业内重视和讨论。其二，Mocco等和Piotin等的研究发现，破裂动脉瘤和未破裂动脉瘤治疗患者，使用支架的死亡率高于未使用支架者（6.0% vs. 1.2%）；同时支架直接导致的并发症为7.4%。近期研究显示，长期服用小剂量阿司匹林不增加继发性出血风险，但增加出血程度。

2.冰激凌技术（ice-cream technique），有人称之为"waffle cone technique"

辅助支架绝大多数情况下放置在动脉瘤腔外，即载瘤动脉内，适用于宽颈动脉瘤，功能是作为屏障的保护作用和治疗作用。但某些载瘤动脉过度迂曲，支架导管无法跨越动脉瘤颈口时，冰激凌技术不失为一种解决方式。其长期有效性有待随访调查（图1-5-15、图1-5-16）。

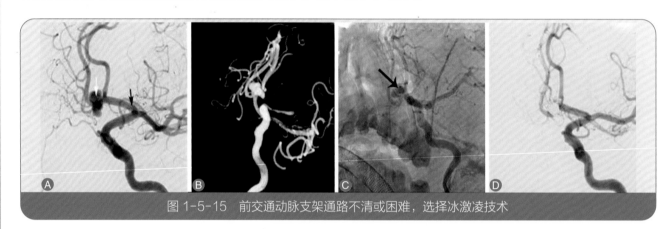

图 1-5-15　前交通动脉支架通路不清或困难，选择冰激凌技术

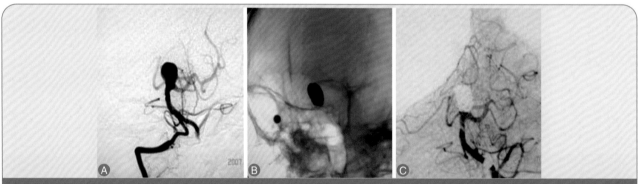

A.前交通动脉瘤（白箭头），前动脉A1段（黑箭头）；B.显示支架通路不清或困难；C.支架在动脉瘤内位置（黑箭头）；D.栓塞治疗结果。

图 1-5-16　右侧大脑后动脉支架通路不清或困难，选择冰激凌技术

（1）支架类型选择：采用开环式、自膨式颅内支架。由于支架开环的特点，当在动脉瘤腔内填塞弹簧圈时，可以使动脉瘤腔内的支架部分沿动脉瘤颈壁形成支架保护，达到防止弹簧圈闭塞穿通支和（或）载瘤动脉的目的；而闭环式、自膨式颅内支架，由于是闭环设计，在用弹簧圈填塞动脉瘤时，支架往往不能与动脉瘤颈壁吻合，产生瘤颈处残留。

（2）支架直径选择：根据支架需要保护的穿支动脉与载瘤动脉在动脉瘤颈或腔内的发出位置而定，足够的支架直径是保护穿支动脉或载瘤动脉的关键。当需要保护的穿支动脉或载瘤动脉与动脉瘤颈之间的距离超过支架的直径时，此方法难以奏效。

（3）动脉瘤腔内支架位置：以穿支动脉和（或）载瘤动脉与动脉瘤颈之间的距离为参考标准，进入动脉瘤腔内的支架部分，膨开后能够覆盖到需要保护的动脉。支架在动脉瘤腔内的部分过长容易导致动脉颈残留，过短则不能起到保护的作用。

（4）动脉瘤形态的选择。①囊性动脉瘤：动脉瘤形态规则或不规则，其主体形态为圆形或椭圆形、直径不小于5 mm的，可以使用此技术，同时，动脉瘤颈口与动脉瘤顶部要有一定空间，使得支架在动脉瘤腔内部分展开；②夹层动脉瘤：仅适用于保护穿支动脉，同时闭塞载瘤动脉的夹层动脉瘤，多适用于保护椎动脉、PICA动脉。

（三）弹簧圈致密栓塞动脉瘤

致密栓塞动脉瘤是防止复发和减少复发率的必要前提。有文献报道，弹簧圈栓塞动脉瘤复发率不一，且因为弹簧圈栓塞颅内动脉瘤方法本身的缺陷，可导致如下问题。①栓塞后动脉瘤仍然存在；②解剖治愈困难；③动脉瘤再生长；④弹簧圈压缩；⑤致密填塞率低；⑥瘤颈残留等。大量临床资料已经证实，填塞率是防止复发的关键因素。

复旦大学附属华山医院神经外科曾对199例，共计221个动脉瘤利用容积再现技术进行精准体积测量和栓塞率计算，并行平均8.8个月的DSA随访；其中男性97例，女性102例；年龄32～86岁，平均59.6岁；破裂出血史127例，未破裂72例，包括急性期治疗83例（表1-5-4）。

表1-5-4 动脉瘤位置及数目（个）

前交通动脉瘤（n=39）	颈内动脉眼段动脉瘤（n=70）	基底动脉顶端动脉瘤（n=6）
后交通动脉瘤（n=63）	大脑中动脉瘤（n=10）	小脑后下动脉瘤（n=3）
大脑前动脉瘤（n=3）	脉络膜前动脉瘤（n=6）	颈内动脉叉处动脉瘤（n=2）
大脑后动脉瘤（n=3）	基底动脉瘤（n=1）	椎动脉瘤（n=9）
	垂体上动脉瘤（n=3）	

Roy方法和标准（2001年）：①密填塞（影像学栓塞程度＞95%或接近完全闭塞95%）；②大部填塞（影像学栓塞程度90%～95%）；③部分填塞（影像学栓塞程度＜90%）。根据即刻影像结果和动脉瘤填塞率，分类记录；随访标准判定相同（表1-5-5、表1-5-6）。

表1-5-5 总体结果

动态瘤状态	数目	动脉瘤体积（mm³）	填塞率
未复发动脉瘤	199（93.79%）	4～2639（169）	20.4%～57.51%（23.69%）
复发动脉瘤	32（6.21%）	12～2477（736）	7.47%～23.08%（15.13%）

表1-5-6 推荐填塞率

动脉瘤体积	＜65 mm³	65～523 mm³	523～1762 mm³	≥1762 mm³
推荐填塞率	19%或以上	24%或以上	无统计学意义	复发率高
统计学意义（P）	$P=0.003$	$P=0.002$	$P=0.09$	$P>3$

注：在动脉瘤体积精确测量的基础上，将动脉瘤分为四组：＜65 mm³，65～523 mm³，523～1762 mm³，≥1762 mm³。选择65 mm³、523 mm³、1762 mm³作为分割点是因为这些体积值是传统意义上的小动脉瘤（直径＜5 mm）、中动脉瘤（直径为5～10 mm）、大动脉瘤（直径为10～15 mm）、巨大动脉瘤（直径＞15 mm）的分割点。

结论：不同大小的颅内动脉瘤，治愈填塞率也有所不同。

（四）腔内治疗向腔外治疗的转化

随着流体力学在颅内动脉瘤发生、生长、破裂的深入研究与应用，越来越多的学者和工程师开始关注、寻求、探索颅内动脉瘤治疗新思路。成像方式的改进极大地影响了医疗器械的设计和改进。flow diversion device（FDD）也称为颅内动脉瘤血流转向装置或导流装置，Fiorella等2008年将其应用于临床。作用机制是在动脉瘤颈口沿载瘤动脉放置网状结构，通过分离载瘤动脉和动脉瘤囊之间血流，进而减低或消除血流进入动脉瘤腔内的流量和压力，达到防止动脉瘤破裂和增大的目的；继发瘤内血栓、血栓机化治愈颅内动脉瘤。大量文献报道了FDD单独使用或结合弹簧圈治疗颅内动脉瘤的有效性和安全性。

同时，也有学者报道FDD总体并发症发生率为38%，包括载瘤动脉狭窄、远端栓塞、装置内血栓形成、分支闭塞、动脉瘤出血和继发占位效应等。Boussel认为FDD后继发动脉瘤破裂的机制可能与WSS低于正常生理值有关，从而导致动脉瘤壁的重构和破裂（图1-5-17）。Kulcsar等提出，FDD后，抗血小板聚集药物的使用，延缓了动脉瘤内血栓形成并相互作用，可能会导致动脉瘤破裂，机制目前不清楚，使用弹簧圈补充治疗似乎是一个解决方法，但填塞程度没有明确。

动脉瘤腔内扰流装置（Web等）机制类似弹簧圈栓塞，不赘述。

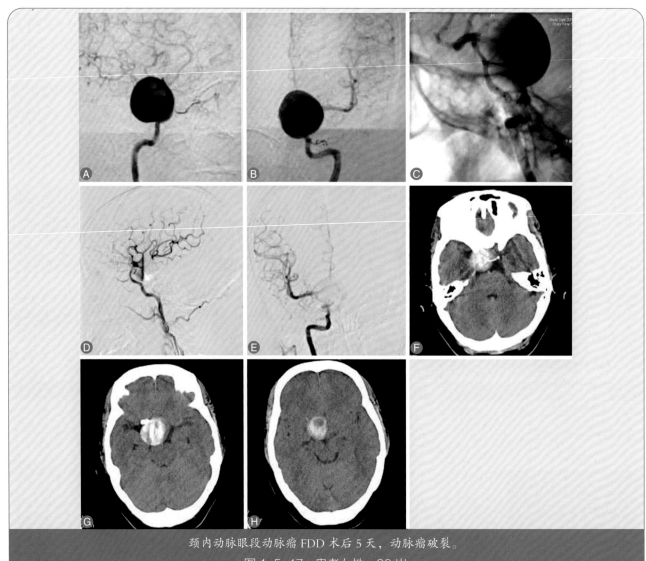

颈内动脉眼段动脉瘤 FDD 术后 5 天，动脉瘤破裂。

图 1-5-17　患者女性，38 岁

（五）未来颅内动脉瘤治疗展望

目前临床治疗颅内动脉瘤方法：①隔绝术（开颅夹闭术）；②切除术（旁路建立动脉瘤闭塞或切除）；③填塞术（弹簧圈或支架辅助术）；④血流动力学改变术［FDD植入和（或）部分弹簧圈填塞辅助术］。

（1）单纯弹簧圈或支架辅助弹簧圈栓塞颅内动脉瘤：特别是对于大型动脉瘤或巨大型动脉瘤，过多弹簧圈置入后，水锤效应（water hammer effect）不可避免。这也是大型动脉瘤或巨大动脉瘤介入治疗容易复发、越治疗越大的原因和机制之一。

水锤效应的概念来自水电动力学。水流方向或流场突然改变，由于压力水流的惯性，产生水流冲击波，就像被锤子敲打一样，所以形象地称作"水锤"。水流冲击波来回、反复产生的力，由于流体具有动量和一定程度可压缩性，所以，流量变化将在管道内引起压强过高或过低的冲击。人类心脏搏动性射血，每次心跳产生搏动性血流都会对大型动脉瘤或巨大型动脉瘤内弹簧圈产生水锤效应，导致弹簧圈压缩复发；中小型动脉瘤弹簧圈栓塞水锤效应相对较弱，致密填塞后复发概率较小。

多普勒超声证实水锤脉（water hammer pulse）的存在。多普勒频谱图上，水锤脉表现为收缩期是正常冲击波，整个舒张期为持续的低速反向血流。大型动脉瘤支架辅助栓塞及早期瘤颈重建手术后仍无法短时间内消除低速反向血流的影响，达到避免动脉瘤复发的目的，所以短时间内的影像学复查十分重要。单纯弹簧圈栓塞高复发率的原因包括：瘤颈宽、弹簧圈填塞过程中容易突入载瘤动脉；瘤体巨大，栓塞过程中容易发生弹簧圈分区；血流冲击的水锤效应造成弹簧圈压缩等。

水锤效应除了是弹簧圈栓塞动脉瘤复发原因之一外，还可以导致压强过高，使血管有破裂风险。FDD治疗巨大动脉瘤后迟发性出血，是否与水锤效应有关，文献未见相关报道。

（2）未来治疗颅内动脉瘤的需求。①修复、愈合而不仅仅是填塞；②智能化：人工智能机器操控，减少操作并发症；③标准化：治疗标准恒定，相同疾病治疗标准统一，减少复发率；④生物化：将替代治疗转化为自身愈合；⑤自源化：愈合因素来源于自身组织。

（闫　研、安庆祝、冷　冰）

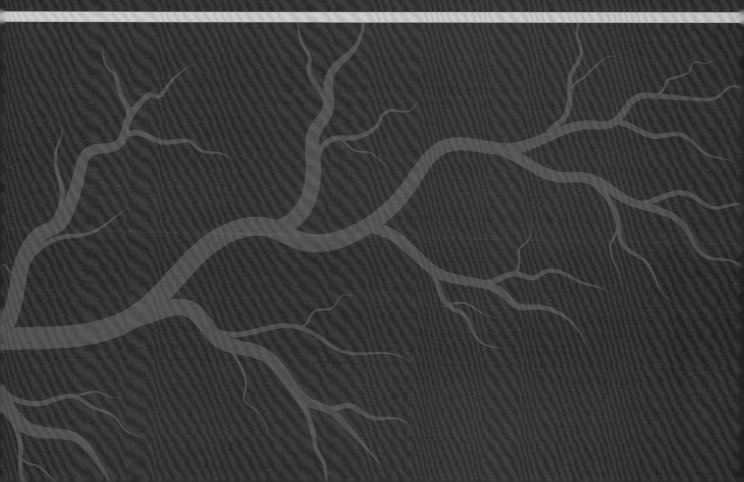

第二章

脑动静脉畸形

第一节 脑动静脉畸形发生机制

一、基因组学概述

脑AVM目前普遍被认为是一种先天性疾病，脑AVM发生是由多种原因导致胚胎时期某个阶段血管发育异常所致，包括基因、外界环境、细胞因子和蛋白等。人类胚胎发育早期，所有的胚胎性脑血管都是简单的内皮管道，无动脉、静脉及毛细血管之分，在VEGF的作用下，这些内皮管道开始逐渐演变成动脉、静脉及毛细血管。

脑AVM常以散发存在为主，没有明确的基因背景；但是对于相似的脑血管畸形，已经有了一定的研究，如遗传性出血性毛细血管扩张症（hereditary hemorrhagic telangiectasia，HHT，也称Osler-Rendu-Weber病）、毛细血管畸形–动静脉畸形综合征，它们的形成均可提示基因的突变。这些先天的脑血管畸形的研究思路，为脑AVM形成阶段基因的影响指明了方向。

（1）转化生长因子是HHT的主要责任基因。血管内皮糖蛋白（endoglin，ENG）和活化素受体样激酶1（activin receptor-like kinase 1，ALK1）分别编码了TGF-β家族的受体蛋白：ENG蛋白和ALK1蛋白，这两种蛋白主要在血管内皮细胞表面表达，是血管形成的重要因子，*ENG*和*ALK1*基因突变，会导致TGF-β受体蛋白突变，进而影响TGF-β介导信号通路的正常传导，从而导致AVM的形成。

（2）毛细血管畸形–动静脉畸形综合征是另一种基因异常引起的脑血管畸形，*RASA1*是主要的责任基因。*RASA1*基因编码Ras GTP酶启动蛋白，该蛋白负调节Ras相关的血管生成，使VEGF生成减少，微血管形成障碍。*RASA1*基因还可与下游的*EPHB4*基因作用，导致其突变，引起AVM的形成。

（3）Sturge-Weber综合征（脑AVM合并牛眼、面部皮肤血管痣）患者体细胞内检测到*GNAQ*基因突变，*GNAQ*突变后，GTP酶活性降低，导致MAPK活性升高，而PI3K-Akt信号通路能抑制MAPK表达，有利于静脉的形成，这是AVM形成的另一种机制。

研究表明，有超过900种基因与脑AVM有关，其中约300种基因表达上调，560种基因表达下调。非编码基因*ALK1*突变可见于其中，另外还有*ENG*、*ITGB8*、*IL-1B*等基因突变。有研究指出，脑AVM血管内*VEGF*基因高度表达，也有研究发现脑AVM中存在*KRAS*基因突变，还有的学者对已报道的基因进行分析，认为*LRP2*是导致脑AVM最主要的基因，同时发现*MYLK*、*HSPG2*、*PEAK1*等基因在脑AVM的形成中也发挥了作用。但是这些基因的突变是否是脑AVM形成的特异性基因仍然不能确定。

可以肯定的是，一些基因突变加上适当的外界环境刺激，会导致新生AVM的发展。此外，一些基因，（如*IL-6*、*IL-1B*、*EPHB4*）可以作为预测脑AVM出血的候选基因。*APOE ε2*等位基因，*TNFA238 G>A*等位基因使脑AVM再破裂的风险升高。*BDNF Val66Met*基因突变与脑AVM预后相关。未来，寻找能够预测脑AVM破裂出血的特异性基因具有重要意义。

二、表型组学概述

（1）脑AVM患者性别无明显差异，脑AVM患者男女比例为（1:1.3）~（1:2.1）。

（2）有学者研究指出，女性更容易发生脑AVM出血，尤其是妊娠期妇女。妇女妊娠期，AVM破裂的危险性增大，其原因可能是妊娠期脑AVM患者激素水平剧烈波动，雌激素的血管保护作用降低，同时动脉血压、血容量随着妊娠期的变化逐渐增高，到妊娠末期达到高峰，这些变化均可能导致潜在的脑AVM出血风险。

（3）尽管脑AVM一般认为是先天性疾病，但是80%的患者集中在11～40岁发病，最多见于20～30岁青年人，原因是随着年龄增长，脑AVM的畸形血管团有增生扩大趋势，由于AVM结构异常造成血流动力学的长期紊乱，这种渐变过程使多数患者到20岁以后才突然出现症状。

（4）既往有出血史的患者再发出血的风险较无破裂的患者更高。另外，高血压、糖尿病、高脂血症均与引流静脉狭窄高度相关，引流静脉的狭窄会导致畸形血管团内压力的改变，进而引起出血。

（5）有研究显示吸烟也可能在脑AVM的形成和破裂中起到作用，其形成主要原因可能是尼古丁促进了血管壁血管形成并维持局部慢性炎症及缺氧状态，内皮细胞活化和毛细血管萌芽需要这种环境，而内皮细胞活化及毛细血管萌芽与血管畸形的发生有关。同时，吸烟可导致血管内皮细胞损伤，炎症因子释放并激活炎症级联反应可引起血管壁炎症，而长期慢性炎症又可导致动脉血管粥样硬化、血管脆性增加及血管痉挛，这些因素共同作用增加AVM出血风险。

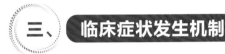

三、临床症状发生机制

1.盗血

脑AVM常以脑盗血和脑出血引起症状起病。其根本原因为动静脉之间缺乏毛细血管结构，动脉血直接进入静脉，导致局部动脉压下降，静脉压增高，从而引起血流动力学紊乱和病理生理过程。AVM长期盗血，可导致脑皮质萎缩，使患者出现进行性的神经功能缺损，表现为运动、感觉、语音、视野缺损等功能障碍，严重的可出现癫痫、短暂性脑缺血发作（transient ischemic attack，TIA）及偏瘫。此外，AVM引起的脑积水也可使患者出现神经功能缺损。盗血严重程度与AVM大小有关，小型AVM盗血量小，脑缺血程度轻，可不出现上述神经功能障碍。

2.出血

脑出血作为脑AVM最常见的症状，多表现为脑实质内出血、脑室内出血及SAH等。

（1）由于脑AVM的高血流动力学特点，大流量的血液使血管壁结构异常，动脉扭曲扩张，一旦血管壁不能承受血流压力时，可出现破裂出血。

（2）同时，高血流动力学可导致供血动脉、畸形团、引流静脉内动脉瘤形成，而动脉瘤易破裂出血。

（3）大量的血液冲击引流静脉，并造成静脉壁退变，静脉壁缺乏肌层和弹力层，静脉的局部扩张呈囊肿或瘤状，也容易破裂出血。

（4）幼稚型脑AVM（其畸形血管团由幼稚血管组成，表现为乱麻样、细丝状血管团），由于畸形血管团内缺少内弹力膜，也容易导致出血。

（5）深部的AVM引流静脉常常为深静脉（如脑室旁静脉、Galen静脉和小脑皮层静脉等），发生狭窄的机会多，易引起流出道引流不畅，导致静脉高压，从而引起静脉或畸形血管团破裂出血，尤其是仅有AVM深静脉引流者。

3.癫痫

癫痫发作可作为AVM患者的首发症状，约一半以上的患者有癫痫发作，表现为大发作或局灶性发作，尤其是大型脑AVM，体积大的脑皮层AVM较深部体积小的AVM更容易引起癫痫。癫痫可单独发作，也可以在颅内出血后发作，癫痫发作的机制是由于AVM盗血严重，使畸形血管周围脑组织严重缺血，发生胶质样变，进而诱发癫痫。出血后癫痫发作与出血后含铁血黄素刺激大脑皮质有关，从而引起癫痫。

4.头痛

脑AVM的患者常有头痛，15%～24%的患者以头痛为首发症状，头痛特点呈单侧局部。头痛的机制可能与供血动脉、引流静脉及窦的扩张影响痛觉纤维有关；也有部分与三叉神经受累有关，脑桥小脑区的AVM可因引流静脉压迫三叉神经导致三叉神经痛；或与颅内压增高有关，AVM本身没有占位效应，但AVM出血、AVM导致阻塞性或交通性脑积水，会造成颅内压增高而引起头痛；还有部分头痛与血管搏动有关，大型AVM患者有时可听到与脉搏一致的血杂音；头痛也与脑膜-脑AVM有关（颈外动脉同时参与供血的脑AVM称脑膜-脑AVM），脑膜-脑AVM多较大，且靠近大脑皮质，血管畸形累及硬脑膜可产生头痛。

（宋雁冰、冷　冰）

第二节　脑动静脉畸形压力研究

传统的观点认为，脑AVM是由于动静脉之间缺乏毛细血管结构，动静脉直接交通，使其具有低动脉压和高静脉压的特点，从而引起血流动力学紊乱和病理生理过程。脑AVM低动脉压导致了其供血区域的脑组织供血不足，长期盗血引起的一系列临床症状。高静脉压的特点使相应区域脑组织回流不畅，造成局部的淤血，发生脑水肿；同时，高静脉压会造成脑脊液的吸收分泌紊乱，出现颅内压增高症状。此外，高静脉压还会使AVM更容易破裂出血。总之，高压力的引流静脉中几乎是动脉压血液。

但是，在临床工作中，我们通过脑DSA发现，静脉窦存在二次显影现象，也就是相同的静脉窦既有高压力的血液回流（早期第一次显影，图2-2-1），也有正常脑组织的静脉血液回流（第二次显影，图2-2-2）。为什么在同一血管，可以同时出现2种不同压力的静脉回流方式呢？

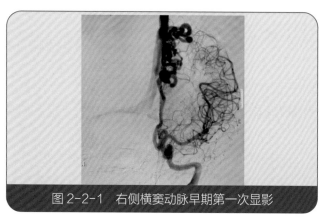

图2-2-1　右侧横窦动脉早期第一次显影

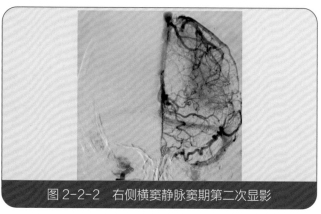

图2-2-2　右侧横窦静脉窦期第二次显影

前期研究中，我们采用测压仪器——连接压力换能器接通监护仪，分别测量脑AVM动脉端和静脉端的压力，但是测量的方式不尽人意。本次研究我们采用了FFR-动脉生理检测仪来测量脑AVM动静脉间的压力差。FFR-动脉生理检测仪是一种精密的测压仪器，用于血管内压力与流量测量（图2-2-3）。

血流储备分数（fractional flow reserve，FFR）是动脉功能性评价的一个公认指标。1993年Nico Pijls提出了通过压力测定推算血流的新指标：血流储备分数。经过长期的临床研究，FFR已经成为动脉功能性评价的一个公认指标。

公式：FFR=存在病变时血管所能获得的最大血流量/正常状态下血管所能获得的最大血流量。

实验的过程中远端压力的测量是通过一根0.014英寸导丝，称为Pressure Wire®，在距离前端3 cm处的一个微小的压力感受器测得。Pressure Wire®和Radi Analyzer®相连接，界面指导FFR的自动化计算。屏幕上显示主动压和远端压力信号的波形（图2-2-4）。所得到的实验结果见图2-2-5、表2-2-1、表2-2-2。

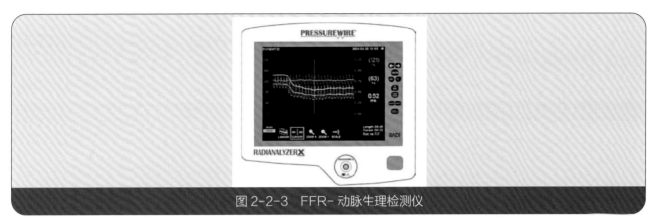

图2-2-3 FFR-动脉生理检测仪

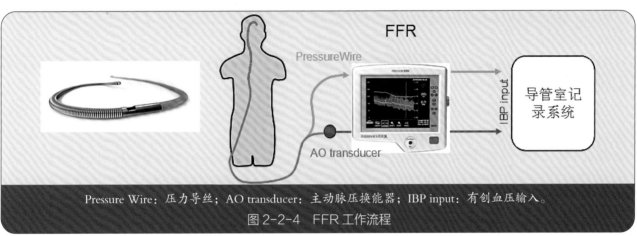

Pressure Wire：压力导丝；AO transducer：主动脉压换能器；IBP input：有创血压输入。

图2-2-4 FFR工作流程

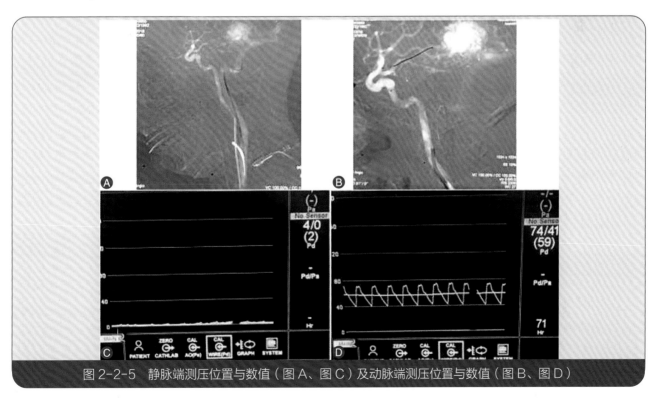

图2-2-5 静脉端测压位置与数值（图A、图C）及动脉端测压位置与数值（图B、图D）

表 2-2-1　不同患者 AVM

病例序号	性别	年龄（岁）	AVM 位置	供血动脉	引流静脉
1	女	25	左颞枕部	左大脑后动脉分支	直窦
2	女	32	右颞顶枕部	右大脑后动脉	上矢状窦
3	男	43	右胼胝体	右大脑前动脉	皮层静脉
4	女	35	左颞部	左侧大脑后动脉	Labbe 静脉

表 2-2-2　患者供血动脉和引流静脉压力

病例序号（FFR 测压）	供血动脉（mmHg）	引流静脉（mmHg）
1	74	4
2	29	4
3	13	5
4	27	6

第二章

脑AVM患者常有出血、癫痫、头痛及神经功能障碍等症状，严重者甚至死亡。为研究脑AVM的血流动力学变化，常需要检测脑血管，尤其是脑AVM供血动脉及引流静脉内的压力，血流压力作为脑AVM重要的血流动力学指标，测量其变化可为某些理论解释及临床治疗提供依据。

测量血管内压力的方式有多种，有研究者在开颅术中直接测量供血动脉内压力；也有研究报道，用Tracker导管测量供血动脉内压力；还有的临床研究是基于TCD的测量，前期是采用测压仪器——连接压力换能器接通监护仪分别测量脑AVM动脉端和静脉端的压力。各种方式均有其优缺点，为了提高数据的准确性，应采用FFR-动脉生理检测仪来测量脑AVM的动静脉端压力。

通过实验，结合前期测量的结果发现：脑AVM的血液回流入静脉窦时，静脉窦内的压力仍然是静脉压力，而不是理论上的高静脉压，AVM中可能存在压力降，这一结果与传统的理论存在不同之处。按照传统的理论，脑AVM畸形团中不存在压力降（动脉血直接进入静脉），畸形团周围因高静脉压出现静脉回流不畅，会出现静脉淤滞性水肿；但在大部分的MRI中，低灌注的缺血常见，并未见到想象中的高静脉压力水肿，这一实验结果或许可以解释该现象。此外，较高的静脉压力易导致引流静脉或者畸形团的破裂出血，但这传统的理论仍未能圆满地解释少部分AVM患者从未发生过出血的原因。根据我们测量的结果，脑AVM中可能存在压力降，这可能反映出畸形团或引流静脉中存在着某种自适应机制——脑血管具有自动调节功能（当平均动脉压在50～150 mmHg时，脑血管对压力升高或降低可以表现为收缩或扩张，以维持脑血流量的相对稳定），高流量的动脉血由畸形团进入引流静脉，可能由于血管调节功能，导致静脉内压力降低。既往有学者从能耗优化的角度解释了血管自我调节的原因，他们认为在生物进化过程中，功能和结构之间的适应总是趋于完善，以达到优化状态，当有AVM时，静脉内的血流量增加，血管直径适应性增粗，血管内压力降低，以达到新的平衡状态，即优化状态。我们的研究结果可以解释部分传统理论无法解释的临床现象，但是我们的研究也存在一定的缺陷，比如样本量过少，造影剂停留在血管内会干扰测量结果的准确性，还有测压的压力感受器距AVM的距离等，这些都会导致测量结果出现一定的偏差。

（宋雁冰、冷　冰）

第三节　血流动力学相关理论与应用

病理学研究证实，脑AVM本质是系列、多（单）组脑动脉与静脉之间直接交通的构成体，其间没有毛细血管，动脉血不经毛细血管即流入静脉系统。这一特殊结构易引起脑内血流动力学改变，也是引起脑AVM临床症状的病理机制。了解AVM结构特点——动脉与静脉直接交通，在临床工作中对疾病治疗时机把握、术后并发症预防具有指导作用。

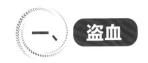

盗血不仅存在于脑AVM中，还存在于以动-静脉直接交通为结构基础的病变中，如TCCF、脑和脊髓的动静脉瘘等。

1.概念

盗血是指血流通过低阻力血管床而回流，导致其他部位供血量减少的病理过程。盗血可以引起临床症状，也可以不引起临床症状，主要取决于神经系统局部血流量增加和心排出量增加等代偿能力，如心脏每搏输出量的增加、脑或脊髓动脉血管代偿性开放或直径增大等。1928年，Cushing和Bailey发现AVM周围皮质正常血流模式发生改变；畸形血管区域搏动的静脉中有氧合红细胞，并认为静脉血管运输氧合血液不能被脑组织利用，因此将这种血流称为"非营养性血流"。动脉造影证实AVM周围脑组织营养性血流减少（图2-3-1），Murphy等称此现象为"脑盗血"。后盗血概念应用于解释许多血管性疾病的发病机制和临床症状出现的原因。

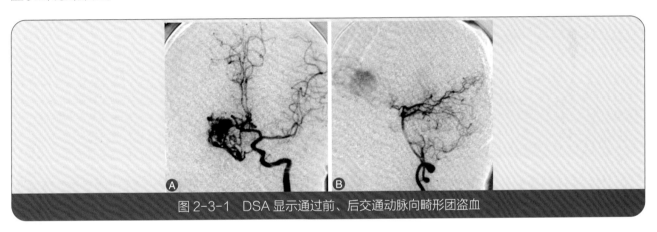

图 2-3-1 DSA 显示通过前、后交通动脉向畸形团盗血

2.盗血对中枢神经系统的损害机制

（1）邻近组织缺血：根据血流动力学理论，当血液流入量一定，循环中出现低阻力血管区时，就会产生血流的"唧筒效应"，使邻近区域血液流向低阻力血管区。盗血现象将导致正常供血区血流量减少，使相应神经组织供血减少，而出现盗血区及邻近组织缺血（图2-3-2），长期可造成慢性缺血性萎缩，导致神经功能障碍（图2-3-3）。颅内盗血主要表现为记忆力减退、肢体功能障碍、继发性癫痫（图2-3-4）等；如果盗血严重还可以引起继发性远端小血管内血栓形成；脊髓中盗血则会出现相应节段脊髓功能障碍。

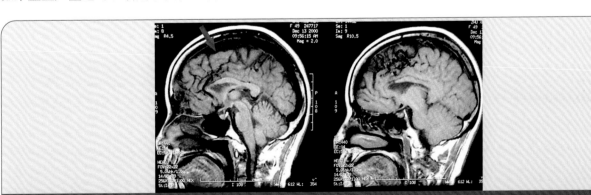

术前 MRI 显示：盗血引起邻近组织营养不良或萎缩（箭头）。

图 2-3-2 患者女性，46 岁，记忆力下降伴头痛

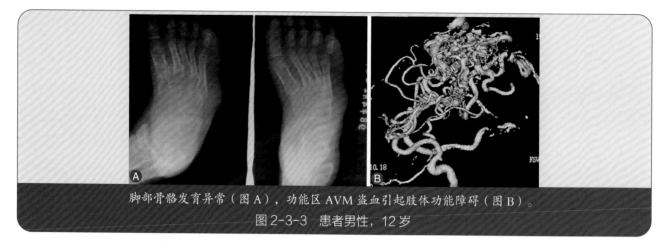

脚部骨骼发育异常（图A），功能区AVM盗血引起肢体功能障碍（图B）。

图2-3-3　患者男性，12岁

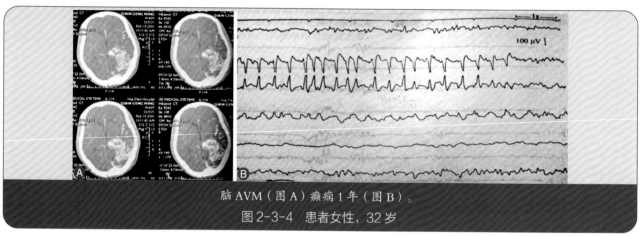

脑AVM（图A）癫痫1年（图B）。

图2-3-4　患者女性，32岁

（2）回流静脉的高压：高压力动脉血通过动静脉直接交通直接进入低阻力区静脉回流系统，易造成静脉内压力增高，使正常组织静脉回流功能受阻，从而导致回流静脉内压力增高，进而造成静脉回流不畅性组织水肿、静脉系统破裂出血、神经功能障碍等。硬脊膜动静脉瘘（spinal dural arteriovenous fistulas，SDAVF）病理机制与椎管内静脉高压病理机制相同。

（3）病变本身破裂出血：高压、高流量动脉血进入发育异常病变血管内，可以造成病变动脉性出血。局部高血压、高血流量是诱发出血的直接原因；长期、严重盗血者在治疗后的围手术期内，容易产生正常灌注压突破综合征（normal perfusion pressure breakthrough，NPPB）。

（4）心脏输出量的增加：低阻力血管区出现，产生盗血现象，使神经系统血管阻力减低，心输出量增加，长期可以导致心功能不全。此种现象于婴、幼儿中更加多见。

（5）血流相关性动脉瘤出现：低阻力血管区出现，使供血动脉内血流量、流速明显增加，供血动脉血管内皮易受损伤，可诱发血流相关性动脉瘤产生。

3.机体对盗血的代偿机制

机体对盗血具有一定的代偿功能，失代偿才会出现临床症状。主要包括解剖代偿和功能代偿两种机制。

（1）Willi环代偿功能（解剖代偿）：主要指前后交通动脉代偿作用。当盗血严重时，病变侧出现压力减低区，此时血流可以通过前后交通动脉使非病变侧的血流流向病变侧，以弥补病变侧的供血不足，既可以代偿病变侧正常组织的供血不足，也可以参与到病变的供血。代偿方式有前交通动脉代偿、后交通动脉代偿和前后交通动脉混合性代偿，这主要取决于病变区盗血的程度，即低阻力区域的大小和范围。

另外，动脉血管相应区域的代偿性开放（如软膜血管开放）或供血动脉直径增大等，补充缺血区域供血，也是解剖代偿方式的另一种表现。

（2）心输出量增加（功能代偿）：人体血液循环系统是一个完全封闭的系统，当神经系统血流循环压力由于病变而出现盗血时，整个循环系统就会出现压力减低区（AVM或动静脉瘘），为了维持体循环系统压力的平衡，机体会通过神经反射机制使心脏收缩力增加，心率加快，心排出量增加，以弥补盗血区的血流损失。长期可造成心肌劳累，出现心功能不全，特别是心脏发育不健全的婴幼儿，更易出现心功能衰竭，有时心功能不全是第一临床主诉症状（图2-3-5）。

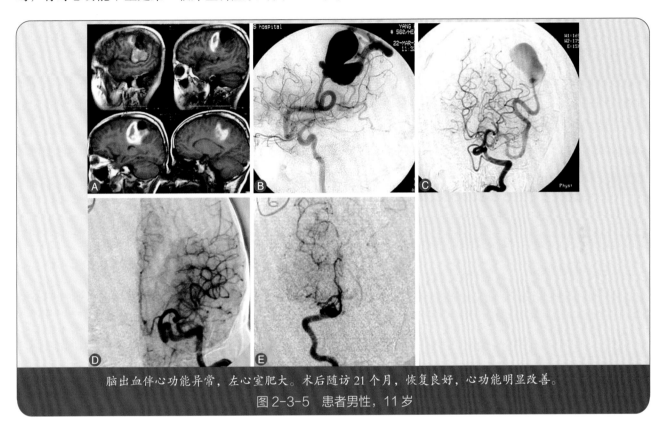

脑出血伴心功能异常，左心室肥大。术后随访21个月，恢复良好，心功能明显改善。

图2-3-5　患者男性，11岁

（3）混合性：机体对于盗血的代偿往往不是单一性的，大多数情况下是解剖代偿和功能代偿同时发挥作用，功能代偿是基础，解剖代偿是条件。当功能代偿和（或）解剖代偿不完全时，就会出现神经系统缺血的临床症状，如偏身感觉障碍、肢体无力、语言或构音不清等缺血症状。

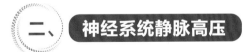

二、神经系统静脉高压

神经系统静脉高压实为盗血现象的继发后果。

1.概念

动脉血未经过毛细血管网（微循环）进行物质交换和压力减小就进入静脉系统，静脉内充满高压力的动脉血，会使静脉血管内压力增高，导致静脉系统正常的回流受阻，出现静脉回流不畅性组织水肿。

2.病理生理

成年人大脑内的静脉系统吻合丰富，代偿能力极强，一般情况下不会出现由盗血引起的静脉高压症状，除非血流量过大或伴有静脉窦梗阻。

盗血与静脉高压为因果关系，但不同疾病由于发生部位不同、疾病性质不同、动静脉直接交通流量不同、代偿机制完善度不同，对临床症状、病理机制的影响也不尽相同。有些疾病由盗血导致的组织缺血、功能障碍起病，有些由静脉高压起病，有些二者皆有，需根据疾病性质、疾病部位、流量大小、静脉回流方式等进行临床分析和判断出现临床症状的原因。

 Nornes 理论与临床意义

1.概念

Nornes等根据流体物理学原理提出某一特定血管内的血流量是由该血管两端的压力差（ΔP）和血管对血液流动的阻力（R）决定的。采用实验模型的方法，研究AVM血流动力学改变，发现：①组织血液灌注量取决于组织灌注压的大小；②供血动脉越长，压力落差也就越大；③供血动脉也有分支进入正常脑组织，当此分支内压力过低时，就形成了一种抽吸作用（唧筒效应），使进入正常脑组织的血液减少；④脑组织血流减少程度取决于该部脑组织与AVM之间的距离和AVM中的压力落差大小。

Michelsen等发现，AVM导致的癫痫、抽搐可在AVM切除后消失；血管造影也证实了切除畸形团后正常脑血流会得到改善。同时还注意到，AVM栓塞后其神经功能障碍可得到某种程度的改善。上述理论为当代脑AVM治疗指征选择、并发症预防等奠定了理论基础。

2.临床指导意义

Nornes等通过多普勒研究AVM患者手术中病灶局部的血流动力学，发现供血动脉的压力始终低于全身血压；在临时阻塞AVM后周围组织的压力即上升。这一发现可提示以下几点。

（1）AVM伴发动脉瘤：首先治疗畸形团内动脉瘤和供血动脉上血流相关性动脉瘤；同时需要先权衡切除或栓塞畸形团对远隔部位动脉瘤影响程度的利弊，再决定治疗顺序。

（2）破裂出血脑AVM：发现明确的出血点，如畸形团内动脉瘤、假性动脉瘤、造影剂溢出等，针对明确出血部位可以介入治疗；如果DSA没有发现明确出血点，一般情况下不应在急性期针对畸形团进行介入栓塞治疗，原因：①如果急性期栓塞AVM，可能无法精准栓塞出血点，部分栓塞会引起残留部分畸形团压力升高、血流重新分布，可能导致再次出血；②脑AVM出血常伴有不同程度脑内血肿，由于出血局部压力增高，急性期DSA往往不能完全正确地反映出AVM团真实结构和范围，常误导临床医师的判断；③血肿较大的危重症应该急性期行开颅手术以清除血肿抢救生命；如果可能尽量完全切除AVM，术后1~3个月复查DSA确认是否有残留；少量残留畸形团也有再次出血的风险，需要进一步治疗。开颅手术在复合手术室中进行更佳。

 血管自动调节功能异常

1.概念

正常情况下，脑血管自身具有自动调节功能，即使脑灌注压有一定的变化，脑血流量通常仍可以保持恒定。脑血管自动调节功能的条件：通常在动脉收缩压为50~150 mmHg时才能发挥正常作用。脑血管自动调节功能下限血压称为"脑灌注压"，在这一血压时，脑动脉自动扩张能力最大。通常认为人类脑灌注压为50~60 mmHg，但长期高血压患者，此值可能会偏高。因此在对长期高血压患者进行药物治疗时，要具体分析。当动脉灌注压低于上述极限时，脑血管处于最大扩张状态以维持适当的血流。调节功能降低时脑血管就会扩张，使血管阻力降低以便能维持正常的营养血流。如持续处于低灌注状态，则远端血管会达到最大程度的扩张，甚至发生结构改变以达到血管阻力永久性下降。影像学显示脑AVM供血动脉增粗、迂曲等，发生机制即自动调节功能障碍引起的形态学改变，这样的血管往往自动调节功能障碍或缺失。

2.临床意义

脑AVM自动调节功能丧失，血管被动性扩张，影像学中常见供血动脉、畸形团和引流静脉的粗大、迂曲。这种情况下，畸形团内血流量常是压力依赖性的，即：任何压力下降均可直接引起被动扩张的血管床血流量下降。在无临床症状偶然检查发现脑AVM的患者中，其受累动脉血流量就十分接近这一临界值，一旦血压下降，AVM邻近脑组织的灌注压就会降低。因此，有人反对在手术切除AVM前长期采用诱发低血压的方法作为辅助治疗，如术前长期使用高血压药物控制血压等，况且高血压不是脑AVM切除的禁忌证，切除脑AVM术无须将血压调整至正常后再施行。还有人提出：开颅手术中畸形团破裂出血，会使AVM周围脑组织发生灌注不足，引起非手术直接损伤导致的神经功能障碍。这一现象也解释了靠近功能区AVM切除后反而会出现功能障碍的原因和机制。

五、正常灌注压突破理论

1.概念

Spetzler首先提出了"正常灌注压突破理论"来解释脑AVM切除术后出现脑水肿、充血甚至脑出血的现象，并认为其是术后病情恶化的原因。

2.机制

脑AVM是没有阻力的动-静脉直接交通群，而其周围正常脑组织的动脉和毛细血管都有很高的阻力。为了与这种低阻力的动-静脉直接交通竞争血流，正常脑组织内部分小动脉最大限度地代偿性扩张，从AVM中分流部分血液进入大脑半球。正常情况下，这些血管具有自动调节功能，但脑AVM邻近部位的血管，由于长期处于临界缺血或症状性缺血的状态而呈慢性扩张，丧失了血管自动调节功能。因此，当脑AVM切除后，动静脉通道突然被阻塞，"盗血"现象消失，供血动脉内阻力急剧上升，血流转而进入邻近的营养血管，畸形团周围脑动脉由于慢性扩张，血管壁结构已发生变化，不能承受新的、突然发生的局部灌注压增加，导致毛细血管水平的压力性突破，引起水肿或出血，即正常灌注压突破理论（图2-3-6）。

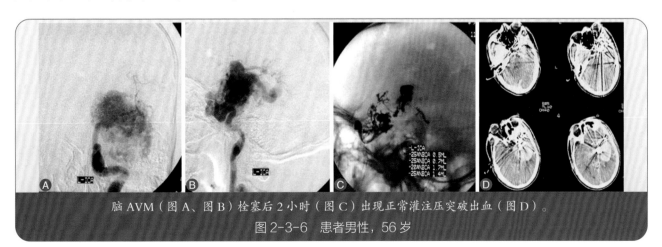

脑AVM（图A、图B）栓塞后2小时（图C）出现正常灌注压突破出血（图D）。

图2-3-6 患者男性，56岁

3.临床意义

为防止NPPB发生，有学者认为术后可以采用低血压治疗；但有引起脑组织或其他脏器缺血的可能，提出无直接监测局部脑血流的方法下，此方法不可取；或对大型或巨大型AVM进行分期手术或术前分期栓塞，再行根治性切除，以便缺血脑组织灌注逐步增加和适应。有文献报道，直径＞6 cm的脑AVM切除术后NPPB发生率为12%～21%，术后死亡和伤残率高达54%。

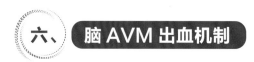

六、脑 AVM 出血机制

1.机制

脑AVM引起自发性脑出血，与供血动脉、畸形团、引流静脉的血管壁病理改变和血流动力学有关。出血型AVM的血管壁内弹力板断裂变薄，内皮细胞坏死脱落。供血动脉、畸形团、引流静脉都可能成为出血部位，但概率不同。文献报道，畸形团出血概率大于供血动脉，除非伴发血流相关性动脉瘤。Miyasaka提出：AVM出血与引流静脉的病理改变有直接关系。引流静脉越多，引流阻力越小，灌注压越低，血管破裂的机会就会减少；引流静脉数目少或引流静脉狭窄、闭塞则易发生出血。

2.出血发生率、出血程度与病灶大小、部位的关系

（1）AVM病灶越小，位置越深，越易发生出血，往往以出血为首发症状。畸形团小和引流不畅，可造成AVM内压力增高和湍流形成，从而引起血管壁的损伤和破裂。较大脑AVM发生自发性脑出血时，其症状不如较小者严重，这主要是因为较大脑AVM引起的分流效应较大，而且出血部位血管内压力较低。

（2）靠近脑循环或脑室边缘脑AVM出血率高于位于脑底动脉环远端的脑AVM。

（3）脑AVM伴发动脉瘤的概率为2.7%～8.7%，包括畸形团内动脉瘤、供血动脉血流相关性动脉瘤和远隔部位动脉瘤，这种动脉瘤的发生可能与血管壁先天性缺陷有关。

（冷　冰）

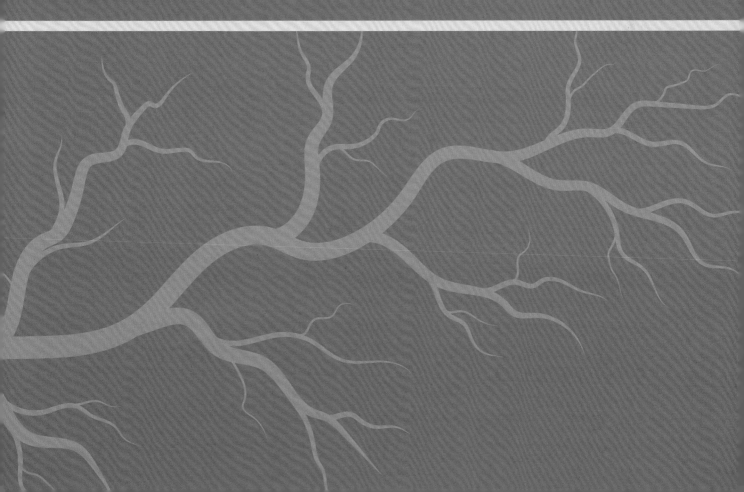

第三章

硬脑膜动静脉瘘

第一节　硬脑膜动静脉瘘发病机制

DAVF是硬脑膜或其附属物，包括大脑镰、小脑幕上的动脉成分和静脉窦、硬脑膜静脉、皮层静脉等静脉成分之间形成的异常血管交通，占颅内血管畸形的10%～15%，在东亚人种检出率约为每年0.29/10万。常累及侧窦区，即横窦与乙状窦区域，占所有DAVF的20%～60%，其他部位硬脑膜均可发生DAVF，包括前颅窝底、枕大孔区域、岩上窦和蝶顶窦等，但概率相对较低。该疾病好发于成年人，静脉端持续性压力增加，会造成脑组织充血及颅内压增高，导致脑肿胀、假性静脉炎、脑代谢障碍等病理改变，甚至造成急性颅内出血，严重威胁人类生命健康。在临床治疗的过程中，复杂DAVF难以得到一次性治愈，在多次治疗的过程中，伴有瘘口的复发和新发，最终可能失去治疗机会，是神经外科及神经介入治疗的难点和重点，也给部分家庭和整个社会带来重大的经济负担。随着近年来越来越多临床和基础实验的不断深入，DAVF已被公认为是一类后天获得性疾病，其发生、发展可能与硬脑膜窦血栓形成、颅脑外伤、手术、感染、炎症甚至激素水平等相关。

DAVF的发病机制一直存有争议。多数学者认为DAVF是一种获得性疾病，头部外伤、开颅手术或血液高凝性疾病等易诱发静脉窦内血栓；或由肿瘤压迫、静脉窦发育障碍引起静脉窦狭窄、分割、扭曲，致使静脉窦内压力增高，最终导致DAVF形成。病理学研究发现：DAVF瘘口是由位于静脉窦壁大量新生动、静脉吻合血管构成的，而周围结构存在缺血性改变，且血管内皮生长因子及其受体VEGFR-1和VEGFR-2、碱性成纤维细胞生长因子、转化生长因子、缺氧诱导因子-1等普遍为阳性表达。

DAVF发现早期，被认为与脑AVM是同一类疾病，是由胚胎发育时期血管分化异常导致的，均属于先天性疾病。脑AVM研究显示：ephrin B2EPHB4-RASA1信号通路在血管生成和发生中有着重要作用，同时血管正常发育包括内皮细胞形成新的血管受其信号调控，该过程涉及多个关键信号通路，如Ephrin-Eph、Hedgehog、VEGF、TGF-β、Wnt和Notch，以及转录因子HEY、HES、SOX等。1995年3例儿童被诊断为颅后窝DAVF，患儿因DAVF出生时表现为巨颅、脑积水、脑室扩张，此外高流量DAVF会造成颈静脉及上腔静脉内血流流速加快，右心房高压及右心室扩大。磁共振血管成像（MRA）证实了该患儿颅内多发硬脑膜动-静脉短路，且合并硬膜窦发育畸形及窦壁附壁血栓形成，提示了DAVF可能和脑AVM来源及发病机制相同，都是由胚胎发育时期脑血管分化异常导致的。但DAVF婴幼儿或儿童病例在临床上仅有少量报道，组织胚胎学及病理解剖学上并未发现足够的证据。此类少见的先天性DAVF，可能是区别于DAVF与脑AVM的另一类疾病，其发病特点和机制仍有待进一步研究。

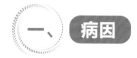

一、病因

1.静脉窦血栓形成学说

DAVF发现初期，静脉窦内血栓形成被认为是导致DAVF发生和发展的关键诱发因素。有学者认为，静脉窦内血栓形成后静脉窦逐渐发生狭窄，直至闭塞，会引起颅内压逐渐升高，导致病变静脉窦上游原本关闭的生理性动-静脉交通开放，而动-静脉短路的开放会刺激硬膜组织上的微血管新生，该部位最终可能形成DAVF。有研究表明，静脉窦血栓形成后，静脉端压力增高，打破了原有压力梯度关系，从而打乱了Starling Resistor模式，即当皮质引流静脉被蛛网膜下腔中的脑脊液包围时，皮质引流静脉保持恒定的流量，动-静脉交通远端没有血流通过，增加了血管的肌源性调节功能障碍，降低了动-静脉短路的交通阻力，形成了类似"唧筒效应"的病理改变，造成该短路内血流量逐渐增大，参与供血的微动脉和毛细血管逐渐增粗，最终形成DAVF。Terada等认为毛细血管床与静脉窦之间存在的微小静脉，容易受到下游静脉端压力影响，静脉窦血栓形成后，毛细血管床下游的静脉压力增加，并通过微小静脉将压力传递到动脉端，损伤动脉括约肌功能，即使去除静脉高压影响因素，也不能恢复。Sundt和Piepgras等认为，静脉窦血栓机化过程中，可能刺激硬脑膜上的血管与未闭塞的静脉窦形成"异常短路"，之后形成瘘口。Houser等认为静脉窦血栓在"形成—机化—再通"的病理过程中，会导致硬膜窦上发育不良的血管进一步发生病理性增生，从而沟通动脉和静脉窦形成DAVF。关于继发于静脉窦血栓形成DAVF的病例报道很多，但是该理论仍存在问题，很多情况下，DAVF并不合并静脉窦血栓或静脉炎，而且生理性动-静脉交通数量有限，难以形成DAVF中数量如此之多的动-静脉瘘，从解剖学角度看，DAVF好发于侧窦区，但生理性动-静脉交通在侧窦区附近少见，对于该部位瘘口形成不能做出很好的解释。

2.恶性循环学说

恶性循环学说主要针对DAVF的发展过程。该学说是Nishijma等通过对DAVF组织病理学研究提出的。最初单一瘘口形成之后，瘘口附近血管阻力减小，会促使硬脑膜上动脉血管网向瘘口处汇集，导致供血动脉迂曲，内膜增厚，而静脉端也因为动脉血流的汇入，使血管内压力升高，管腔扩张，血管内膜增厚。动脉血流通过硬脑膜静脉流出至静脉窦时，会由层流变为涡流，并冲击血管内膜，造成内膜损伤，促进血栓形成，从而导致静脉出路被堵塞，使硬膜上静脉所承受压力进一步增高，促使更多动-静脉交通形成。这种恶性循环，会使瘘口数量不断增加。该学说很好地解释了DAVF的发展过程，但是对于最初瘘口的形成不能充分解释。此外，Nishijma认为静脉窦血栓形成发生在DAVF形成之后，与静脉窦血栓形成学说理论相反。对于瘘口的产生与血栓的形成先后顺序，尚没有临床和试验资料证实。

3.新血管形成学说

John等认为，由于静脉窦血栓形成、静脉窦狭窄、头面部炎症、外伤、颅脑手术等诱因的刺激，可能再次启动了硬脑膜上的血管新生，在新血管增生过程中，向硬膜网状静脉延伸并发生融合，从而形成DAVF。Lawton等将DAVF大鼠模型的硬脑膜植入兔眼角膜后，在角膜边缘发现血管新生，并提出血管新生可能是硬脑膜发展过程中的关键环节。启动血管新生的病理、生理改变很多，主要包括血管内皮细胞生长因子调控内皮细胞的增殖和存活，通过Rho家族蛋白调控内皮细胞"伪足"的形成，通过β-catenin/VE-cadherin促进血管网络的形成，该过程相对于其他学说，更有说服力，且也能很好地解释最初瘘口的形成。无论是在胚胎发育时期或机体生长过程中，还是在肿瘤、炎症、缺血等应激状态下，血管新生都是常见的生理、病理过程，涉及多种生长因子的分泌。血管新生包括毛细血管的形成和微小动脉血管的形成。微小血管形成主要是在胚胎期的内皮细胞和平滑肌细胞发挥功能；微小动脉血管形成则是在已经存在的毛细血管的基础上，通过出芽形成新的血管，广泛存在于人体各大组织器官及各种病理生理过程中。血管新生常见于机体生长发育阶段，血管基底膜在血管生长因子及细胞外基质蛋白酶作用下发生溶解，促进内皮细胞出芽游离形成新生血管，之后经过动静脉分化，新的血管逐渐稳定成熟。VEGF是重要血管新生调节因子，包括多种亚型，作用于血管内皮细胞表面相对应受体，从而激活相关的新生血管形成通路。VEGF是一类糖蛋白，1989年通过分离纯化牛垂体滤泡星状细胞培养液获得，分子量为34~45 kD。常见于神经系统、消化系统、循环系统中的各个器官，起到维持血管稳定的作用，并参与多种生理过程。此外，在肿瘤组织中，VEGF可以增高微血管通透性，明显加速内皮细胞的增殖和迁移，为肿瘤丰富的血液供应提供病理学基础。目前，在针对DAVF如何发病的众多学说中，血管生成理论最具有说服力，可以解释伴有或不伴有静脉窦血栓或狭窄的情况。与DAVF相关的血管新生机制的研究中，对血管内皮生长因子及其受体研究较多，且临床研究也能提供充分的证据。Tirakotai和Uranishi等通过对人的DAVF血液标本及硬脑膜组织进行检测，发现VEGF表达显著增加，血管新生活跃。Klisch等通过比较术前、术后患者血清中VEGF的表达水平发现，DAVF得到治疗后，可以使VEGF表达下降，这些研究均提示血管新生在DAVF的发病机制中意义重大。

启动血管新生的因素有很多，在DAVF中，静脉高压已被公认为血管新生的始动因素，DAVF的诱导率与静脉端压力大小关系密切，且得到了大量基础实验的支持。Shin等通过设立不同梯度静脉端压力大鼠模式，发现随着静脉端压力的升高，VEGF表达水平也显著增加，并发现硬脑膜组织中的血管新生活跃。Kojima等通过对比不同建模方法对"成瘘率"的影响发现：静脉端压力高的大鼠模型组瘘口的形成率明显高于其他组。Chen等在静脉高压建立成功后12周的大鼠硬脑膜组织中，发现硬脑膜血管新生仍然活跃，并检测到VEGF表达水平仍保持在较高水平，再次肯定了血管新生在静脉高压诱导DAVF形成中的必要性。Li等通过抑制静脉高压大鼠模型中VEGF的表达，发现瘘口的形成率降低。以上研究均提示：VEGF介导的血管新生，在DAVF形成中起到了至关重要的作用，而静脉高压可能是其启动因素。

（1）静脉高压导致缺血、缺氧诱发血管新生：缺氧是诱导血管新生最常见，也是研究比较深入的原因之一。参与缺氧调节的因子包括缺氧诱导因子（hypoxia-inducible factor，HIF）和希佩尔-林道（Von Hippel-Lindau）蛋白，其中HIF-1为细胞适应缺氧环境的关键核转录因子，其基因定位为人14号染色体q21-q24区，HIF-1由HIF-1α和HIF-1β亚基构成。其中，HIF-1β对缺氧不敏感，而HIF-1α在转录之后可以被低氧刺激调节。Dorit Shweik等通过原位杂交技术发现在胶质细胞瘤内部相对缺氧的环境中，该种肿瘤细胞内VEGF转录水平明显升高，提示血管新生活跃。此外，在低氧环境下培养的骨骼肌细胞、成纤维细胞、心肌细胞等，也都出现了类似结果。因此，缺氧上调VEGF基因表达，启动血管新生过程，常见于各类细胞。Tuder等发现：在低氧条件下灌注肺脏，VEGF的受体flt-1和flk-1表达上调明显，且该实验排除了剪应力因素的影响；脐静脉内皮细胞和动脉内皮细胞中也发现了相同现象。缺氧也可以诱导炎性因子表达增加，间接或直接促进血管新生。缺氧诱导因子作为组织细胞适应缺氧的关键性核转录因子，以HIF-1α的作用最为关键，是调控血管新生重要的效应因子，也是启动VEGF合成的强烈诱导因素，HIF-1α可与下游血管新生的基因转录元件结合，调控VEGF介导的内皮细胞增殖和迁移，可促进组织局部的血管新生。静脉端高压状态的长时间维持，会损伤静脉窦或皮层静脉的内膜，诱发血栓的形成，静脉端血流流出不畅，会造成颅内各组织处于缺血、缺氧状态，组织缺氧及血栓机化可以释放出血管新生激活物质与血管内皮生长因子，刺激脑实质、静脉窦、硬脑膜等组织启动血管新生，促使DAVF发生。Chen等通过对不同梯度静脉端压力大鼠模型进行局部脑血流量监测，发现静脉端压力升高后可以导致局部脑组织低灌注，且脑血流量明显下降，提示缺血、缺氧因素可能是启动DAVF模型中血管新生的关键因素。脑缺血方面研究中，David等发现在脑卒中发生后，脑组织缺血半暗带区域发现HIF启动VEGF的血管新生。Li等在静脉高压大鼠模型中发现，压力升高的静脉窦周围硬脑膜组织中，HIF-1α表达显著增高，且该部位VEGF表达也显著增加，提示静脉高压导致的局部缺血、缺氧，可以启动HIF调控的血管新生，从而造成DAVF的发生。瘘口发生的位置是在硬脑膜，由硬脑膜的动脉成分供血，而不是低灌注的脑组织。所以在静脉高压导致DAVF的形成中，是否因缺血、缺氧而启动硬脑膜组织的血管新生，尚不确定，除了缺氧以外，静脉高压形成后或许通过其他的病理机制启动了硬脑膜的血管新生。

（2）静脉高压导致流体力学改变诱发血管新生：剪应力作为流体力学中的重要参数，对血管的新生作用具有重要意义，是调节内皮细胞功能的重要机械刺激，与流体属性、流体速度和脉管系统的形态有密切关系。有研究表明：剪应力可以增加血管内皮细胞及平滑肌细胞中血小板衍生因子和转化生长因子的分泌，同时将机械刺激转化为细胞内的化学信号，促进内皮细胞和平滑肌细胞迁移增生。Schaper等发现高剪应力可以使已经停止生长的侧支血管再次出芽生长，提示血流剪应力在成体的血管新生中，发挥着重要作用。Nathaniel等通过在不同大小剪应力环境下培养脐静脉内皮细胞，并测定VEGF的表达，发现内皮细胞形态可在静止状态下的铺路石样形态、低剪应力环境下的椭圆形和高剪应力环境下的梭形三种形态之间相互转变，同时剪应力环境下内皮细胞中VEGF的mRNA表达也显著增加。一般定义剪应力低于4 dyn/cm^{2}是低流速状态，与多种病理性改变相关，且可以促进血管内皮损伤因子的表达上调；而当剪应力高于12 dyn/cm^{2}时，剪应力对血管内皮则起到了保护的作用。但对于内皮细胞如何将剪应力等机械刺激转化成细胞内化学信号的机制仍不明确。有研究发现，细胞膜表面整联蛋白、生物膜离子通道及鸟嘌呤核苷酸结合蛋白等，可能是剪应力等机械刺激的化学感受器，从而激活有丝分裂原蛋白激酶、蛋白激酶家族等第二信使。Urbich等发现，在剪应力环境下培养脐静脉内皮细胞，细胞整合素分泌增加，使细胞的黏附能力和抗凋亡能力增加，从而促进血管的生长。Takeo等发现，当在15 dyn/cm^{2}大小的剪应力环境下培养脐静脉内皮细胞时，可以导致VEGFR的上调，从而启动血管新生。

Gao等通过分析静脉高压大鼠模型的脑灌注情况，得到了不同的结果。发现模型大鼠脑组织中并没有明显的缺血低灌注区域，仅上矢状窦内压力与对照组有统计学差异，并发现HIF及VEGF在上矢状窦旁内皮细胞中表达增加，提示缺氧并不一定是启动血管新生的唯一因素，静脉端压力升高而造成脉管系统应力环境改变，可能是刺激血管新生的另一重要因素。Nathaniel等在不同剪应力下培养人脐静脉内皮细胞，发现高剪应力环境下的内皮细胞中VEGF表达为静止情况下的6倍。我们前期的研究同样发现，当静脉端压力增加时，上矢状窦内血流剪应力明显升高。同时，还发现剪应力的改变可以影响模型大鼠硬脑膜组织及内皮细胞中胆固醇的代谢。

（3）静脉高压导致胆固醇代谢异常诱发血管新生：胆固醇是细胞膜的重要结构成分，且参与多种生理功能。1998年一项研究发现，高胆固醇可以使猪的动脉血管滋养血管网密度增加；但胆固醇代谢在血管新生发挥作用的通路研究，在近几年才有报道。Fang等指出载脂蛋白A-I结合蛋白（apoA-I binding protein，AIBP）和高密度脂蛋白共同参与胆固醇代谢，通过改变细胞膜上的脂筏结构，阻断小窝蛋白和VEGFR的结合，依次阻断VEGFR介导的血管新生通路。而在恶性肿瘤的血管新生中，载脂蛋白B可以影响内皮细胞膜上的胆固醇含量，也可能参与肿瘤组织的血管新生。Vion等在动脉粥样硬化的研究中发现，高剪应力环境下，NO可下调内皮细胞ATP结合盒转运蛋白，影响胆固醇代谢。此外，高剪应力可导致内皮细胞多种蛋白亚硝基化，产生与NO相似的作用，使内皮颗粒生成增加，导致内皮细胞代谢胆固醇异常。在静脉高压大鼠模型硬脑膜组织中，确实发现了胆固醇的代谢及VEGF的分泌异常，且高剪应力可能是内皮细胞中胆固醇代谢异常的重要启动因素。以上研究均提示胆固醇代谢异常在静脉高压造成的血管新生中，起到了关键作用。

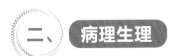

二、病理生理

DAVF引起的病理生理变化主要是静脉高压所导致，原因包括：①静脉高压和盗血导致功能区脑灌注不足，引起局部神经功能障碍、癫痫甚至静脉性脑梗死；②静脉高压导致全脑灌注不足、颅高压及导水管压迫从而引起脑积水，进而促使患者定向力下降、双眼视力减退、嗜睡甚至昏迷；③静脉迂曲扩张可产生占位效应，尤其是深静脉和后颅静脉扩张后对脑干和脑神经影响明显；④静脉破裂引起蛛网膜下腔或脑实质出血，出血可在瘘口附近或远隔部位；⑤异常静脉血流对附属器的影响，包括眼静脉回流障碍引起的凸眼和视力下降、颅底静脉窦血流冲击引起颅内杂音等。

三、 D-二聚体在硬脑膜动静脉瘘发病及预后中的作用

D-二聚体是纤维蛋白单体经活化 X Ⅲ 因子交联后，再经纤溶酶水解所产生的一种特异性降解产物，是一个特异性的纤溶过程标志物。因此，只要机体血管内有活化的血栓形成及纤维溶解活动，D-二聚体就会升高，其水平增加反映了体内高凝状态和继发性纤溶亢进。D-二聚体检测对血栓性疾病的诊断、疗效评估和预后判断具有重要的意义。临床上多种疾病都会引起D-二聚体增高，包括动静脉血栓性疾病、主动脉夹层、动脉瘤破裂、脑卒中、肝肾病变、恶性肿瘤等，正常妊娠、手术也会引起D-二聚体增高。

D-二聚体的水平一定程度上反映了静脉血栓形成的程度及静脉内的压力。如前文所述，静脉高压可通过诱导缺血、缺氧、导致流体力学改变及胆固醇代谢异常等途径诱导新生血管形成，从而促使DAVF的形成及瘘口的增大，进一步增加了DAVF栓塞术后复发的概率。因此，DAVF患者入院期间D-二聚体水平的检测可以预测患者治疗后的复发率。

然而，目前在世界范围内有24种不同的定量分析方法，尚无国际统一标准的单抗，也无统一的参考方法，不同片段制备的单克隆抗体对同一份血浆中不同片段的结合能力也不同。不同系统的cutoff值和线性范围差异较大，检测结果之间的可比性较低，由此产生的结果差异会给临床诊断评估造成混乱，因此非同一实验室的D-二聚体检测结果不具有参考价值。

（胡 嘉、冷 冰）

第二节　硬脑膜动静脉瘘介入治疗要点

颅内DAVF治疗目标是闭塞瘘口、消除异常静脉引流性状。DAVF瘘口包括三部分：瘘口动脉端、瘘口、瘘口静脉端（图3-2-1）。

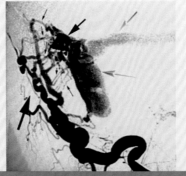

大黑箭头指示供血动脉（枕动脉）；多个小黑箭头指示瘘口的动脉端呈现梳状，位于硬脑膜上；中黑箭头指示瘘口及瘘口的静脉端；立体灰箭头指示引流静脉。

图 3-2-1　DAVF 的瘘口呈现梳状供血

闭塞瘘口是治疗目的，可通过瘘口的供血动脉、引流静脉或动静脉联合入路，到达瘘口进行治疗。可以使用弹簧圈、液体栓塞剂或联合使用，充分闭塞瘘口。因此，判断瘘口位置、数目和如何到达瘘口是治疗成功、减少并发症的重要环节。颅内DAVF一直以来被认为属于"静脉性疾病"，按照"动脉性疾病动脉（入路）治疗，静脉性疾病静脉（入路）治疗"的共识，完全闭塞瘘口或瘘口静脉端是治愈DAVF的关键。

瘘口三部分栓塞理念，能够完全栓塞其中之一即可有效治愈DAVF，当然多个部分同时完全栓塞效果更佳。但是，如果单纯供血动脉（不是瘘口动脉端）栓塞，由于瘘口的"唧筒效应"或"虹吸效应"没有改变，即刻或长期复发率可能性极高。

一、静脉入路介入栓塞

静脉入路介入栓塞（trans venous embolization，TVE）栓塞DAVF是通过引流静脉到达瘘口，闭塞瘘口和（或）瘘口的静脉端实现的。

有学者采用Borden/Cognard分型和Geibprasert分型，根据DAVF解剖、胚胎静脉引流模式，分为腹侧型、外侧型和背侧硬膜外型，认为TVE对腹侧DAVF效果最佳。TVE常用于海绵窦DAVF、枕骨大孔区DAVF、岩部DAVF、筛窦DAVF、横窦DAVF及天幕区DAVF等。除选择DAVF引流静脉自然通路外，有学者也采用岩下窦再通（图3-2-2）、经面静脉切开入路（图3-2-3）、直接经眶穿刺眼静脉或角静脉进入海绵窦、开放手术建立静脉通路（如上矢状窦穿刺等）。

静脉入路介入栓塞治疗效果文献报道不一。日本学者报道910例患者中92%的病例预后良好（30天mRS评分为0~2分）。另外，199名海绵窦DAVF患者中，完全血管闭塞率为87%；还有141名患者治愈率为81%。

大量文献证实，静脉入路介入栓塞安全性与有效性极高；但也有文献报道，其会导致出血和非出血性神经系统并发症。

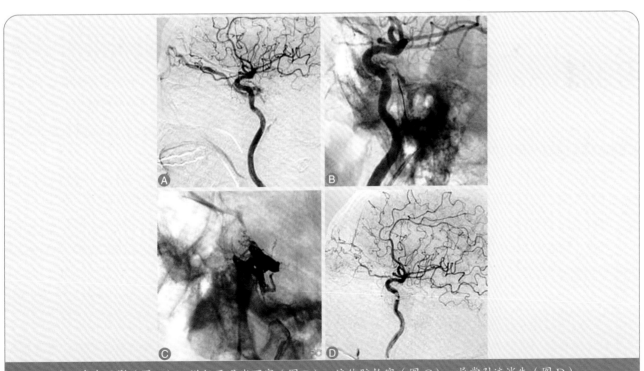

岩下窦未显影（图A）；逆行开通岩下窦（图B），液体胶栓塞（图C），异常引流消失（图D）。

图3-2-2　海绵窦DAVF（1）

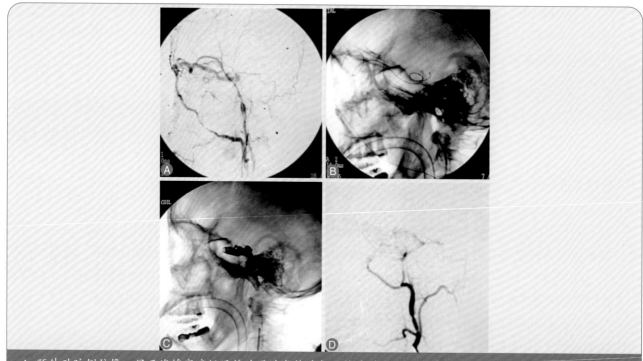

A. 颈外动脉侧位像：显示海绵窦瘘经眼静脉通过角静脉与面静脉引流；B. 颈外动脉侧位像（非减影）：显示微导管通过面静脉 - 角静脉 - 眼静脉到达海绵窦；C. 颈外动脉侧位像（非减影）：显示填塞海绵窦结果；D. 颈外动脉侧位像：显示瘘口闭塞良好、异常静脉引流消失。

图 3-2-3　海绵窦 DAVF（2）

 动脉入路介入栓塞

　　经动脉入路栓塞（transarterial embolization，TAE）是栓塞DAVF的常用途径。导管如果能够以动脉途径到达瘘口，治疗则相对安全、有效（图3-2-4）；如果供血动脉迂曲，导管无法进入瘘口或接近瘘口动脉端，多会采用液体栓塞剂的方法，如稀释液体栓塞剂，使其更容易飘向远端进入瘘口，但这种方法治疗效果的确定性较差；也可应用"压力锅技术"等。

　　选择动脉入路前需要考虑DAVF解剖特点，包括病变位置、血管构筑特点、供血动脉与相邻脑神经和血管之间的关系，特别是颅内外危险吻合的存在。危险吻合是指颈外动脉与颈内动脉或颈外动脉与椎-基底动脉之间可见或潜在的穿通动脉吻合；这些穿通动脉间的吻合有时候血管造影就可以发现，但有时候血管造影并不显影，随着液体栓塞剂不断注射，血管内压力增高，导致危险吻合开放，造成相关部位误栓，引起缺血性神经功能障碍，严重者可能危及生命。动脉入路采用"压力锅技术"时，更加需要注意危险吻合开放的可能。

　　"压力锅技术"是指单根或两根微导管同时到达栓塞部位，单根微导管时，近端放置适量弹簧圈后，微导管头端再尽可能深入靠近瘘口；同时使用两根微导管时，一根微导管头端尽可能靠近瘘口；另一根微导管在适当位置放置适量弹簧圈。这样供血动脉就被阻塞在注射液体栓塞剂微导管头端附近，推注液体栓塞剂过程中将减少反流，从而使液体栓塞剂顺行进入病变位置。注射液体栓塞剂时，使用头端可解脱微导管安全性最佳。目前，应用压力锅技术时多采用双腔球囊微导管，一个腔用于球囊充盈，防止液体栓塞剂反流；另一个腔用于推注液体栓塞剂。

　　有学者提出，Borden/Cognard Ⅰ型和Ⅱ型DAVF中，引流静脉直接进入硬脑膜静脉窦或窦壁中相邻的窦前静脉，选择动脉入路时可以经静脉入路将球囊放入静脉窦内，动脉注射液体栓塞剂时充气球囊可保护硬脑膜静脉窦，防止静脉窦闭塞和栓塞剂流到肺循环的风险。

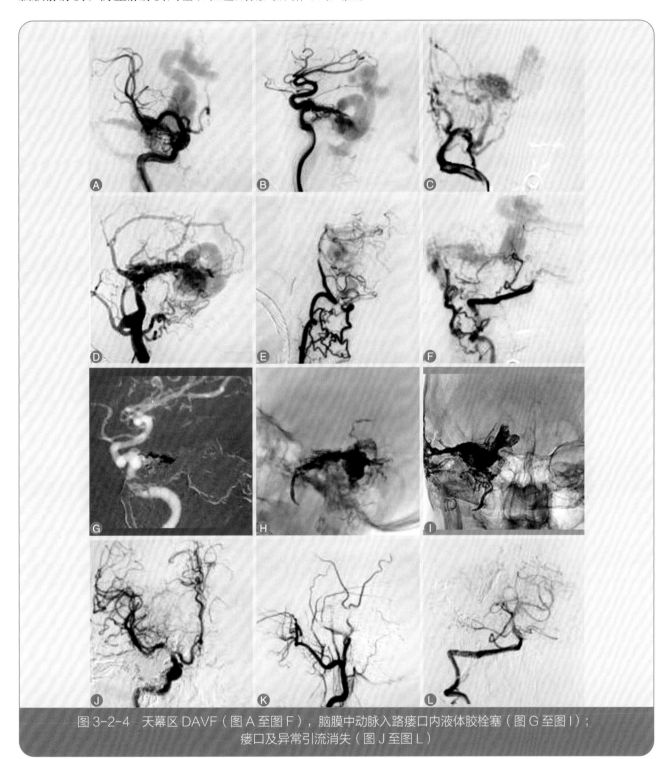

图 3-2-4　天幕区 DAVF（图 A 至图 F），脑膜中动脉入路瘘口内液体胶栓塞（图 G 至图 I）；
瘘口及异常引流消失（图 J 至图 L）

　　有文献报道，动脉途径治疗 DAVF 完全闭塞率为 26%，次全闭塞率为 29%，而且大多数是 Borden/Cognard Ⅰ型和Ⅱ型 DAVF。动脉入路最常见的并发症：缺血性事件 2.3%（包括远端血栓栓塞 1.3%，动脉闭塞 1.0%），动脉破裂 0.9%，静脉闭塞伴非出血性损伤 0.6%，静脉闭塞伴出血 0.5%，撤出微导管导致血管破裂 0.3%。

三、静脉窦成形术的探讨

1985年曾经有学者提出假说：DAVF是颅内静脉（或静脉窦）系统狭窄或闭塞导致回流不畅引起的。近期大量文献和病例报道似乎在证实这种假说的正确性。DAVF的静脉引流模式已被证明会影响DAVF的自然史。

有研究试图阐明DAVF形成和发展的机制，重点是静脉病变假说。DAVF可分为Ⅱ种类型：通过受累静脉窦引流的DAVF（窦型）和直接回流到皮质静脉的DAVF（非窦型）。首先，由于特发性或继发性，炎症发生在硬脑膜上导静脉（emissary vein，EV），局部炎症反映诱导血管扩张和新生血管形成，随后在小动脉水平形成动静脉直接交通。虽然EV与硬脑膜动脉沟通可能开始作为引流途径发挥作用，但由于扩大的导动脉受压或按照血流动力学转向阻力最小的引流原理，导静脉开始减少，阻断经静脉窦或皮层静脉的引流通路，形成经静脉窦（窦型）或皮层静脉（非窦型）引流与扩张，出现临床上可检测到的DAVF。然后，动静脉瘘扩展到周围的硬脑膜，血管生成因子形成高表达，血流动力学平衡被改变，诱导DAVF产生。

（1）静脉窦支架临床有效性理论探讨：硬脑膜窦的支架置入可以改善静脉高压状态下的血液流出，并可能改善DAVF的静脉引流模式。特发性颅内高压（idiopathic intracranial hypertension，IIH）是一种继发于颅内压升高的功能性限制障碍，静脉窦支架术可降低颅内压和静脉窦内压力，对继发的头痛、癫痫、智力减退、脑灌注不足、心律失常等效果明显。软骨内骨和膜质骨在硬膜外间隙水平，组织学差异可能是导致DAVF形成的原因，支架置入可能会有满意的结果。

有文献报道，球囊血管成形术加机械疏通阻塞的左侧横窦和乙状窦后，症状消失，随访DSA造影显示窦道开放，DAVF完全消失。结论：血管内经静脉再通可能是一种较好的替代治疗方法；支架置入治疗横窦和（或）乙状窦DAVF是一种有前途的方法和思路，其可行性应在更大系列和更长随访期中进行证实。硬脑膜静脉窦长期闭塞经颈静脉入路再通是可行的，除了通过重建顺行静脉引流根除颅内静脉高压外，球囊血管成形术和在DAVF部位放置支架，均可使瘘口完全闭合。静脉窦成形术可能在未来是一种治疗DAVF的新方法。

（2）静脉支架置入术术前药物准备及后期使用，未见统一标准；DAVF合并影像学静脉窦狭窄或闭塞率，未见统计；静脉窦狭窄程度与DAVF的发生、临床症状之间的关系，未见明确结论。

（3）并发症：有文献报道，1例颅内DAVF静脉窦支架后发生的特发性颅内高压。笔者分析发病机制，可能是支架置入术后，静脉窦压力增加所引起的血流动力学改变，导致新生动脉长入窦瘘壁而无毛细血管参与；同时皮质静脉血栓形成也可能促进DAVF的形成。除上述机制外，静脉窦支架诱导的炎症增加，可能会上调血管内皮生长因子和血小板源性生长因子的表达，促进DAVF的发病。

（冷　冰）

第三章

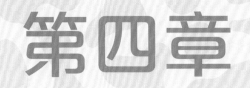

第四章

脊髓血管性疾病

脊髓血管畸形（spinal vascular malformation，SCVM）多是脊髓血管的先天发育异常，可因局部占位、血栓形成、盗血和出血等引起脊髓功能障碍。目前可有多种分类方法，根据病变部位和供血特点等可分为硬脊膜动静脉瘘（Ⅰ型）、球形AVM（Ⅱ型）、幼年异位AVM（Ⅲ型）和脊髓软膜AVM（Ⅳ型）。其中Ⅱ型和Ⅲ型被称为脊髓内AVM，Ⅳ型也被称为髓周动静脉瘘（perimedullary arterio-venous fistulas，PMAVF）。

第一节 硬脊膜动静脉瘘

一、发病机制及临床

硬脊膜动静脉瘘（spinal dural arteriovenous fistula，SDAVF）是脊髓血管畸形病变的一种，自1974年以来逐渐被人们所认识，是在包绕脊神经根近端硬膜处及其周围出现动静脉交通性病变，即脊髓根动脉的硬脊膜支，穿过椎间孔在脊神经根的近端硬膜处，沿着神经根袖套，与脊髓的根静脉异常沟通，形成瘘口。每年发病率为（0.5～1）/10万，虽然发病率极低，但却是一种最常见的脊髓血管畸形，占脊髓血管性疾病总数的70%左右。且其早期临床症状不典型，误诊率极高，文献报道误诊率达80%，且自然转归较差，如果未经有效治疗，其症状将呈波动性加重，最终可导致永久性脊髓功能障碍。大多数患者为自发起病，发病原因不明，常被认为是后天获得的，可能与外伤、感染、腰椎穿刺等导致相关硬脊膜外静脉丛或静脉窦循环障碍有关。可发生于脊髓任何节段，以中下胸段及腰段多见，颅颈交界区次之，颈段最少。瘘口通常单发，出现2个瘘口的概率是1%～7%，目前未发现2个以上的瘘口，供血动脉主要来源于肋间动脉、腰动脉及髂内动脉。

SDAVF中老年男性多发，99%患者大于30岁，男性患者占86.6%，患者明确诊断时平均年龄是58～63岁，诊断时超过2/3患者年龄超过60岁。但近些年来，发病年龄有提前表现，且女性患者有增多的趋势。

该病由于散在发病，起病隐匿，病程较长并逐渐加重，呈慢性进行性病程，少数亚急性或急性起病。自发病到确诊的时间较长，中位数为22.9个月。早期确诊较为困难，许多患者在被确诊和手术前已严重丧失了自主活动能力。

1.硬脊膜动静脉瘘的临床表现

SDAVF为非自限性疾病，通常起病隐匿，进展缓慢。常以肢体麻木、触觉减退，以及下肢活动受限为首发症状，由远端向近心端进展，可出现明显感觉障碍平面，初始时多为远端单侧，逐渐进展至近端时则为双侧，随着病情进展可出现下肢截瘫，部分患者在腰部出现束带样紧绷感。早期可出现轻度自主神经功能障碍，重症期表现为尿潴留或尿失禁、严重便秘或大便失禁，约1/3患者出现勃起功能障碍，也有以不自主射精为表现的报道。

2.硬脊膜动静脉瘘致病机制

1989年Hassler等通过术中直接测量冠状静脉丛中的静脉压，发现髓内静脉压是系统平均动脉压的74%。1995年Hurst等对硬脊膜动静脉瘘性脊髓病的脊髓病理进行研究，发现软膜和脊髓实质内的血管增厚，以及出现玻璃样变性，证明了脊髓神经功能损伤与静脉高压有很大关系。

目前认为引发患者脊髓损伤症状的机制：脊髓静脉高压、占位/压迫、盗血/缺血、出血等。脊髓静脉高压原因是冠状静脉丛静脉压缓慢升高导致其与髓内动静脉压力梯度减小，引起静脉回流障碍。其过程是：

①椎间孔处的动静脉交通使动脉血倒流入根–髓静脉（radiculo medullary veins，RMV）；②RMV内血流方向与正常时相反，故血液反流入冠状静脉丛，使静脉压升高，血液淤滞；③髓内血管也发生类似变化，使组织压升高，自动调节能力进行性下降，局部出现水肿及缺血性变化，即供应硬脊膜或神经根的细小血管在椎间孔处穿过硬脊膜时与脊髓引流静脉交通，硬脊膜分流引起的静脉淤积效应，导致引流静脉压力增高，迂曲扩张，压迫脊髓，致脊髓缺血水肿，组织灌注减少，进而出现脊髓缺血、缺氧，导致脊髓神经元细胞水肿、坏死，产生进展性缺血性脊髓病，造成不可逆损害。少数出现引流静脉扩张破裂导致脊髓髓内出血或SAH等。

3.硬脊膜动静脉瘘的MRI特点

目前认为，MRI为SDAVF最有价值的检查方法。SDAVF在MRI上有以下表现：以脊髓肿胀为主要表现，T$_1$WI像表现为髓内低或等信号，增强后髓内低信号区有不规则的片状增强影；T$_2$WI像表现为脊髓中央高信号影，周围常有低信号环。最有鉴别诊断意义的特点为长节段脊髓病变（6～7个脊髓节段）；髓周有串珠状或虫蚀状迂曲扩张的血管流空信号，背侧较腹侧明显。因此，MRI可作为SDAVF首选检查方法。MRI平扫可作为SDAVF早期筛选检查，但对于动静脉瘘口位置不具有诊断意义。近年来，随着MR和CT技术的发展，CE-MRA和CTA在脊髓动静脉瘘的诊断中发挥了重要作用。

有研究发现，SDAVF患者CE-MRA可见增粗的供血动脉和引流静脉。有研究认为它可快速、无创、清晰地显示脊髓血管畸形患者供血动脉、引流静脉及瘘口。

T$_2$WI像矢状位见脊髓背侧为主要分布区的条带状高信号影，约占94.56%，脊髓节段性水肿的长度平均为（7.2±2.3）个，其中见脊髓水肿变性范围超过5个节段，约占45.92%；局限性脊髓变性坏死灶，占4.53%；85%胸腰段病例可见圆锥区局限性水肿增粗改变；86.10%可见脊髓周围血管异常低信号流空影，其中脊髓后方为主的血管流空影占97.89%；强化扫描矢状位见脊髓后方串珠状的高信号迂曲血管影，其中冠状位70%均清晰地显示迂曲血管团位于脊髓后方；颅颈交界区SDAVF病例可不出现血管流空影，但强化MRI可见迂曲强化扩张静脉。

4.脊髓血管造影

全脊髓血管造影检查血管应包括双侧椎动脉、双侧甲状颈干、双侧肋颈干、双侧肋间动脉、双侧腰动脉、骶正中动脉及双侧髂内动脉。

颅颈交界区SDAVF病例造影时仅行双侧椎动脉、双侧甲状颈干、双侧肋颈干和双侧上胸段肋间动脉造影；胸腰段SDAVF病例造影时主要行双侧肋间动脉及双侧腰动脉造影，部分病例加做骶部血管造影。有学者认为，在CTA指导下仅对病变节段邻近的三组血管进行脊髓血管造影检查即可。

静脉引流方式包括向瘘口上方或下方单侧引流，占67.96%；向瘘口上方、下方双向引流，占22.96%，同时伴有脊髓前方引流，占16.61%。

5.影像学特点总结

普通CT扫描对于高颈段及颅后窝SAH发病的环枕区SDAVF诊断有指导意义；低排CT由于分辨率的局限性，未在硬脊膜动静脉瘘中广泛引用，应用320排动态容积CT可以精确地显示SDAVF的供血动脉、瘘口及引流静脉，但需要进行全脊髓扫描来明确，其辐射剂量明显增大，且由于设备等原因多处于研究阶段。

MRI可发现椎管内异常的血管流空影，初步判断畸形血管的位置、血管走向及脊髓水肿程度，是筛查SDAVF的重要手段。MRI检查中脊髓水肿增粗，T$_1$WI呈稍低信号，髓内T$_2$WI呈高信号，蛛网膜下腔变窄，脊髓表面畸形血管在脑脊液背景下表现为虫蚀样流空影；增强序列可见走行迂曲、增多的畸形引流静脉，部分患者只表现为不规则点片状增强区。对于胸腰段SDAVF的筛查，MRI中T$_2$WI发现的脊髓水肿及血管流空影有重要指导意义；强化MRI冠状位脊髓背侧图像能够较好地反映SDAVF的形态及分布，对于SDAVF的诊断较其他序列及断层扫描图像更有意义；由于供血动脉及瘘口血流量通常较低，MRA较难明确供血动脉及瘘口的位置。研究者Nicholas L.Zalewski等对SDAVF患者的MRI进行了回顾分析，以探讨其增强磁共振上的特征性表现，在80例SDAVF患者中，获取了51例患者治疗前的增强MRI，其中44例（86%）在增强相上能够观察到脊髓实质的强化。而在这44例患者中，有19例（43%）观察到了特征性的断层征，即长节段髓内强化连续性出现中断。所以他们认为脊髓MRI上特异性的断层征表现可作为SDAVF其他影像学特征的补充，可能有助于SDAVF患者的早期诊断，但仍需要更大样本的进一步验证。

脊髓血管造影为诊断SDAVF的金标准：①瘘口常为1个；②供血动脉多为单支（其中髂内动脉占12.5%），纤细，位于椎间孔处；③引流静脉位于脊髓表面，迂曲扩张；先向上引流参与前/后髓周静脉，使之明显扩张，再向下、向外引流；④循环血流明显缓慢，静脉充盈需40~60秒（正常15~20秒）。

6.诊断要点：

中老年（多大于40岁）、男性［男女比例（5~9）∶1］、慢性（可呈复发、缓解）、进展性、上升性的脊髓功能障碍；最常见圆锥综合征，其次为马尾神经症状，再次为痉挛性截瘫；MRI脊髓表面引流静脉曲张及脊髓水肿；脊髓血管造影是诊断SDAVF的"金标准"，可发现硬脊膜附近瘘口及动静脉的异常交通。

二、 SDAVF 治疗

由于SDAVF早期临床症状不典型，往往被误诊或漏诊，如常被误诊为椎间盘突出、急性脊髓炎、脊髓脱髓鞘等疾病而耽误治疗。部分患者被误诊为急性脊髓炎后，应用激素治疗导致病情恶化，引发不良后果。普遍认为硬脊膜动静脉瘘一经明确诊断就应尽早治疗，若在脊髓功能障碍出现不可逆改变之前进行，则可取得良好临床效果。治疗关键：消除异常分流、闭塞瘘口和瘘口附近静脉侧的血流，恢复脊髓正常静脉引流。治疗方法包括显微外科手术、介入栓塞及二者联合治疗。治疗效果不仅取决于病变位置，更主要的是取决于手术时机和手术方式。

（1）显微手术：采用后正中椎板切开术，绝大多数瘘口位于脊神经后根硬脊膜袖口的上下或背侧附近2 mm范围内，处理瘘口、引流静脉后，同时应在硬脊膜水平电凝异常血管结构及瘘口2 mm直径范围内的硬膜。国内部分学者主张术中应切除部分瘘口周围硬脊膜以确保瘘口闭塞和切断瘘口处引流静脉的近端，防止复发，但其会导致创伤增大及术后脑脊液瘘风险升高。对于术中无法明确瘘口位置的，术中荧光造影及多普勒超声可提供很大帮助。显微手术的优点是简单易行，手术适应证宽泛，同时手术疗效确切，复发率低。

（2）血管内介入治疗：与开放性显微神经外科手术治疗相比，创伤小、并发症少、住院时间短。若供血动脉细小、迂曲，介入栓塞时微导管无法到达瘘口，以及供血动脉同时发出根髓大动脉者，不适合介入栓塞治疗。颅颈交界硬脊膜动静脉瘘瘘口通常位于C$_1$椎体水平，小脑后下动脉下方，供血动脉来自椎动脉或其分支供血，栓塞困难，且风险较高。患者进行血管造影检查明确诊断的同时应进行栓塞评估，对于血管构筑不良、栓塞风险较高的患者，应进行显微手术治疗。

硬脊膜动静脉瘘引流静脉本身也会引流正常脊髓静脉血，因此，治疗过程中不能将迂曲的引流静脉误认为是异常的畸形血管团进行切除或栓塞，否则将加重脊髓缺血、缺氧，导致患者临床症状进一步恶化、加重。

三、 硬脊膜动静脉瘘治疗效果

　　Aminoff认为症状发作后6个月，约有19%的患者残疾，3年后达到50%。Berenstein等随访SDAVF患者栓塞后的情况，发现早期栓塞的患者治疗效果比晚期的好。Berenstein等强调应该早期治疗，术前仅能依靠轮椅生活的患者，积极治疗后约有2/3可以站立。Eskandar等研究发现无论采用手术或栓塞治疗，缩短首次症状发作与治疗间的时间明显可以改善预后。1916年Elsberg首次采用手术切除硬脊膜动静脉瘘，当时误以为变异的静脉就是病灶，将它切除后症状反而加重。1969年Ommaya等采用简单地夹闭引流静脉闭塞动静脉瘘，能够解决静脉淤血和改善脊髓病症状。

四、 总结

　　SDAVF多发于中老年男性胸腰段，左右两侧发病无统计学差异，手术治疗效果肯定，大部分患者经治疗后脊髓功能提高或保持不变。MRI是筛查SDAVF的有效手段，对于MRI疑似患者，CTA和MRA能够发现椎管内异常引流静脉及瘘口位置，无创、简便，适于各级医院筛查患者，但需到有相关经验的医院进行检查，能够为DSA检查提供针对性指导，减少操作者及患者的放射性暴露时间，减少造影剂的用量。DSA检查为SDAVF确诊手段，为诊断该病的"金标准"。

　　椎间盘突出和脊髓炎为该病最主要的误诊诊断。误诊延长了SDAVF患者从症状出现到确诊的时间，使脊髓水肿变性直至坏死，出现严重的感觉、运动及大小便障碍，治疗预后差。加强各科室间的合作，争取早诊断、早治疗是减少病残、改善预后的主要方法。手术夹闭瘘口是一种可靠的治疗方法，栓塞治疗适合部分病例。症状越轻早期治疗效果越好。

（秦宣锋、冷　冰）

第二节　髓周动静脉瘘

　　脊髓髓周动静脉瘘（perimedullary arteriovenous fistula，PMAVF）是指脊髓动静脉间的病理性异常沟通，是由脊髓动脉和脊髓引流静脉之间无病灶的直接吻合形成的硬膜下脊髓血管畸形。

　　PMAVF首次由Djindjian等报道，是脊髓前动脉、脊髓后动脉或二者同时在脊髓软脊膜表面与引流静脉直接交通的疾病，约占SCVM的11.04%。该病好发于脊髓圆锥，但也可出现于颈段和胸段脊髓。Takai根据瘘口大小及供血动脉的血流量将PMAVF分为3个亚型。①Ⅰ（Ⅳa）型：低流量单瘘口且供血动脉及引流静脉无明显扩张；②Ⅱ（Ⅳb）型：中等流量单瘘口且供血动脉及引流静脉增粗扩张，引流静脉起始常伴有壶腹样扩张；③Ⅲ（Ⅳc）型：高流量瘘口且有多支供血动脉及引流静脉增粗扩张，引流静脉常明显扩张形成巨大静脉湖样结构，瘘口可多发。

　　多项小样本研究显示PMAVF发病年龄要比最常见的硬脊膜动静脉瘘小，且多发生于男性（约60%）。进一步亚组分析显示：Ⅳa型PMAVF多发生于老年男性患者，Ⅳc型多发于年轻患者但无明显性别差异，而Ⅳb型则无明显的年龄和性别倾向。因此，在鉴别各年龄段原因不明的慢性脊髓病时均不应忽略该病。与其他的SCVM类似，PMAVF也主要引起脊髓受累症状，多表现为肢体的麻木无力及大小便失禁，其症状可在缓慢进展基础上突然加重。

目前认为，静脉高压、血流淤滞和脊髓缺血是本病的病理基础。发病机制：①椎管内静脉高压；②脊髓"盗血"；③畸形血管团破裂出血；④髓周巨大静脉球压迫。

脊髓血管构筑和血流动力学变化是脊髓血管病临床表现决定因素。PMAVF引起早期进展性脊髓症状主要与脊髓静脉高压或扩张血管的占位效应有关；而突然、急性加重则常与引流静脉内血栓形成、急性引流不畅或引流静脉急性扩张所致的破裂出血有关。需要注意的是，成年人和儿童（≤14岁）PMAVF临床表现有明显差异，前者主要表现为下肢活动障碍和疼痛，后者主要表现为感觉相关症状（包括感觉过敏和感觉异常）和括约肌功能障碍（大小便功能障碍）。与其他SCVM相比，PMAVF发生急性出血的概率较高，且儿童出血倾向更高。一项包含213名患者汇总分析中发现：在394.2/（人·年）的随访时间内，PMAVF的年出血发生率可高达2.5%，但未发现出血发生与患者性别、病灶位置及疾病亚型存在相关性。

脊髓血管造影是诊断该病及其分型的"金标准"。脊髓增强MRI在诊断该病中具有重要的价值。在T_2序列时可观察到脊髓表面虫蚀状或蚯蚓状血管流空信号及脊髓实质的水肿信号，但这些征象可出现于多种脊髓血管畸形中，因此常规MRI序列对诊断该病无特异性，亦不能准确定位供血动脉、引流静脉及瘘口。脊髓动脉计算机体层血管造影及对比剂增强磁共振血管造影（contrast-enhanced magnetic resonance angiography，ceMRA）有助于明确SCVM类型及术前评估畸形血管团的供养动脉。其中，动态容积CTA采用高流速及高浓度造影剂，能够清楚地显示脊髓血管，并能观察畸形血管的动态血流方向，还能显示病变与邻近骨结构的关系，有助于术前确定手术暴露范围、选择手术入路及精确定位病灶。但CTA仍有可能遗漏小的供血动脉，或因扫描范围受到限制而导致SCVM分型错误。与常规MRI相比，联合对ceMRA和常规MRI可以将SCVM诊断的准确率从60%左右提高至80%左右，并且显著提高供血动脉和神经孔层面的准确性。但这些手段仍无法替代脊髓血管造影在诊断该病中的价值。

PMAVF治疗方案选择取决于其影像学分型。治疗的目的是阻断瘘口、纠正PMAVF所致的正常脊髓动脉盗血及脊髓静脉引流不畅；同时，可降低静脉压力以降低脊髓出血的风险。

目前，主要有手术切除和血管内介入栓塞两种治疗手段。治疗的关键在于供血动脉及瘘口的辨认。荟萃分析显示：手术切除（瘘口）闭塞率为88%，而血管内介入栓塞（瘘口）闭塞率为74%，但两者的总体好转率并没有明显差异。由于微导管难以到位或难以栓塞引流静脉的起始部，故Ⅳa型PMAVF主要通过手术切除，Ⅳb和Ⅳc型一般通过介入栓塞瘘口进行治疗。栓塞可用化学胶、弹簧圈或两者的结合。对于单瘘口及流量较低的Ⅳb型PMAVF，首选考虑使用化学胶（如Onyx胶）。Onyx胶（主要成分为乙烯-乙烯醇共聚物）已被广泛应用于动静脉瘘的栓塞治疗，其具有价格低廉、使用方便、到位方便等优点。但其有可能栓塞不完全，或出现反流而栓塞正常脊髓供养动脉，甚至黏住微导管而导致微导管难以拔出。而对于多瘘口或高流量的Ⅳc型PMAVF，为了预防栓塞剂过快进入引流静脉从而影响正常脊髓静脉回流，可以使用弹簧圈栓塞瘘口和引流静脉起始部。对于部分经介入栓塞治疗而没有完全闭塞瘘口的患者，还可以行二期手术治疗。多数患者可以从治疗中获益。有研究显示，68%的手术患者症状有所改善，而75%的经血管内介入治疗患者症状有所改善。相比运动功能的恢复，括约肌（膀胱直肠）功能的恢复较慢而且也差。一项纳入35例患者的小样本随访研究显示：Ⅳa型和Ⅳb型的PMAVF在完全栓塞后只有一半左右的患者症状得到部分缓解；而Ⅳc型的PMAVF患者在完全栓塞后均获得了完全缓解。另一项研究也得到了类似的结果。Cho等研究显示，尽管Ⅳc型的影像学闭塞率（40%）远低于Ⅳa型（86%）和Ⅳb型（71%），但三者的良好预后率却没有明显的差异。这提示不同类型PMAVF对脊髓造成损伤程度也不同，但具体机制目前还不清楚。与其他类型SCVM处理类似，PMAVF栓塞后也需使用抗凝药物以减少引流静脉内血栓形成的风险。对于部分依从性较差的患者，使用抗血小板聚集药物预防血栓也是一种选择。

（秦宣锋、冷　冰）

第三节 Cobb's 综合征

Cobb's综合征又称体节性椎管血管瘤病，于1915年由Cobb首次报道，是椎体节段性多组织受累的一种罕见的非遗传性血管畸形，表现在同一椎体节段皮肤、椎骨、脊髓甚至内脏同时受累，多在儿童及青年期开始出现临床症状，大多数缓慢起病。临床表现包括脊髓出血、SAH、脊髓和扩张动静脉根部占位、静脉高压及盗血综合征等。目前，Cobb's综合征已经被重新命名为脊髓动-静脉节段综合征。

多数学者认为Cobb's综合征的发病与胚胎期节段性后外侧动脉发育异常有关，并非遗传性疾病。但也有研究者报道Cobb's综合征患者有多个近亲发生皮肤血管瘤，从而推测该病可能是一种遗传性脉管畸形，有待进一步研究证实。

Cobb's综合征临床症状包括同一椎体节段内出现脊髓症状、椎管内硬膜外血管瘤表现、椎体及椎旁症状、表皮症状4个方面。血管畸形通常累及超过一个脊柱皮节区域，然而同一节段内所有组织均受累的情况较为少见。具体表现为：①脊髓病变：如下肢肌力减退、感觉障碍、麻木甚至瘫痪，还可有肠道和膀胱功能丧失等；②皮肤或皮下组织毛细血管瘤或静脉畸形、褐色痣或片状咖啡色斑；③其他病变，如脊膜膨出、巨大蛛网膜囊肿、蝴蝶椎畸形、双干脊髓等。

皮肤改变从波特酒颜色的斑点到各种形态的丘疹或结节病变，包括血管瘤、血管角化瘤、血管脂肪瘤和淋巴管瘤等。Cobb's综合征有关的血管病变并不会自发缓解或消退，如同正常的毛细血管和儿童海绵状血管畸形。皮肤病变要么偶然被发现，要么因为美容而引起注意或因为外伤极易出血而引起关注。特别强调：椎骨和脊髓、血液供应的胚胎起源是来自节段性的背侧动脉。这种发现解释了AVM血管的节段性起源，后者导致了皮肤、脑膜、脊髓血管瘤和Cobb's综合征伴发的血管性皮肤痣的病理组织多样性。髓内病变通常为AVM（高流量病变）和罕见的血管瘤（低流量病变）。

血管异常可以分为血管性新生物（如血管瘤）和血管畸形，而血管畸形又被分为缓慢或低流量畸形和快速或高流量畸形。高流量畸形包含动脉成分，如AVM和动静脉瘘，可能表现为疼痛、溃疡、缺血改变、出血、充血性心力衰竭、热的淡红斑伴发潜在的血管杂音和震颤，可行外科切除或栓塞治疗。低流量畸形包括毛细血管、静脉和淋巴管成分，可能表现为出生时或之后缓慢生长，病变随着哭闹或憋气动作而变大。可以采取压迫服装、硬化剂注射或外科切除来治疗疼痛、肿胀或威胁生命的气道狭窄。

Cobb's综合征通常是因为出现了神经症状而获得诊断。尽管最常见于年长儿童，但是此病可见于任何年龄。症状常常在几周或几年内发生，但也见突发无力及快速进展的报道。症状从单肢瘫到突发截瘫或四肢瘫，膀胱和直肠症状可在晚期出现。不常见的症状包括脑膜炎症状、头痛、发热，以及臀部、肢体的过度增大。就神经症状而言，因为脊髓血管瘤而导致的压迫不是唯一的病理机制。其他包括压迫静脉高压和因为盗血而致的脊髓缺血可能会解释Cobb's综合征的部分症状。

Cobb's综合征诊断依赖于脊髓血管造影。MRI不能代替DSA。可通过MRI检查椎体、脊髓和椎旁组织病变，DSA可显示畸形血管部位、范围、性质、来源及回流情况。诊断须满足以下2项或2项以上。①髓内AVM：有时可以很小或无症状；②脊膜和神经根血管瘤：可有多个AVM；③椎体血管瘤：多为动静脉交通型；④椎旁AVM；⑤相应节段皮肤软组织血管瘤；⑥内脏血管瘤：如肺-支气管、消化道和泌尿系统的血管瘤等。诊断Cobb's综合征的4个方面病变中，DSA可确认其中3个主要方面。①髓内血管畸形：由脊髓前后动脉发出多支分支动脉弥散状供血；②髓周血管畸形：血管造影表现为瘘口处有血管管径的突然增粗，引流静脉迂曲扩张；③椎体血管瘤及椎旁AVM：椎体血管瘤在造影时可见造影剂浓集。皮肤症状可使患者做Valsalva呼吸时表现得更加显著。确诊需要依赖DSA，诊断成立还应具备以下几点：①髓内或髓周AVM，有时可以很小或无症状；②脊膜或神经根的血管瘤，呈高流量，有时可以有多个动静脉瘘；③椎体及椎旁血管瘤；④相应节段的皮肤血管瘤痣。临床上引起误诊的原因主要是对该病认识不足及检查不全面。

Cobb's综合征病变范围广泛且血供丰富，治疗比较困难。治疗的目的在于：①恢复脊髓功能；②减少出血等损害脊髓神经功能病理变化的发生；③维持脊柱稳定。

最适当的治疗尚不清楚，依据已有文献有限的报道，外科切除作用有限，外科手术虽然可以解除被破坏的椎体及出血对脊髓的压迫症状以期达到改善脊髓功能障碍的目的，但该病病变范围广泛且复杂，开放手术可能导致灾难性的大出血，因而手术完全切除病变区畸形血管团存在巨大风险，不是治疗该病的首选。因此，对Cobb's综合征应结合不同患者情况及病变程度制订个体化治疗方案。尽管脑AVM的治疗为了减少复发和出血风险，需要完全栓塞畸形团而不是单纯栓塞供血动脉，然而Cobb's综合征处理需要考虑到大多数患者预后差、治疗相关并发症风险高；畸形血管的部分治疗虽达不到影像学治愈，但可以改善症状，稳定病情。建议：主要针对引起症状的病变部位进行治疗，且首选介入栓塞治疗；再根据栓塞结果决定是否需再次介入栓塞或选择开放手术治疗。介入栓塞治疗联合栓塞前糖皮质激素治疗取得了一定的效果，经常能延缓疾病的进展。

（秦宣锋、冷　冰）

第四节　脊髓血管畸形治疗中的静脉保护

一、脊髓静脉系统解剖学特点

（1）早期解剖学家曾怀疑引流脊髓的RMA内有瓣膜防止其逆流，即抗逆流机制（anti-reflux mechanism）。现代解剖学已经否定真瓣膜的存在，取而代之的是伪瓣膜结构的概念。研究发现抗逆流机制将神经根静脉分为硬膜内段和硬膜外段；RMA在通过硬膜囊壁时出现静脉狭窄点（tight narrowing point，TNP），这个解剖学特点存在，就可能防止硬膜外静脉系统瞬态激增压力或持续静脉压力（如打喷嚏、怀孕）时，血液逆流入脊髓静脉系统（图4-4-1）。

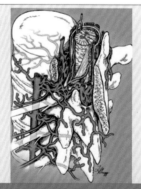

硬膜内（红色）和硬膜外（蓝色）静脉系统由RMV通过硬膜囊来划分。RMV有长硬膜内和短硬膜外之分。硬膜外静脉系统包括椎体内静脉丛（硬膜前、后静脉）和椎体外静脉丛（如腰椎静脉、胸段间静脉、升腰静脉、奇静脉、半奇静脉）。椎体内外静脉系统通过椎间静脉、椎体骨网等无瓣膜吻合通路相互连接。

图4-4-1　脊髓静脉系统

（2）抗逆流机制解剖学特点：既是正常脊髓顺行血流的屏障，也是导致静脉停滞、血栓形成和脊髓动静脉瘘的解剖学原因。

二、脊髓血管畸形静脉改变

脊髓血管性疾病中关于静脉系统的文献较少。

（1）形态学改变：临床发现，脊髓血管性疾病中静脉形态及性质改变有以下几点。①直径变粗并迂曲；②静脉瘤的出现或静脉瘤样扩张；③静脉内压力改变为动脉压力，正常脊髓静脉回流受限，椎管内静脉高压症状出现；④血流性质变化，静脉内是没有毛细血管交换的动脉血而不是静脉血。这些变化与临床症状和治疗后血流动力学改变引起的生物学改变有着密切关系。

（2）病理学改变：静脉狭窄点与髓周静脉系统的弥漫性改变相关，有时会发生RMA缺如；但也有双根RMV提示部分血栓形成，细根起源于脊髓前静脉或后静脉，或两者皆有。结论是血栓形成的单根RMV通常在解剖学和血管造影上无法被检测到，而双根RMV保持了由其起源的两个小根组成的流动的近端节段，因此可以看作脊髓静脉血栓形成的一个指标。

有学者发现，硬膜外动静脉瘘（arterio venous fistula，AVF）可能比硬膜动静脉瘘更难被前瞻性识别，因为它们比硬膜动静脉瘘更不常见。硬膜外AVF的脊髓充血、引流方式与硬膜内AVF相似，但其血管结构与硬膜内AVF不同。胸段硬膜内AVF静脉引流与圆锥区或腰椎段有显著不同。提示：脊髓硬脊膜AVF瘘口并不总是在背侧，特别是圆锥区或腰椎区域的AVF。

三、脊髓静脉高压

1.概念

动脉血未经过毛细血管网微循环进行物质交换和压力减低就进入静脉系统，回流静脉内充满高压力的动脉血，使静脉血管内压力增高，导致静脉系统正常的回流受阻，出现静脉回流不畅性组织水肿。如前所述，大脑内的静脉系统吻合丰富，代偿能力极强，一般不出现由动静脉直接交通引起的静脉高压症状，除非伴有静脉狭窄或静脉窦梗阻。

2.病理机制

动-静脉直接交通是脊髓静脉高压的原因。正常情况下，血管造影时脊髓静脉系统几乎不显影。脊髓血管性疾病如硬脊膜动静脉瘘、脊髓AVM、髓周动静脉瘘等发生时，动脉血未经过毛细血管网的血液-组织交换和压力降即进入静脉系统，使静脉系统压力增高，正常的静脉引流功能丧失，血液可以在无静脉瓣时逆流入毛细血管网的静脉端，造成毛细血管网充血，组织水肿，神经细胞功能障碍。由于脊髓静脉系统内缺少有效吻合，代偿能力较弱，容易出现临床症状。

病理情况下，脊髓静脉系统DSA血管造影时往往出现脊髓静脉高压，这是由于病理情况下引流病变的静脉形态发生改变：①静脉直径变粗、迂曲；②静脉瘤出现或静脉瘤样扩张等；③异常静脉血管网出现。这些发生改变的脊髓静脉往往是引起临床症状的间接原因。这些病变静脉除具有引流病变血流的功能外，还具有正常脊髓组织的引流功能。消除脊髓静脉病变血流，是治疗的目的。

3.治疗方法

外科手术或介入治疗是目前主流的治疗方法。恢复脊髓动脉供血、消除占位（动脉瘤或静脉球）、恢复脊髓静脉回流，是治疗方法选择的3个原则。

第四章

4.脊髓血管性疾病中静脉保护的概念和意义

脊髓血管畸形的静脉系统仍然具有正常的回流功能，因此，术中针对脊髓静脉的过度切除或过度栓塞都将直接影响到脊髓功能的恢复，甚至加重；脊髓血管畸形治疗完成后，动-静脉直接交通消失，脊髓静脉内压力回归静脉压力，血流量和血流速度明显减至回归静脉流量和速度，但脊髓静脉扩张的直径和迂曲程度，在瘘口阻断后的一段时间内不会恢复正常，特别是伴有静脉球或静脉瘤样扩张时，极易继发静脉内血栓形成，造成更大程度的脊髓静脉回流不畅甚至阻塞，从而引起脊髓更加严重的淤血性水肿，脊髓功能障碍明显。

根据血流动力学流量理论：

$$流速（V）＝压力（P）/血管截面积（S）×黏滞系数（u）＝P/\delta r^2 \times u$$

式中：δ与u为流体力学常数。

由公式中可以看出：$V = P/\delta r^2 \times u$，$r$（管道半径）不变，$P$明显减小，导致$V$明显减小。

当血流速度减小至某种程度时，血液有逐渐凝固的趋势。u值增大，导致V值更加减小，血液凝固或静脉血栓形成，静脉内压力增高，回流障碍更严重。因此，脊髓血管畸形治疗后，延缓静脉内血栓形成成为保障治疗效果的必须要求。

5.脊髓血管性疾病静脉保护方法

（1）术中保护，过度切除或栓塞都会影响术后脊髓静脉的正常回流作用。

（2）术后抗凝、抗血小板聚集药物使用：目前没有定论。根据脊髓血管性疾病血管构筑、静脉迂曲程度和血流量不同，术后必要时可以进行肝素化治疗。

（冷　冰）

第四章

第五章

颅内静脉性血管疾病

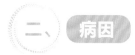

第一节　脑静脉畸形

脑静脉畸形（cerebral venous malformation，CVM）又称脑静脉血管瘤、静脉血管瘤、静脉畸形、静脉变异、髓静脉畸形，呈水母头样改变等。其由于外形异常，仍有相应组织功能性的静脉引流作用，所以又称为发育性静脉异常（developmental venous anomaly，DVA）。有学者认为，"静脉血管瘤"用来表达此类血管病变并不准确，Lasjaunias推荐使用"发育性静脉异常"，这能更好地体现其为一种良性、无重要临床意义的先天性静脉血管异常。

脑静脉畸形常在脑白质内出现，同时与海绵状血管瘤畸形也存在相关性，组织学特征是增厚、透明的静脉团内散布正常的脑实质。大多数脑静脉畸形患者无临床症状，其自然预后良好。

一、流行病学

脑静脉畸形既往被认为是少见病，随着CT、MRI和DSA的应用，CVM现已被认为是最常见的脑血管畸形之一，人群发生率为0.25%～0.5%；尸检发现率为1%～3%。有文献报道，脑血管畸形中，脑静脉畸形所占比例为7.3%～63%，国内报道其占各类脑血管畸形的1.7%～6.5%。脑血管造影资料表明，脑静脉畸形约占脑血管畸形的9%；MRI扫描发现其占脑血管畸形的60%。近10年来，随着神经影像学诊断技术的提高，报道的病例呈上升趋势。脑静脉畸形多见于30～40岁成年人，男性稍多于女性。脑静脉畸形主要位于大脑半球或小脑半球。约70%病灶位于幕上，以额叶最常见，约占40%，小脑半球病灶约27%，顶叶或顶枕叶病灶约15%，基底节和丘脑约11%。病变主要位于皮质下的白质，常可合并脑AVM、海绵状血管瘤或面部血管瘤。

二、病因

多数学者认为脑静脉畸形为先天疾病，源于正常胚胎发育障碍。妊娠45天，端脑中有许多静脉水母头样血管结构，由扩张的中央静脉和许多小的深髓静脉组成；妊娠90天，这些静脉结构发育为浅和深静脉系统，如果此时静脉的正常发育受阻，则早期的静脉引流形式保留，形成CVM。也有学者认为，发育中的皮质静脉系统部分阻塞，引起髓静脉代偿性扩张，导致CVM的形成。脑静脉畸形常伴有海绵状血管瘤或其他血管畸形，提示局部血流增加等血流动力学改变可能会诱发静脉畸形。不管是先天或后天原因，目前认为脑静脉畸形是脑静脉系统一种正常代偿变异，而非病理性改变。

三、病理

脑静脉畸形是由许多异常扩张的髓静脉汇集而成，外形呈蜘蛛样；也可定义为异常扩张的丛状静脉，其间包含正常的小岛状脑组织，而不伴有供血动脉或直接的动静脉短路。髓静脉多起自脑室周围区域，中央引流静脉干向大脑表面浅静脉系统或室管膜下深静脉系统引流；幕下病灶多直接向硬膜窦引流。中央引流静脉干较正常静脉粗。在显微镜下可见畸形血管为静脉，管壁缺少平滑肌和弹力组织，管壁也可发生透明样变而增厚，增厚和玻璃样变的静脉间有正常的脑组织。由于所在区域缺乏正常引流静脉，CVM具有静脉引流的生理功能。病灶内没有畸形动脉，很少有血栓、出血或钙化，血管间有正常的脑组织。这些特点与其他的脑血管畸形存在不同，如脑AVM、海绵状血管瘤和毛细血管扩张症等。

目前，多数学者认为脑静脉畸形是先天性的正常引流静脉发生异常变化所致。支持此观点的证据：①此病在婴幼儿中有发现；②CVM部位无其他正常引流静脉；③当病灶被切除后，其相应引流区域内的脑组织即刻发生淤血、肿胀。

四、 分型

CVM最常发生于大脑中动脉供血区、小脑前下动脉分布区和大脑大静脉系统的属区。依据发病部位可分为幕上、幕下，根据髓静脉的深浅和引流静脉的方向又可分为浅型和深型。

幕上浅型者引流入脑表面静脉和上矢状窦；幕上深型者汇入侧脑室的室管膜下静脉；幕下浅型者引流入小脑蚓静脉或小脑表面静脉，最后汇入侧窦；幕下深型者引流入第四脑室的室管膜下静脉，最后汇入第四脑室侧隐窝静脉、桥横静脉及前中央静脉。

也有学者将CVM分为弥漫型和局限型，前者异常的髓静脉弥漫分布于幕上和幕下，后者局限在某一脑叶区域。

五、 临床表现

大多数患者临床上很少有症状，而且症状缺乏特征性，1/3为偶然发现脑内病灶；但颅后窝脑静脉畸形常引起对应的临床表现。同时，该病的症状发生依其部位而定，幕上病灶多表现为慢性头痛、癫痫、运动障碍或感觉障碍；幕下病灶多表现为步态不稳或其他颅后窝症状，小脑病灶更容易出血。

脑静脉畸形发生的出血主要为脑内和脑室内出血，幕下病灶比幕上病灶更易出血，患者可突然剧烈头痛、昏迷或偏瘫。有人认为CVM出血是由伴发的海绵状血管瘤或微小的AVM所致。

六、 并发症

最常见是伴发海绵状血管瘤。有文献报道，海绵状血管瘤中20%～30%伴有静脉畸形。组织学上区分两者的标准：病变血管间是否存在正常脑组织及血管腔大小。脑静脉畸形也可伴发其他血管性或非血管性病变，如肿瘤、脱髓鞘疾病、动脉瘤、脑AVM、硬膜动静脉瘘、烟雾病及头面眼的血管病变等。

七、 辅助检查

MRI和CTA典型表现均为放射状海蛇头样静脉，汇集于一支扩大的中央静脉主干。同时典型影像仅在

DSA造影静脉期可以看到。经常可以看到其位于海绵状血管畸形附近。

1.颅脑CT扫描

（1）平扫多正常。

（2）增强扫描可见脑实质内一条粗线般的增强影，流向皮质和脑深部，其周围无水肿和团块占位，有时也可表现为圆点状病灶。这种粗线状或圆点状影是中央静脉干的影像；分支结构可向上下方延伸，形成树枝状特征或水母头样结构，髓静脉呈水母头样、车辐状、放射状汇入引流静脉。CTA检查结合MPR、VR等多维重建技术可更好地显示CVM的结构特征，但髓静脉的显示数目和细节需更多地依赖CT增强扫描。

2.MRI扫描

MRI除可显示血管畸形本身外，还可发现伴发的其他异常，可作为CVM检查的首选。

（1）MRI平扫：其表现与CT所见相似。在T_1WI病灶为低信号，在T_2WI多为高信号，少数为低信号。髓静脉可呈长T_1长T_2信号，引流静脉呈长T_1短T_2信号，偶有呈长T_1长T_2信号，其信号特征与血管粗细及血流的快慢有关；液体抑制反转恢复序列成像上髓静脉为高信号，引流静脉为低信号或稍高信号，与T_2WI相比较，液体抑制反转恢复序列成像所见髓静脉数量较少、欠清晰，且引流静脉显示较细短；DWI上髓静脉和引流静脉均为低信号影。

（2）MRI增强扫描：髓静脉和引流静脉均明显强化，髓静脉数量显示更多，长度显示更完整，更好地显示畸形血管及其引流方向。薄层扫描可显示更多的点状、细条形髓静脉影。MRA检查不能显示畸形血管。有学者认为MRI增强扫描是发现静脉畸形最敏感的方法。

3.脑血管造影特点

（1）病灶只在静脉期显影。可见数条扩张的髓静脉扇形汇集成一条扩张的中央静脉干，从中央静脉干再向浅静脉系统、深静脉系统或硬膜窦引流。CVM影像表现可见异常扩张的髓静脉引流入1～2条粗大的引流静脉，形成水母头征。

（2）无异常动静脉短路和供血动脉。

（3）动脉期、毛细血管期和脑血流循环时间正常。

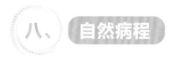

对298例患者前瞻性研究发现，症状性出血率为每年0.34%；绝大多数出血病例与静脉瘤或海绵状血管瘤畸形相关；非常大的静脉血管瘤内形成血栓可引起静脉梗死或出血。

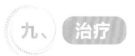

（1）大多数CVM是偶然发现的，并不需要治疗，仅需要影像学随访。

（2）对有出血者，可做开颅血肿清除或脑室内血肿清除引流术，术后患者多能得到较好的恢复。外科手术切除巨大畸形血管团或出血区域时，保留相关联的静脉血管瘤，尤其是脑干部位，这对于疾病预后及患者的生存率有显著的影响。

（3）切除静脉血管瘤有可能会引起颅内静脉梗死，导致脑组织肿胀、淤血，甚至脑坏死，故一般只清除血肿，对脑静脉畸形不予夹闭或切除。脑静脉畸形对伽马刀放疗的反应不佳，经治疗后病灶的消失率很低且可引起放射性脑损害。

（周　彬、冷　冰）

第二节　脑静脉窦血栓或狭窄

脑静脉系统血栓（cerebral venous thrombosis，CVT）是一种少见缺血性静脉性卒中综合征，分为静脉窦血栓和脑静脉血栓，是由于感染性或非感染性导致静脉系统形成血栓，引起阻塞，造成静脉回流障碍，产生脑组织淤血、水肿及颅内压增高，从而表现出一系列相关的临床症状与体征。有文献报道，成年人CVT每年发病率为3/100万～4/100万，儿童约7/100万；其中75%为成年女性患者，可能与妊娠、口服避孕药有关。由于CVT临床表现多样，误诊率可高达50%，且致残率、死亡率可高达30%～50%，预后不良。近年来，随着对发病原因认识提高、神经影像学发展，其早期诊断率明显提高。

一、 脑静脉系统解剖学与组织学特点

（1）颅内静脉系统由脑静脉和硬膜窦组成，分为幕上静脉系统和幕下静脉系统，幕上静脉系统又可分为浅静脉和深静脉。脑静脉绝大多数不与动脉伴行，名称也多不与动脉名称一致。大脑静脉管壁薄，无肌纤维，缺乏弹性，无收缩性且无瓣膜。当回流血液进入硬膜窦受阻时，大脑静脉可以扩张，血液逆流，通过已经存在的、广泛的皮质吻合支产生侧支回流。

（2）大脑浅静脉主要引流大脑半球背外侧灰质和浅表白质的血液，进入主要的静脉窦；大脑深静脉引流深部半球白质、基底节和间脑的血液；上矢状窦引流皮质的大部分血流，通过导静脉与头皮静脉相连接，并且接受板障静脉的血液。

（3）脑浅静脉、深静脉均注入硬膜窦，深静脉、浅静脉在解剖上并不是各自独立存在的，无论是在脑表面还是在脑实质内，两组静脉间均存在着一定的吻合。

二、 脑静脉系统血栓的病理学特点

大体观察：静脉窦内存在新鲜或陈旧血栓，伴有脑水肿、脑梗死或出血性梗死等表现。显微镜下观察：缺血或出血性改变；静脉出血性梗死累及皮质和邻近的白质；可有SAH、硬膜下或颅内血肿出现。

三、病因学及遗传学

目前直接病因不详，可能与下列因素有关。

（1）凝血因子异常。

1）AT-Ⅲ缺乏症：AT-Ⅲ是一种多功能丝氨酸蛋白酶抑制物，对凝血酶有抑制作用，对血液中其他具有

丝氨酸中心的激活凝血因子（因子Ⅱa、Ⅶ、Ⅸa、Ⅹa）及蛋白酶也有抑制作用。

2）血浆蛋白C（plasma protein C，PC）是具有抗凝作用的血浆蛋白，依赖维生素K的存在；主要作用为灭活凝血因子Ⅴ和Ⅷ，限制Ⅹa和血小板结合，增强纤溶蛋白的溶解；起到抗凝血、抗血栓的作用。血浆蛋白S（plasma protein S，PS）是依赖维生素K的糖蛋白，可促进活性PC结合在磷脂表面，加速PC对因子Ⅹa的灭活作用。PC、PS缺乏症相关的脑静脉血栓病例多见于儿童和青年，多以女性、上矢状窦较常见，且60%发生下肢深静脉血栓，40%有肺栓塞。

（2）常染色体显性遗传，易发生静脉血栓和肺栓塞。

（3）诱发因素：手术、妊娠、分娩、创伤、颅脑外伤、口服避孕药等。

（4）蛋白C、蛋白S缺乏。

（5）其他：如甲状腺功能亢进、白塞病、系统性红斑狼疮、溃疡性结肠炎、血小板减少性紫癜、紫癜性肾炎、颅内血管炎、肺癌、心肌梗死、贫血、肾病综合征、脊髓血管畸形、脑膜癌病、非特异性脑膜脑炎、乳突炎与中耳炎、中枢神经系统感染等疾病；其他恶性肿瘤病史、多发性骨髓瘤应用沙利度胺史、他莫昔芬用药史、促红细胞生成素应用史、术后血栓形成史、自发性颅内低压、腰椎置管引流、溃疡性结肠炎、高海拔生活史、新生儿骨压迫静脉窦等。

四、临床表现及临床特征

无明显诱因。多见于年轻人，60%～80%为女性患者，平均年龄30岁。

（1）颅内压增高：约33%的患者颅内压增高。出现头痛、呕吐、视盘水肿。也可表现为精神障碍癫痫，严重者出现嗜睡或昏迷、去大脑强直等。颅高压伴局灶性神经功能缺损，如视力障碍、偏瘫等。

（2）皮质静脉局灶性梗死症状：轻偏瘫、腱反射增高。

（3）其他：发热、脑外动脉和（或）静脉血栓形成等。

有学者提出，如果具备以下4种临床综合征之一，应怀疑CVT。①局部神经缺损体征，伴或不伴颅内压升高，是最常见的一种，可出现失语、偏瘫及偏盲等，如同时伴有头痛、癫痫发作或意识状态的改变应高度怀疑CVT；②单纯高颅内压型，也是很常见的一种类型，表现为头痛、视盘水肿及第五对脑神经麻痹，和良性颅内压升高相似；③亚急性脑病型，表现为意识水平的下降，有时伴有癫痫，无明确的定位体征或可识别的颅内压升高特征，此型易被误诊；④海绵窦血栓形成，通常发病急，呈慢性进展，常伴有中度疼痛及第三或第六对脑神经麻痹。当头痛为CVT唯一的症状时，应和腰椎穿刺后头痛、SAH引起的头痛或偏头痛等相鉴别。

（4）皮质或硬脑膜窦血栓形成也可表现为SAH。脑积水发生率是20%。当临床怀疑颅内静脉血栓形成时，影像学确诊率是16.3%。

（5）诊断延误比较普遍：一项对91例因颅内静脉血栓形成被接收患者的研究显示，从入院到诊断明确需要4天时间，只有25%患者在24小时内确诊。

（6）死亡率：总体死亡率为6%～13%。近半个世纪以来，CVT死亡率明显下降。主要由于治疗进步、危险因素改变及影像学检查方法的提高将轻症患者检出。4.3%的患者快速死亡，3.4%的患者在30天内死亡。65岁以上的老年人死亡率为27%，22%丧失生活能力；年轻成人死亡率为7%，丧失生活能力的概率是2%。一项研究表明，在38例颅内静脉血栓形成的儿童患者中死亡率为0。另外，在新生儿中，90人中有5人死亡，61%预后很差。预测死亡的高危因素包括癫痫发作、昏迷、意识不清、大脑深静脉血栓形成、右侧大脑半球出血、颅后窝受累、进展性局部神经功能缺损。在疾病的急性期小脑幕切迹疝是最常见的死亡诱因。

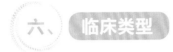

（1）抗磷脂抗体是一组带负电荷磷脂或带有负电荷磷脂蛋白复合物的异质性抗体，体外试验证实其可使凝血时间延长。CVT属于与抗磷脂抗体有关的非炎性自身免疫性疾病，确诊必要条件是血液中检出抗磷脂抗体。

（2）凝固法检测抗磷脂抗体阳性。

（3）抗磷脂抗体综合征阳性。

（4）脑脊液检查：无特异性，可出现蛋白增高，白细胞增高（>10个/mm^3）或正常。

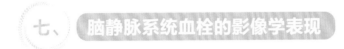

上矢状窦/横窦最常见，常累及其他静脉窦或静脉。如急性静脉血栓伴脑局部肿胀、急性横窦血栓伴脑局部肿胀、急性双侧横窦血栓形成、上矢状窦及入窦静脉血栓、静脉窦及入窦静脉血栓伴脑肿胀、直窦血栓伴双侧丘脑肿胀、静脉窦血栓伴脑积水等。

七、脑静脉系统血栓的影像学表现

1.颅脑CT

80%的病例可能有不正常表现，但CVT的典型表现仅占20%。

（1）CVT血栓直接征象有两种。①空delta征：强化扫描时，正常情况下应该表现为高密度的部位在CVT时没有出现的现象，称为空delta征，空delta征多出现于上矢状窦的后部、直窦及Galen静脉等处；②致密三角征：常规非强化扫描时，上矢状窦呈现高密度。

（2）CVT非特异间接征象有4种。①脑实质异常：低密度提示水肿或梗死，高密度提示出血性梗死；②裂隙样脑室：脑室系统变小；③大脑镰和小脑幕的强化；④出血或出血性梗死。

（3）颅脑CT静脉成像：可见静脉窦的充盈缺损、窦壁的强化及侧支静脉引流增加。典型的征象包括：部分或全部静脉窦不显影，由扩张、螺旋状的侧支血管包围的皮质静脉忽然中断。

2.颅脑MRI

MRI所显示血栓直接征象随时间变化而不同。

第1阶段（1周内）也称作"血栓形成急性期"：MRI显示脑皮质肿胀、小静脉代偿性扩张，T$_1$见脑回增粗，脑沟变浅或闭塞。T$_2$信号正常，有时表现为T$_1$等信号，T$_2$低信号。增强扫描可见病变区内有小静脉代偿性扩张，脑实质无增强，血脑屏障无破坏。

第2阶段（2~4周）也称作"亚急性期"：MRI显示静脉压升高、组织间隙水肿病变区T$_1$及T$_2$均为高信号。脑室扩大，组织间隙的水流向脑室；静脉梗死，血流缓慢、引流不畅；双侧丘脑肿胀出血等。

第3阶段（1个月后），MRI表现：①静脉血管破裂，脑实质内血肿；②或脑室恢复正常，组织内压力减轻，室旁水肿减轻，静脉内压力减轻；③或血栓的再通或血栓持久性残留，表现为窦壁及窦腔的改变。

亚急性期血栓的典型高信号对诊断该病意义较大，其他各期信号不典型，缺乏特异性，加上受相关血流伪影的影响，常规MRI诊断较困难。MRI检查时，上矢状窦、横窦及直窦血栓形成较易识别，大脑大静脉及大脑内静脉血栓的识别有一定困难。

颅脑MRV（MRI静脉成像）显示血栓的征象分为：①直接征象：发育正常的脑静脉或静脉窦内血流信号缺失，或反映静脉和（或）静脉窦再通，其边缘模糊且不规则，伴较低的血流信号；②间接征象：梗阻远端静脉侧支形成或其他途径引流静脉的异常扩张。

3.脑血管造影

典型征象是静脉期或静脉窦期的静脉或静脉窦部分或完全充盈缺损。静脉期时，皮质静脉显影差或突然截断，或一小的无血管区由扩张的、螺旋状侧支静脉包绕，提示脑皮质静脉血栓形成。合并有颅高压时，出现脑动静脉循环时间（从颈内动脉颅内段显影开始，至静脉窦显影消失），均明显延长至11秒以上，最长可达20余秒，严重者可出现静脉窦期造影剂滞留及显影时间延长。动静脉循环时间延长以小静脉期为主，伴有深部小静脉的扩张和大脑内静脉系的造影剂滞留。动脉期基本正常，是否延长取决于颅内高压的程度。Galen静脉血栓时，Galen静脉不显影或显示不清。

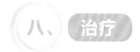

八、 治疗

1.对症处理

（1）水化治疗：可以缓慢地进行水化治疗，通常采用等渗盐水或糖水。水化速度可以保持在1 mL/（kg·h），水化速度不能过快，应根据心功能和尿量情况调节滴速。

水化治疗通常是指在应用特殊药物时给予大量的补液，从而降低肝肾毒性的一种治疗方式和方法。水化治疗的目的是增加肾脏的血流量、减弱肾血管的收缩及缩短药物在血浆浓度的半衰期等，因此能够加速毒性药物的排泄，而且水化治疗也能够提高肾小球的滤过率、减少毒性的药物在肾脏内滞留和停留的时间。水化治疗方式主要包括静脉补液、口服补液等。

（2）同时应积极处理颅内高压症状。

2.全身抗凝

（1）传统观点认为抗凝治疗（包括水化）是CVT的治疗基础。但至少有一位学者对抗凝治疗证据等级质疑，指出在众多发表的研究中仅2例对抗凝及偏倚的随机研究。抗凝不能溶解血栓，但是能够抑制血栓进展和再闭塞的产生，因为该过程发生了自然纤溶。

（2）一项20例患者随访及回顾研究表明，即使在出现颅内出血的情况下颅内静脉血栓形成患者应用肝素治疗效果仍较好。

（3）一项79例颅内静脉血栓形成患者的回顾性研究表明，应用肝素抗凝仍存在10%的死亡率。

（4）一项624例CVT患者的前瞻性、非随机队列研究表明，低分子肝素在CVT的起始治疗中效果比普通肝素更有效、安全。

（5）长期抗凝治疗是必需的，因为颅内静脉血栓形成会复发，5.5%～26%的患者在3～6个月会出现其他静脉血栓形成。

3.欧洲神经协会联合会建议

（1）口服抗凝药3个月。

（2）如果颅内静脉血栓形成是因为短暂性危险因素，可以口服抗凝药3个月。

（3）如果存在特发性或轻度血栓形成倾向，如杂合因子V或凝血酶原基因*G20210A*突变，可抗凝治疗6～12个月。

（4）对以下情况进行抗凝治疗，如复发性CVT患者的不确切发病阶段、严重的凝血功能障碍。凝集素、蛋白C、蛋白S缺乏，存在杂合因子V、凝血酶原基因*G20210A*突变、抗磷脂抗体异常等。

4.血管内治疗

（1）指征：①经水化及抗凝后仍存在神经功能损伤，血管内治疗适合的高危因素类别包括癫痫、昏迷、意识障碍、脑深静脉血栓形成、颅后窝受累和（或）进展性神经功能缺损；②患者无法接受抗凝治疗；③患者存在持续的难治性头痛。

虽然传统观点认为血管内治疗启动时机为患者神经症状恶化时，但有效取栓术及其技术进步使其安全性和有效性明显提高，神经介入治疗的门槛在降低。

（2）机械取栓术：CVT的血管内治疗包括机械性取栓和溶栓剂注射，已有大量研究发表。①一项52例CVT患者机械取栓联合尿激酶注射的研究发现，完全和部分再通概率分别为87%和6%；②一项对185篇已发表文章的系统性回顾发现：A.Angiojet取栓装置是最常用的方式。B.主要围手术期并发症为新发或加重的颅内出血。C.80%预后良好，整体死亡率为12%。D.应用Angiojet取栓装置与低再通率及良好的预后相关。

（3）动脉溶栓可用于皮质静脉血栓形成或脑深静脉血栓形成。

（4）目前没有随机、前瞻性研究比较血管内治疗和静脉肝素注射。大量随机研究对比全身应用肝素与血管内治疗效果发现，血管内治疗并未使预后更加恶化。

5.激素应用

激素对其无效且可能存在风险。国际颅内静脉及硬膜栓塞组织曾进行一项观察性研究，发现无实质损伤患者应用激素后预后较未应用激素的患者差。

6.妊娠

系统性回顾分析发现，既往存在CVT女性妊娠后复发率为0.9%，自发吸收率为17.7%，非颅内静脉血栓事件率为2.7%。

7.手术治疗

（1）在无法控制的脑水肿情况下可能需要行去骨瓣减压术和（或）巴比妥酸盐冬眠疗法。

（2）一项回顾性研究发现，行去骨瓣减压术的69例CVT患者在12个月的随访中，56.5%有很好的结果（mRS 0～2），17.4%预后差（mRS＞2），15.9%死亡。其中，9例患者中3例儿童患者完全康复。

（3）昏迷患者预后差（45% vs. 84%，*P* = 0.003）。

（4）双侧患者预后更差（50% vs. 11%，*P* = 0.025）。

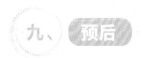

九、预后

高龄或年幼、出现昏迷、小脑静脉或深静脉系统受累、重度高颅内压、严重感染或恶性肿瘤、CT显示出血性梗死、难控制的癫痫和合并有肺栓塞的患者预后较差。

CVT比动脉血栓预后好，但仍很难预测，昏睡或严重偏瘫患者可戏剧性恢复而不留后遗症；相反，以头痛为唯一主诉的患者病情也可突然恶化。

（周　彬、冷　冰）

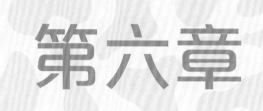

第六章

狭窄性血管疾病

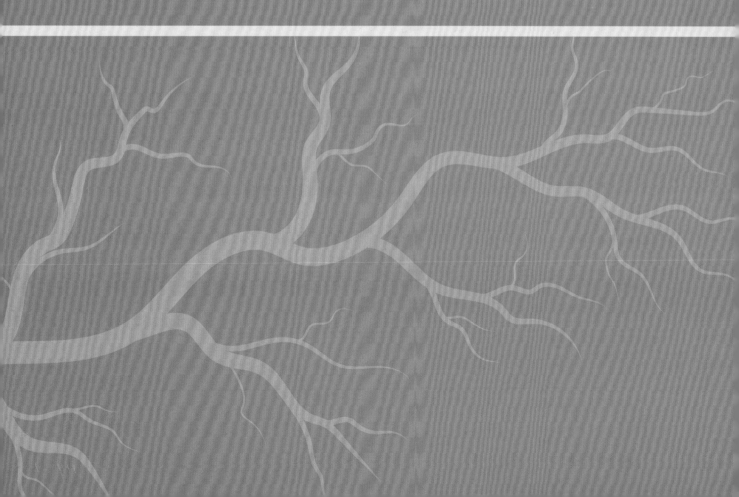

脑卒中包括缺血性脑卒中和出血性脑卒中，其中缺血性脑卒中占脑卒中总人数的75%～85%，明显高于出血性脑卒中。脑卒中具有高发病率、高致残率、高死亡率等特点，不仅影响患者寿命及生活质量，也给社会、家庭带来沉重的经济负担。

第一节　颅内动脉狭窄

颅内动脉狭窄是缺血性脑卒中主要风险之一。颅内动脉狭窄根据其临床表现可分为无症状和有症状。其脑卒中风险在7%～24%。无症状颅内狭窄导致每年脑卒中风险<2%。有症状的患者尽管使用单一抗血小板聚集药物进行二级预防，但在同一血管区域发生再次颅内动脉瘤或脑卒中的风险仍高达20%。在颅内动脉狭窄中，大脑中动脉最容易受累。有研究发现，导致颅内动脉狭窄的常见原因有原发性动脉粥样硬化、动脉夹层、炎症性疾病（血管炎）、中枢系统感染、辐射、镰状细胞病或烟雾综合征等。

一、原发性动脉粥样硬化

颅内动脉粥样硬化是全球导致脑卒中最常见原因之一，并且与脑卒中再发生率密切相关。

1.种族与性别差异

颅内动脉粥样硬化性狭窄常见于黑种人、亚洲人、西班牙后裔及印度人。颅内动脉狭窄所致脑卒中在白种人中占9%，黑种人中占17%，西班人中占15%。与欧美人相比，亚洲人颅内动脉狭窄发生率较高。我国由动脉粥样硬化性狭窄导致缺血性脑血管病发病率高达39.3%。动脉粥样硬化相关狭窄病例中，种族差异的潜在原因可能包括遗传易感性、种族间生活方式及风险因素的差异。尸检研究表明，性别差异与年龄有相关性，40～60岁动脉粥样硬化的患者中男性占多数，但在65岁以上的患者中，男女的发生率无明显差异。对于相关原因研究，目前仍存在争议。

2.相关危险因素

相关危险因素包括高血压、吸烟、糖尿病和高脂血症等。TOSS-2（trial of cilostazol in symptomatic intracranial arterial stenosis-2）亚组研究发现，MRA检查示载脂蛋白升高预示着动脉狭窄的进展，而高密度脂蛋白浓度升高与狭窄稳定与否有关。高密度脂蛋白通过以下方式发挥动脉粥样硬化保护作用：促进胆固醇从巨噬细胞流出，抑制LDL氧化、平滑肌细胞迁移和血小板聚集，并逆转内皮功能障碍。其他风险因素包括代谢综合征（三酰甘油升高和高密度脂蛋白降低）、脂联素降低（低脂联素血症的程度因颅内动脉粥样硬化的程度而异，可用于识别可能患有颅内动脉粥样硬化的患者，尤其是那些患有晚期颅内动脉粥样硬化的患者。具有正常或高脂联素的患者不太可能患有晚期动脉粥样硬化）、脂蛋白相关磷脂酶A_2升高（在新血管事件风险较高的患者中，脂蛋白相关磷脂酶A_2活化可能是鉴别颅内大动脉闭塞性疾病的有用工具）、C-反应蛋白升高、E-selectin升高、纤溶酶原激活物抑制剂-1升高（症状性颅内大动脉粥样硬化的进展与促炎状态相关，表现为高水平的炎症标志物、纤溶缺陷、内源性纤溶抑制剂浓度升高）。

3.动脉粥样硬化发生和发展相关理论

目前认为，动脉粥样硬化是血管壁脂质斑块形成的一种慢性炎症过程，可导致心肌梗死和脑卒中。相关病理学机制包括内皮损伤、平滑肌细胞增殖、脂质沉积和炎症细胞理论等。

感染性致病体（如肺炎衣原体）被发现与动脉粥样硬化形成有关。单核巨噬细胞、淋巴细胞、树突状细胞和中性粒细胞参与血管病的免疫反应，细胞免疫、体液免疫及非特异性免疫均参与动脉粥样硬化的形成和发展。炎症反应贯穿动脉粥样硬化发病的各个阶段。动脉粥样硬化发生也被认为是血管损伤和修复动态变化过程，最终持续炎症反应导致血管损伤过程占优势而血管修复功能紊乱。

动脉粥样硬化形成过程可能在不同的动脉区域有共同机制，但在对动脉粥样硬化斑块进展的相对贡献基本机制方面存在重要的区域差异。因此，动脉粥样硬化形成和发展可能是以上多因素共同作用的结果。

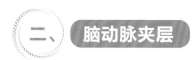

二、 脑动脉夹层

脑动脉夹层被认为是颈动脉或颅内动脉壁内血肿，可导致颅内动脉狭窄、脑梗死和动脉瘤。

1.年龄与种族特点

45岁以下缺血性卒中患者中，10%～25%由于动脉夹层所致，仅次于动脉粥样硬化。脑动脉夹层可分为颅内段和颅外段；其中颅外段夹层较常见于西方人，而颅内段夹层较常见于亚洲人。

2.发生部位

颅内动脉夹层可发生在任意血管。在成年人患者中，发生后循环系统的颅内动脉夹层者至少是发生前循环系统者的3倍，其中椎动脉V_4段发病率最高；前循环系统的颅内动脉夹层中，颈内动脉床突段最易发生。在儿童患者中，颅内动脉夹层更容易发生在前循环系统。在成年人中，男女发病率无明显差异，在儿童中，男孩更易发病。

3.风险因素和机制

颅内动脉夹层的风险因素和机制仍未完全明确，高达40%的病例中，颈部动脉夹层与机械原因（如创伤）、高强度运动（如举重、蹦极、体操和其他类型的强迫颈椎动作）相关。动脉夹层还与结缔组织病和血管疾病有关。目前对于动脉夹层发病机制不完全明确。内皮细胞和内弹性膜的不可逆损伤可能是动脉夹层的病理学基础。从病理机制上来讲，内膜损伤或滋养血管破裂，会形成壁内血肿，从而导致动脉夹层的发生。当血肿仅累及内膜和中膜时可导致管腔狭窄或闭塞；当血肿累及外膜时可导致血管外径扩张，形成夹层动脉瘤。

三、 中枢神经系统血管炎

中枢神经系统血管炎是一种罕见的疾病，根据病因可分为原发性中枢神经系统血管炎和继发性中枢神经系统血管炎。

（1）原发性中枢神经系统血管炎（primary angiitis of the central nervous system，PACNS）也被称为孤立性中枢神经系统血管炎。PACNS于1959年首次在成年人中被认识。1988年，Calabrese和Mallek首次回顾了成年人相关文献并提出了PACNS的诊断标准。该病是一种可发生在任何年龄段的非特异性疾病。在成年人中，PACNS主要发生在40～60岁；在儿童中，没有研究报道PACNS发生的特定年龄分布，发病年龄可以在任何年龄，直到18岁。中枢神经系统血管炎可表现为多种神经功能缺损和精神症状。发病模式差异很大，从急性脑卒中症状到缓慢进展的认知功能衰退或退化，尤其是与脑病相关的认知和情感异常，而不是与缺血或出血反复发作相关的慢性头痛和多灶性症状。与成年患者（以下三类出现概率分别为0、13%、67%）相比，小血管PACNS的儿科患者更常出现癫痫发作（50%～100%）、局灶性缺损（37%～75%）和弥漫性缺损（17%～100%）。血管炎也可能累及脊髓，但表现为单独脊髓炎的极其罕见。

PACNS是一种仅累及中枢神经系统中小血管的炎症性疾病，是区别于系统性血管炎或风湿病累及中枢神经系统的重要特征。在组织学上，PACNS以血管壁肉芽肿性炎症（56%）、坏死性（22%）或淋巴细胞性血管炎为特征。根据血管壁的尺寸大小，PACNS可分为2个亚型：小血管型和中血管型。其诊断检测手段存在差异。对于颅内动脉炎导致血管狭窄的机制仍不清楚。

（2）继发性中枢神经系统血管炎：是指由全身其他部位疾病导致的中枢神经系统炎症，主要包括感染性疾病导致的脑血管炎（梅毒、结核、钩端螺旋体病、获得性免疫缺陷综合征、莱姆病等），免疫相关性脑血管炎［动脉炎、巨细胞动脉炎（颞动脉炎）、结节性多动脉炎、系统性红斑狼疮性脑血管炎、结缔组织病继发脑血管炎等］。治疗主要原则是积极治疗原发病。

 四、 **烟雾病及烟雾综合征**

烟雾病是一种病因不明、呈慢性进行性的脑血管闭塞性疾病，以单侧或双侧颈内动脉末端及大脑前动脉、大脑中动脉起始部慢性进行性狭窄或闭塞为特征，并有颅底部和软脑膜烟雾状、细小血管形成。

该病发病年龄呈双峰样，第一高峰为10岁以内儿童，第二高峰为40～50岁成年人。男女比例因地区不同存在明显差异。17号染色体被认为可能是烟雾病易感基因，特别是在东亚人当中。研究表明，女性在家族性烟雾病患者当中更容易受影响。家族性烟雾病的遗传模式为常染色体显性遗传，外显率不完全。

对于烟雾病发病机制仍不清楚，目前存在几种假设。除突变的 *RNF213* 基因外，促炎细胞因子的存在导致血管生成增加作为其中一种假设。研究表明MMP-9高表达、脑脊液肝细胞生长因子、脑脊液中基本成纤维细胞生长因子、转化生长因子-β₁与烟雾病形成有关。此外，循环内皮祖细胞上升似乎可解释烟雾病侧支循环形成。该病病理改变主要呈现为血管内膜增厚明显、间质萎缩变薄、内弹力层弯曲、脂质沉积及附壁血栓出现于血管壁上等。

有研究表明，在Ⅰ型神经纤维瘤、唐氏综合征、镰状细胞贫血等疾病患者的脑血管中可能会发现特征性的颅底动脉侧支循环出现大量开放的现象，这被称为烟雾综合征。脑血管造影时患者出现烟雾病的特征性改变，但不存在以上有关系统的疾病表现时，该病被称为烟雾病。若病变只累及单侧动脉，尽管没有其他有关疾病表现，也被称为烟雾综合征。

五、 **放射治疗后相关颅内动脉狭窄**

放射治疗后颅内颈动脉狭窄或闭塞是一个极其罕见的并发症。放射后血管并发症可能存在剂量依赖性，大多数病例报道放射剂量超过40 Gy，但有时即使10 Gy也可以引起颅内血管狭窄。有研究表明，放射治疗后10年内脑血管事件发生率为8.6%。其中脑卒中发生率为53.6%，短暂性脑缺血发作占36.2%，男性脑卒中的发生率是女性的3倍。脑血管事件发生时间大概在放射治疗后0.6～27.4年，可能受射线影响，也可能是激素缺失的结果。射线治疗后颅内动脉狭窄机制可能是射线诱导的内皮细胞增殖。

六、影像学检查与进展

大部分（80%）颈动脉硬化血栓性脑卒中无预警症状。如果一侧或两侧颅内血管分布区域相关缺血发作称为有症状；反之，如果患者仅有非特异性的视觉障碍、头晕、昏厥，而与TIA或卒中无关，则称为无症状。症状性颈动脉狭窄表现为TIA发作、可逆性缺血性神经功能缺失或脑血管意外。

1.经颅多普勒超声

TCD作为一种非侵入、安全有效的诊断方式，1982年，被Aaslid等首次应用到梗阻性脑血管病诊断中。除烟雾病患者可检测到某些特殊的TCD表现外，其他不同原因引起的动脉狭窄在TCD上不能被鉴别。颅内血管狭窄诊断原则或标准：①血流速度增快，尤其是局限性血流速度增快；②血流频谱紊乱，频窗消失、涡流伴杂音等。血流速度增快是动脉狭窄部位最直接和最重要的改变，管径狭窄程度小于50%通常不出现血流动力学改变，只有管径狭窄程度超过50%时，TCD才可以检测到狭窄部位血流速度增快。如果血流速度处于诊断临界值，两侧是否对称、是否伴有血流频谱紊乱等会成为重要的判断标准。如果是局限性血流速度增快或一侧明显高于对侧并大于对侧30%以上，且伴有涡流杂音时，血管狭窄诊断的可能性增加；如果两侧对称或均匀一致血流速度增快，且没有涡流杂音时，正常可能性增加。当动脉狭窄程度在50%~95%，狭窄程度越严重血流速度越快，呈直线正比关系。在颅内各组血管中，血流速度最快的是大脑中动脉，最快为105 cm/s，平均（69±9）cm/s；其次是大脑前动脉，最高速度为79 cm/s，平均速度为（39±7）cm/s；再其次是大脑后动脉、基底动脉。根据以往研究和经验结果得出的血流速度诊断标准列于表6-1-1，仅供参考。血管狭窄后的另一重要改变是血流频谱紊乱和出现粗糙或嘈杂样音。有研究表明，TCD与MRA相比，诊断大脑中动脉狭窄的敏感度为91.4%，而特异度为82.7%。

表 6-1-1 颅内血管狭窄血流速度诊断标准（ > 40 岁年龄组）

颅内血管狭窄部位	临界值（cm/s）		诊断值（cm/s）	
	Vs	Vm	Vs	Vm
MCA	140 ~ 160	80 ~ 100	> 160	> 100
ACA	100 ~ 120	60 ~ 80	> 120	> 80
PCA	80 ~ 100	50 ~ 70	> 100	> 70
Siphon A	100 ~ 120	60 ~ 80	> 120	> 80
VA 和 BA	80 ~ 100	50 ~ 70	> 100	> 70

注：MCA为大脑中动脉，ACA为大脑前动脉，PCA为大脑后动脉，Siphon A为颈内动脉虹吸段动脉，VA为椎动脉，BA为基底动脉，Vs为峰值速度，Vm为平均速度。

2.CTA和MRA

CTA的空间分辨力较增强MRA高，对颅内外动脉狭窄情况的判断可靠性更高。比较CTA和DSA发现，CTA在诊断无症状性血管异常方面具有95%以上的敏感度和接近100%的特异度，阳性和阴性预测值均超过97%。新的多层CTA已显著提高了瞬时图像的分辨率，但空间分辨力仍低于DSA。Koelemay等荟萃分析结果提示，对70%~99%重度颈动脉狭窄，CTA检出的敏感度、特异度分别为85%、93%。对超声显示血管狭窄程度大于50%无临床症状或小于50%伴有症状的患者，建议使用CTA来确诊和准确检测血管的狭窄程度。CTA还可用于分析斑块形态及CT值，判断斑块性质，鉴别钙化、非钙化斑块及混合斑块，为脑卒中风险评估及临床诊疗提供重要的帮助。有研究报道，CTA诊断非钙化斑块准确性为93%。

目前的MRA序列技术包括时间飞跃法（time of flight，TOF）、相位对比法、多块重叠薄层采集和增强MRA（contrast enhanced magnetic resonance angiography，CE-MRA）等。用TOF序列能准确地评估颅内外

血管狭窄程度，敏感度为60%～85%，特异度为80%～90%。MRA对闭塞血管的诊断准确性高于CTA，约为100%，但是对末梢血管的评估准确性不如CTA及DSA。CE-MRA对血管腔的显示比常规MRA更为可靠，出现血管狭窄的假象明显减少，对血管狭窄程度的反映更为真实，与CTA类似，其可靠性与传统DSA非常接近。MRA可辅助脑动脉炎的诊断，可通过3D-TOF-MRA和CE-MRA实现，优点在于无创、操作简单方便。

3.DSA检查

DSA作为诊断脑血管病的"金标准"，其准确性、敏感度、特异度均较无创性检查手段高。但其缺点在于耗时长，患者及医务工作者会同时受到电离辐射，并且因其操作的有创性可能导致严重的并发症。DSA能真实显现脑血管形态、结构和循环时间，可清楚显示动脉管腔狭窄、闭塞及侧支循环等情况，还能明确粥样硬化斑块表面是否有溃疡形成，对缺血性脑血管病患者是否采取介入治疗起着重要的指导作用。

4.高分辨率磁共振血管壁成像

高分辨率磁共振血管壁成像是一种无创技术，不仅可以显示管腔，还可以观察管壁病变。除了可以弥补传统管腔成像的不足，还由于固有的高软组织分辨率，对斑块的显示要明显优于超声、CT等检查，对比增强高分辨率MRI在检测斑块形态及其功能方面具有明显优势。增强扫描可鉴别颅内动脉斑块、血管炎及其他血管病变。斑块强化能够反映斑块内新生血管和炎性反应，因此动态增强扫描可用于评估斑块稳定性。

（1）高分辨率MRI能够清晰地显示动脉斑块主要成分，如脂质坏死核心、纤维帽、斑块内出血和钙化等。有研究表明，斑块内出血在T_1WI中显示为亮的高信号，如果其信号强度比相邻肌肉高1.5倍，表明是近期或新发斑块内出血；脂质坏死核心在T_1WI中显示为等信号或高信号，在T_2WI、PDWI中为低至高信号；纤维帽在各序列中显示为等信号或稍高、稍低信号；钙化在各序列上均为低信号，边界清晰。可通过偏心指数和重构指数对斑块形状进行定量分析。偏心指数可采用以下公式计算：（最大厚度－最小厚度）/最大厚度。如果偏心指数≥0.5，即为偏心性斑块。血管重构包括正性重构和负性重构。正性重构与症状性斑块相关。重构指数采用以下公式计算：最大外壁面积/（近端正常动脉面积＋远端正常动脉面积）/2。如果重构指数≥1.0，即为正性重构；反之为负性重构。动脉重构类型与患者临床特征密切相关。斑块强化与新发缺血性脑卒中相关，症状性斑块约69%强化，比例高于无症状性斑块23%强化。随着缺血事件成像时间的增加，症状性斑块强化程度逐渐降低（急性期<4周，亚急性期4～12周，慢性期>12周），因此根据强化程度可以检测出缺血性脑卒中的责任斑块。除了动脉粥样硬化斑块外，全身炎性疾病时也会出现血管壁强化。所以，动脉壁强化可提示颅内动脉粥样硬化，但不能肯定地排除其他炎性血管疾病。

（2）中枢血管炎也称脑血管炎，高分辨率磁共振血管壁成像可在中动脉、小动脉中观察到光滑的管壁增厚。还可见光滑的向心性或偏心性囊壁增厚和强化。强化程度与血管炎的疾病活动性有关。动脉炎患者一般年龄较小，病变所致的颅内动脉狭窄常累及双侧中小型动脉，管壁环形增厚并呈均匀性强化，狭窄血管管壁光滑，斑块少见，与动脉粥样硬化性狭窄所致的偏心斑块不同。

（3）HR-VWI MRI动脉夹层的征象包括夹层内膜片、壁间血肿形成、双腔征。Wang等评估了76例颅内椎动脉夹层患者，其中61%的患者检测出壁内血肿，50%的患者存在双腔，42%的患者有内膜瓣。双腔为夹层动脉瘤的直接征象，可作为诊断依据。内膜瓣为动脉壁内腔夹层分离所致，在T_1WI、T_2WI和PDWI上呈高信号瓣膜状物，且以T_2WI易见。高分辨率MRI在发现和诊断夹层征象（如双腔征或内膜瓣）方面优于DSA或CT血管成像，提高了该病的诊断率。

（4）烟雾病在影像学表现为脑动脉严重狭窄或闭塞，周围广泛的侧支循环，与严重的动脉粥样硬化性狭窄类似，但高分辨率MRI未见管壁增厚、斑块形成及管壁强化。内膜增厚和中膜层变薄是该病的典型病理特征。动脉壁退化与中膜层变薄有关，可能也会促进血管外径的减小。内膜增厚可表现为弥漫性向心性强化。血管最小外径显示两种疾病之间存在显著差异（烟雾病：1.61～2.01 mm；动脉粥样硬化：

3.03～3.31 mm）；烟雾病的重塑指数和壁面积相比动脉粥样硬化显著较低（平均重塑指数：0.19∶1.00；平均壁面积：（0.32～0.39 mm²）∶（1.64～6.00 mm²））；烟雾病向心性强化较高，但强化程度较低。双侧受累多见于烟雾病。高分辨率MRI能够定性、定量分析颅内动脉管壁结构，检测管壁重构模式、强化特点，从而为鉴别颅内动脉狭窄性疾病提供有力帮助，未来应用前景广阔。

总之，颅内血管狭窄的诊断方法有多种：TCD、CTA、MRA和DSA。由于颅内动脉血管较为纤细且位置深在，传统影像学血管检查手段，如CTA、MRA、DSA、TCD等只能显示动脉管腔形态改变和管腔是否狭窄及狭窄程度，无法对血管管壁情况作出准确判断和正确评价。高分辨率MRI是一种非侵入性的先进成像技术，通过充分抑制颅内动脉血流和脑脊液信号从而清晰显示颅内血管壁情况，又称为黑血技术。由于颅内动脉狭窄责任血管管壁的病理生理学改变有着明显的不同，针对性病因治疗在疾病疗效和控制复发方面具有很大的临床意义，因此高分辨率MRI技术对于颅内动脉狭窄有指导性意义。

七、颅内动脉狭窄治疗荟萃

（一）无症状性颅内动脉狭窄治疗

采用药物治疗可以使脑卒中的发生率降低至1%。有文献报道，无症状性颈动脉狭窄患者服用阿司匹林可降低脑卒中严重程度，并与脑卒中的良好功能预后相关。国内外专家认为，对已发现的无症状性颈动脉狭窄患者，可服用他汀类药物和（或）阿司匹林。同时应筛查其他可治疗的脑卒中风险，进行合理的治疗并改变不健康的生活方式，如戒烟、健康饮食、适当的身体活动等。无症状性颈动脉狭窄程度≥70%，在有条件的医院可考虑行颈动脉内膜剥脱术（carotid endarterectomy，CEA）或颈动脉支架成形术（carotid artery stenting，CAS）治疗；对行CEA或CAS的患者，如无禁忌证，围手术期与手术后应给予抗血小板聚集治疗。对无症状性颈动脉狭窄程度＞50%的患者，建议在有条件的医院定期进行超声筛查和随访，评估狭窄的进展和脑卒中风险。

（二）症状性颅内动脉狭窄治疗

1.内科治疗

WASID（wafarin-aspirin symptomatic intracranial disease trial）试验表明：在症状性动脉粥样硬化性颅内动脉狭窄患者中，阿司匹林每天2次650 mg更安全，与华法林一样有效，可防止脑卒中的终点、脑内出血和血管死亡。但对于阿司匹林，最优剂量仍没有定论。对比研究结果表明，阿司匹林不同剂量对动脉粥样硬化患者的临床结局并没有明显差异。当阿司匹林剂量超过75 mg时可产生相同药理效果。对于症状性动脉粥样硬化性颅内动脉狭窄，阿司匹林联合氯吡格雷在一些研究实验中被支持，其治疗时间一般为90天。目前认为，颅内动脉狭窄导致的脑卒中再发率，明显高于其他原因导致的脑卒中发病率。

支架置入与强化药物治疗预防颅内动脉狭窄再发脑卒中对照试验表明：在降低脑卒中风险方面，双抗治疗与单独阿司匹林治疗并没有明显差异，反而会增加出血事件发生。替格瑞洛联合阿司匹林肠溶片治疗动脉粥样硬化性颅内动脉狭窄可能是有效的，但需要进一步去验证。目前，对动脉粥样硬化性颅内狭窄相关脑卒中患者短期使用替格瑞洛，作为阿司匹林的额外预防疗法，是否与氯吡格雷具有同等疗效尚不明确。目前，暂不建议用华法林进行抗凝治疗症状性动脉粥样硬化性颅内动脉狭窄。

其他相关治疗包括控制血糖、控制血压、戒烟及降低低密度脂蛋白等相关危险因素控制，也可以有效控制脑卒中发生。

2.手术和血管内介入治疗

经皮腔内血管成形和支架置入术（percutaneous transluminal angioplasty and stenting，PTAS）作为一种治疗颅内动脉狭窄介入手段，是目前的研究热点。但目前几个大型临床研究试验如VISSIT（vitesse intracranial stent study for ischemic therapy）试验、VIST（vertebral artery ischemic stenting trial）试验、VAST（vertebral artery stenting trial）试验及SAMMPRSIS（the stenting and aggressive medical management for preventing recurrent stroke in intracranial stenosis）试验等，都不能有效证明PTAS治疗效果优于单纯内科治疗。2022年发表的CASSISS（China angioplasty and stenting for symptomatic intracranial severe stenosis）研究对比了支架（Winspan支架系统）联合药物治疗与单纯药物治疗对颈内动脉狭窄患者脑卒中和死亡的影响。结果表明，对于重度颈内动脉狭窄患者，支架联合药物在治疗、预防脑卒中或死亡方面，与单纯药物治疗效果相当。因此，强化内科治疗（联合抗血小板聚集治疗和危险因素的强化管理）是重度颅内动脉狭窄患者的基础治疗。在有丰富治疗经验的医疗中心，对于高风险重症动脉粥样硬化性颅内动脉狭窄（经过强化内科治疗无效、血管重度狭窄、责任血管供血区存在低灌注、侧支循环代偿不良）患者，可选择PTAS治疗。

目前研究表明，在症状性颅内动脉狭窄患者中，其他手术干预措施包括直接颅外–颅内旁路血运重建，并没有发现降低脑卒中风险的证据。

以上治疗方式主要适用于动脉粥样硬化性颅内动脉狭窄，对于动脉夹层、烟雾病颅脑动脉狭窄可参考相关篇章治疗与诊断。

（胡元元、冷　冰）

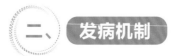

第二节　颈动脉狭窄

颈动脉狭窄是临床常见的脑血管病。约有20%的患者可发生急性缺血性脑卒中。多发生于颈总动脉分叉和颈内动脉起始段。

一、流行病学

2015年中国心血管病报告显示，脑卒中是目前我国城乡居民主要疾病死亡构成比中最主要的原因，成为中国男性和女性的首位死因，农村脑卒中的死亡率为150.17/10万，城市脑卒中的死亡率为125.56/10万。脑卒中患者当中缺血性脑卒中占80%左右，其中25%～30%的颈动脉狭窄与缺血性脑卒中有着密切的关系。来自世界各地的许多研究表明，大颈动脉狭窄的患病率为4.4%～7%。一项大样本荟萃分析结果表明年龄和性别影响无症状颈动脉狭窄的发生率。中度颈动脉狭窄（50%～69%）发病率在0.2%～7.5%，重度颈动脉狭窄（≥70%）发病率在0.1%～3.1%。传统影响动脉粥样硬化的危险因素如高血压、糖尿病、高脂血症及吸烟可明显增加其发病率。2型糖尿病患者其发病率为普通患者的3倍以上。

二、发病机制

颈动脉狭窄的主要病因是动脉粥样硬化，约占90%以上，其他原因包括慢性炎症性动脉炎（如Takayasu

动脉炎、巨细胞动脉炎、放射性动脉炎等）、纤维肌性发育不良、颈动脉迂曲等。颈动脉分叉处由于血流动力学特征容易受到动脉粥样硬化的影响。颈动脉缺血性脑卒中病因主要是源自动脉粥样硬化斑块上的胆固醇结晶或其他粥样物质碎屑不断脱落导致颅内血管栓塞。

动脉粥样硬化基本病变是动脉内膜的脂质沉积，内膜灶状纤维化，粥样斑块形成，致管壁变硬、管腔狭窄，引起相应器官缺血性改变。动脉粥样硬化斑块分为两型：稳定型斑块（硬斑）和不稳定型斑块（脆性斑块，软斑）。如果斑块的脂质核心比较小，纤维帽又比较厚，那么这种斑块就称为稳定型斑块；反之为不稳定型斑块。

颈动脉粥样硬化导致缺血事件发生机制：在颈动脉粥样硬化斑块进展过程中，表面可有胆固醇结晶或其他粥样物质碎屑不断脱落，脱落的栓子流至远端颅内血管形成栓塞。这些斑块脱落可发生脑卒中（66.9%）、TIA（36.1%），也可无症状（26.8%）。分子学机制：动脉粥样硬化发生和进展可能与活性氧（reactive oxygen species，ROS）有关。ROS可以增加细胞黏附分子如ICAM-1和ELAMs。这些分子增加了细胞黏附，LDL-C首先氧化成MM-LDL（minimally oxidiged/minimally modified LDL），再次氧化成OX-LDL。MM-LDL刺激内皮细胞和平滑肌细胞，导致MCP-1增加。OX-LDL促进单核细胞分化为巨噬细胞；产生的巨噬细胞过度表达OX-LDL并且产生动脉粥样硬化早期的泡沫细胞。此外，这种机制也有助于动脉粥样硬化斑块的不稳定性，导致血栓形成。生长调节分子血小板衍生生长因子、基本成纤维细胞生长因子、TGF-α、TGF-β、细胞因子及诸如IL-1和TNF-α等因子的表达，刺激了结缔组织和基质的合成。动脉粥样硬化进展是由于这些机制（图6-2-1）。

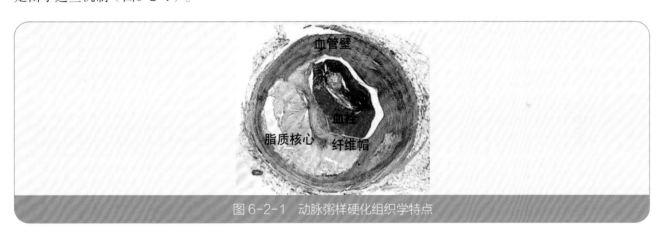

图 6-2-1　动脉粥样硬化组织学特点

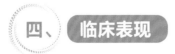

三、　相关危险因素

动脉粥样硬化的危险因素类似其他心血管疾病：血脂异常、高血压、糖尿病、晚期糖机化终产物（年龄）、肥胖症、吸烟、缺乏运动、年龄和C-反应蛋白。

四、　临床表现

颈动脉狭窄分为有症状或无症状，两者之间的区别导致了治疗方式的差异。

（1）无症状性颈动脉狭窄是指既往6个月内无颈动脉狭窄所致的短暂性脑缺血发作、脑卒中或其他相关神经症状。根据最近的临床试验，没有明显症状但脑成像研究异常的患者被认为具有沉默中风，但并未被认为是有症状的。无症状性颈动脉粥样硬化研究发现（1987—1993年）：无症状性颈动脉粥样硬化狭窄度60%~99%的患者年脑卒中风险为2%~2.5%；后来的ACST研究的后半部分发现：其年脑卒中风险由1.1%降到0.7%。治疗方式改进成为减少血管风险的关键因素。

（2）症状性颈动脉狭窄是指既往6个月内有TIA、一过性黑蒙、患侧颅内血管导致的轻度或非致残性脑卒中等临床症状中一项或多项的颈动脉狭窄。患者经常在脑卒中之前发生TIA。有症状的颈动脉斑块被认为是不稳定的，并且比无症状的斑块更容易发生斑块破裂。

五、检查和诊断

颈动脉狭窄诊断方式包括颈动脉彩超、CTA、MRA及诊断"金标准"DSA。

（1）无症状颈部杂音和晕厥的患者应进行颈动脉狭窄筛查。NOMAS（northern manhattan study）研究表明，对于颈动脉狭窄，听诊杂音的敏感度为56%，特异度为98%，阳性预测值仅为25%，阴性预测值为99%。因此，颈动脉杂音阴性，并不能排除颅内动脉狭窄。

（2）颈动脉双功能超声作为一种廉价、非侵入性检查手段，能准确评估颈动脉狭窄，仍然作为一线检查手段，但其具有主要缺点——检测准确性依赖于超声医师的经验和能力。关于颈动脉疾病患者管理的多个指南将对患有周围动脉疾病、冠状动脉疾病或动脉粥样硬化主动脉瘤患者行颈动脉超声筛查作为ⅡB类建议。

（3）CTA是术前常用的无创性诊断方式，随着机器性能的提高和软件的更新，在一定程度上可以替代DSA。缺点是成像的准确性与仪器的硬件、软件及操作者等因素密切相关，如果动脉壁的钙化较重则影响动脉的有效显影，对远端小动脉的显影有时不理想，需要结合阅读横断面原始图像以提高诊断准确性。

（4）MRA也是常用的无创性检查诊断方法。MRA成像原理是利用流动血液的MR信号与周围静止组织的MR信号差异而建立图像对比的一种技术，可显示颈动脉狭窄解剖部位和狭窄程度，但对钙化的动脉不敏感。目前的MRA序列技术包括三维TOF序列、CE-MRA等。TOF序列能准确地评估颅内外血管狭窄程度，敏感度为60%~85%，特异度为80%~90%。MRA对闭塞血管的诊断准确性高于CTA，约为100%，但是对末梢血管的评估准确性不如CTA及DSA。MRA图像显示的血管狭窄程度常会比实际的狭窄重，不能将接近闭塞的狭窄和完全闭塞区分开。特殊序列的MRI可以检测斑块中的纤维帽是否薄弱、完整，斑块脂质核心情况及斑块下出血情况，辅助判断斑块的稳定性。MRI的缺点是体内有铁磁性金属植入物时不适合进行，而且扫描时间长、患者不自主运动均可引起伪影，老年或幼儿患者耐受性相对较差。

（5）DSA是作为诊断颈动脉狭窄的"金标准"。DSA检查有助于观察主动脉弓的类型、颈动脉狭窄病变的性质（如狭窄部位、狭窄程度、斑块的整体形态、斑块有无溃疡）、对侧颈动脉、椎动脉和颅内Willis环的完整性及代偿等。

六、治疗

1.无症状性颈动脉狭窄治疗

无症状性颈动脉狭窄（asymptomatic carotid stenosis，ACS）治疗主要原则是抓住最佳药物治疗时机。最佳药物治疗主要包括抗血小板聚集治疗、他汀类药物治疗和血管病相关风险控制。无症状疾病的抗血小板聚集药物选择通常是阿司匹林单药治疗，因为与其他药物治疗相比，其总体成本低，耐受性好，疗效相当。低剂量阿司匹林（75～150 mg/d）可以获得与高剂量相同的疗效。血管病相关风险控制包括戒烟、血压控制（建议控制血压<140/90 mmHg）、血脂异常的治疗（控制低密度脂蛋白水平<100 mg/dL）和血糖控制（非空腹血糖<11.1 mmol/L，治疗期间糖化血红蛋白<7%）。

目前，对于无症状性颈动脉狭窄患者手术干预仍然存在较大争议。SMART研究发现，在接受药物治疗的中度和重度无症状性颈动脉狭窄人群中，每年总缺血性脑卒中风险低于1%，进一步的亚组分析显示：大血管疾病导致的脑卒中百分比没有明显差异。由于药物治疗的使用，脑卒中发生率有所降低，需要进一步的研究来确定手术干预的作用。

尽管在ACS患者管理中单独药物治疗是否充分仍存在争议，但是CEA和支架置入仍然是当前治疗的一部分。对于ACS患者管理是否进行手术干预，必须考虑患者预期寿命。中华医学会外科学分会血管外科学组指南认为，如果患者预期寿命超过3年，并且脑卒中或死亡的围手术期风险小于3%，则应考虑对狭窄率大于60%的ACS患者进行手术干预。欧洲血管外科学会指南建议对无症状的60%～99%狭窄预期寿命超过5年的患者，可考虑CEA。美国神经病学学会指南则认为仅在40～75岁的ACS患者中考虑CEA。因此，不仅要根据预期寿命，还要根据被认为会增加脑卒中风险的颈动脉疾病的特征，如斑块面积、回声透亮度、MRI上是否存在斑块内出血或无症状梗死，或TCD上是否有自发性栓塞，对患者进行分层，以指导患者治疗。

对颈动脉狭窄患者不仅要关注患者脑卒中风险，还应该考虑患者认知功能是否下降。有研究表明，无症状颈动脉狭窄与认知功能下降有关。JOHNSTON等对4006例颈动脉狭窄（狭窄率≥75%）的研究显示，左侧颈动脉狭窄与认知功能障碍及后续的认知功能下降有关，而右侧颈动脉狭窄患者则没有这种关系。BURATTI等对159例双侧无症状性重度颈动脉狭窄患者进行为期3年的研究显示，相比较无颈动脉狭窄者，双侧无症状性重度颈动脉狭窄患者认知功能下降的风险更高。崔秀英等关于颈动脉狭窄部位与认知功能关系的研究表明，颈动脉狭窄程度与认知功能障碍程度无明显关系，而颈动脉狭窄部位不同则会导致不同倾向性的认知功能障碍。其中左侧颈动脉狭窄主要与语言功能受损有关，右侧颈动脉狭窄则以执行功能、视空间结构及延迟回忆受损更为显著。研究表明，与非手术患者相比，单纯CEA可改善单侧无症状性重度颈动脉狭窄患者的脑血流灌注和认知功能。然而，在另一项研究中，CEA能明显改善65岁以上症状性颈动脉狭窄患者的认知功能，而对于无症状性颈动脉狭窄患者则没有这种改善作用。可见手术对于无症状性颈动脉狭窄患者认知功能的改善作用仍存在争议，需要做进一步研究。

2.症状性颈动脉狭窄治疗

症状性颈动脉狭窄治疗的"金标准"为颈内动脉内膜剥脱术。手术最终目的是减少脑卒中再发概率，并不能改善初始脑卒中事件的结局。大多临床研究表明，接受手术和药物治疗患者的脑卒中风险为9%～15%，与单纯使用药物治疗的风险>25%相比大大降低。对于狭窄≤49%有症状的患者，并不能从CEA手术中获益。

脑卒中事件发生后，CEA手术时间选择也至关重要。目前认为脑卒中事件再发高峰期在初始事件开始前2周，并持续到第6周。因此，如果需要手术治疗，理想情况下应在初次事件的2周后进行，该建议基于北美症状性颈动脉狭窄内膜剥脱试验和欧洲颈动脉手术研究。

随着血管内治疗技术的发展，颈动脉狭窄支架置入术作为颈动脉内膜剥脱的替代方法。颈动脉狭窄支架置入优点：创伤小、手术时间短、不需要全身麻醉、避免CEA所致的神经损伤等相关并发症。然而，颈动脉支架置入术不能清除动脉粥样硬化病变，并可能在操作过程中导致斑块脱落，导致围手术期脑卒中。大多数非随机对照研究证明了颈动脉支架手术的安全性和有效性。随着CAS手术保护装置的应用，与CEA相比其主要手术并发症明显降低（12%）。但大量研究结果表明，在10年随访中两者最终结局并没有明显差异。

因此，目前对于症状性颈动脉狭窄患者，治疗30天内的脑卒中或死亡风险CAS明显高于CEA。年龄大于70岁，围手术期脑卒中发生率明显增加。在治疗30天之后，CAS在防止再发性脑卒中与CEA效果相同。然而，从长期安全性和有效性来看，CAS与CEA相比仍然有较高的风险。

（胡元元、冷　冰）

第三节　输送血管与功能血管

中枢神经系统缺血性疾病介入治疗是以心脏内科冠状动脉狭窄治疗方法与理念为基础发展而来的，治疗方法不尽相同。

一、心血管与脑血管不同

（1）位置不同：冠状动脉位于心肌内，心肌对冠状动脉有一定保护作用；脑血管位于蛛网膜下腔内，缺乏周围组织的保护。

（2）血管形态不同：脑动脉相对冠状动脉更加迂曲。

（3）代偿不同：冠状动脉间交通较少，往往以急性心肌梗死起病；脑血管前后交通动脉在缺血情况下开放代偿供血。

（4）狭窄部位与临床症状的关系不同：由于冠状动脉缺乏代偿，大血管阻塞引起大面积心肌梗死，导致心力衰竭；冠状动脉末端阻塞，引起小面积梗死，症状轻微。脑血管代偿充足时，颈内动脉闭塞，患者可能也仅仅有头昏症状；但微小血栓在功能区形成微小脑梗灶，往往就会出现严重的神经功能障碍症状。

上述内容在临床工作中十分重要，也是术前评估治疗与否、治疗方法、治疗程度、预期结果、控制风险的重要指标之一。这就要求神经科医师在诊治脑血管缺血性疾病时，不能完全按照心脏科的诊治、理念和操作方法。

二、解剖学意义

人类神经系统血管包括动脉、毛细血管、静脉、静脉窦；从作用上分为动脉血管输送血液、毛细血管进行物质交换、静脉和静脉窦进行血液回流。颅内血管存在强大的储备功能和代偿功能，这种储备和代偿功能大量存在于动脉系统的输送血管内，如人脑中的Willis环（图6-3-1）、软膜血管沟通（图6-3-2）、颈外动脉补偿性开放等（图6-3-3）；而作为毛细血管的功能血管，其储备与代偿能力十分有限。当发生动脉血管狭窄或闭塞时，由于存在颅内动脉的代偿机制，是否出现临床症状取决于代偿程度和范围，即代偿充分临床无症状，代偿不充分出现临床症状。而功能血管受损直接影响脑组织供血，出现临床症状。因此，所有临床操作都应该以保护功能血管为目的。

椎-基底动脉闭塞或狭窄直接影响穿支动脉供血脑干和丘脑，因此在解剖上既属于输送血管范畴，也属于功能血管范畴。

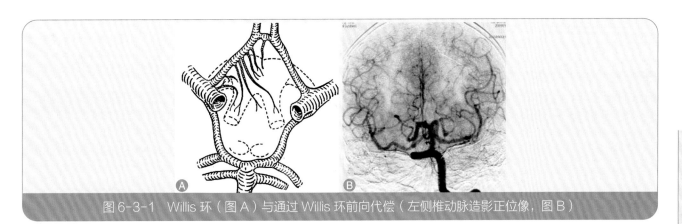

图 6-3-1 Willis 环（图 A）与通过 Willis 环前向代偿（左侧椎动脉造影正位像，图 B）

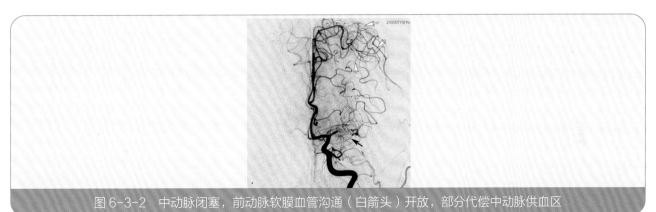

图 6-3-2 中动脉闭塞，前动脉软膜血管沟通（白箭头）开放，部分代偿中动脉供血区

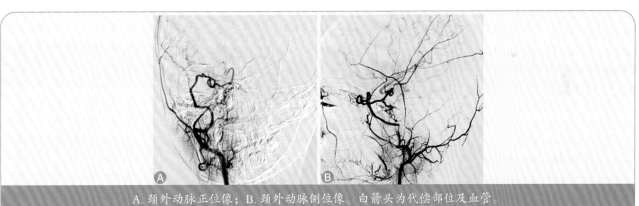

A. 颈外动脉正位像；B. 颈外动脉侧位像。白箭头为代偿部位及血管。

图 6-3-3 颈外动脉补偿性开放

 三、 **输送血管和功能血管的判断**

1.输送血管

临床常用形态学方法CTA、MRA、DSA判断病变血管、节段、程度。随着高分辨率磁共振在临床的应用，病变性质的判断逐渐成熟。

2.功能血管

功能血管的影像学检查可通过XeCT、灌注成像CT、MRI、SPECT、PET等方法。XeCT结果准确，但临床少用。临床上采用灌注成像CT、MRI（CT and MRI perfusion，CTP and MRIP）的方法，由于应用简单、价格低廉，成为常用检测手段，能较为准确地反映脑灌注情况。但此方法受人为因素影响较多，反映出的数值是相对值而不是绝对值，因此CTP或MRIP在临床上可以作为参考指标应用。

CT和MRI灌注的成像原理及意义：CT灌注成像包含了造影剂从进入组织的瞬间开始一直到大部分离开组织或病灶为止这段时间，具有以下意义：①反映组织内血液微循环规律；②更加精确计算组织灌注量和描绘灌注曲线；③避免了后处理时的分析错误。

四、 输送血管和功能血管的意义

（1）解除输送血管狭窄或闭塞的目的是改善功能血管供血不足；不能以损伤功能血管为代价进行输送血管的开通。急性期取栓，防止微小血栓逃逸是治疗的关键。

（2）术前充分评估功能血管状态，是选取治疗方法的重要指标。

（3）功能血管是否改善是治疗有效性的判断指标。

（冷 冰）

第七章

富血运肿瘤（脑膜瘤）、外伤性头面部血管损伤

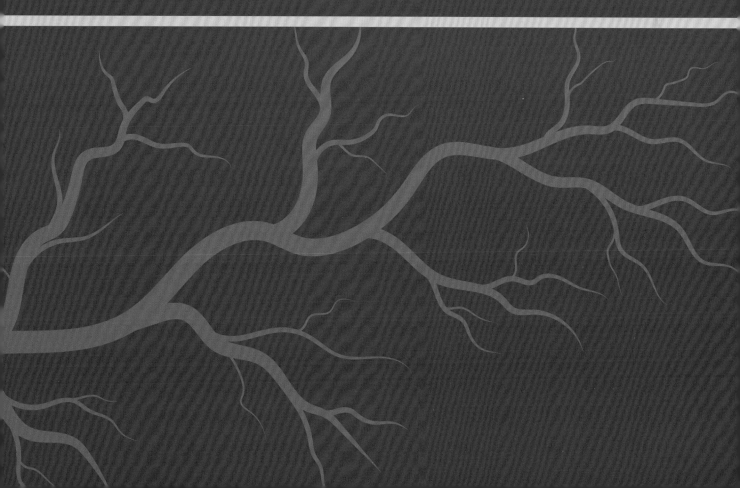

第一节　富血运肿瘤（脑膜瘤）

从循证医学向精准医学发展的今天，对任何疾病，我们都要用新的视角、新的眼光、新的方式、新的手段重新认识。富血运肿瘤均可以通过术前栓塞、术中栓塞或术前-术中联合栓塞方法，减少术中出血，提高肿瘤全切率。本节以富血运脑膜瘤为例，介绍栓塞方法和步骤。

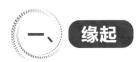

一、　缘起

脑膜瘤起源于蛛网膜绒毛组织，大多数脑膜瘤血运丰富（图7-1-1）。肿瘤生长需要营养，营养来源于血供，血运越丰富的肿瘤，生长速度越快。了解肿瘤的血供情况，是寻找全切肿瘤、减少失血、保护脑组织的关键。

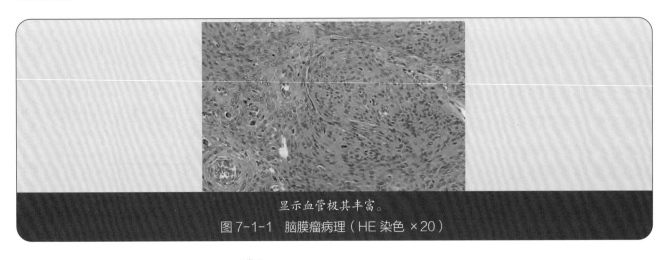

显示血管极其丰富。
图 7-1-1　脑膜瘤病理（HE 染色 ×20）

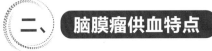

二、　脑膜瘤供血特点

（一）解剖学特点

（1）主要来自硬脑膜动脉的分支。

（2）大型或巨大脑膜瘤有软膜血管的补充供血。

（3）脑膜瘤基底部和中心区域多数是由硬脑膜动脉供血，外周部分可由脑内动脉或软膜血管供应。

（4）脑室内脑膜瘤供血来自颈内动脉和椎动脉的脉络膜前动脉和（或）脉络膜后动脉。这些特点为术前、术中栓塞减少出血提供了解剖学基础。

（二）脑膜瘤的DSA特点

1.供血动脉

不同部位的肿瘤，其供血动脉（图7-1-2）来源不同。①单纯颈外动脉供血；②颈内外动脉联合供血，以颈外动脉为主；③颈内外动脉联合供血，以颈内动脉为主；④单纯颈内动脉供血。

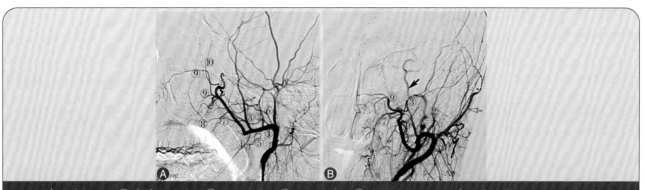

A. 颈外动脉侧位：①牙槽上动脉；②眶下动脉；③腭大动脉；④蝶腭动脉。B. 颈外动脉造影正位：显示颌内动脉及其分支（黑箭头示枕动脉、空箭头示颞浅动脉）；①颌内动脉；②脑膜中动脉；③颞深中动脉；④牙槽下动脉；⑤咬肌支；⑥脑膜副动脉；⑦腭大动脉；⑧眶下动脉；⑨蝶腭动脉及鼻支；⑩颞深前动脉。

图 7-1-2 颈外动脉 DSA（部分）

2.肿瘤染色

颅内动脉系统、颅外动脉系统、椎-基底动脉系统均可以参与供血，可以多系统混合供血，但主要供血往往与肿瘤的部位和性质有关。①动脉期：A.形成粗细较为一致，比较均匀的小动脉网；脑膜瘤大多数是以颈外动脉系统为主要供血来源，颈内动脉只有脑膜支参与；小动脉网呈抱球状，多见于脑膜瘤；B.肿瘤中央常呈网状或轮状；瘤体常形成环状或半环状的网状血管带，血液常来自颈外动脉分支。②实质期：肿瘤部位出现明显、均匀一致、边界清楚的血管染色，至静脉期逐渐消失。③静脉期：一般无独立的引流静脉。有时可在其边缘见到增粗早显的引流静脉。

脑膜瘤的实质部分在血管造影时染色较明显，如血管瘤型脑膜瘤、部分血管外皮瘤等，供血动脉及肿瘤染色明显。血管外皮瘤偶尔能见肿瘤染色时出现螺丝锥样血管结构。

另外，颅骨及皮肤受侵时，颅骨内板和板障的肿瘤主要由脑膜动脉供血。侵及外板和头皮时，由颞浅动脉供血。肿瘤引流静脉大多数情况下不是肿瘤的组成部分，还具有周围正常脑组织的引流功能，因此术中尽量保护这些静脉，以防术后静脉回流不畅引起淤血性水肿。大脑凸面脑膜瘤主要通过4组静脉引流：脑膜静脉、板障静脉、颞浅静脉及皮层静脉。静脉窦受侵时，对窦旁脑膜瘤要特别注意上矢状窦、横窦、窦汇等硬膜静脉窦的充盈情况，若充盈不佳，则提示肿瘤易侵犯上述静脉窦。

（三）高血运肿瘤栓塞目的

减少出血，减少周围正常组织损伤。有文献报道，微粒栓塞后肿瘤血管染色完全消失者和染色明显减轻者，术中平均出血量为150～500 mL。

（四）高血运肿瘤栓塞方法

1.术前栓塞

术前栓塞较常用，包括供血动脉栓塞（液体胶、吸收性明胶海绵柱、丝线段等）和肿瘤毛细血管床栓塞［微粒、吸收性明胶海绵粒（粉）等］（图7-1-3）。

2.术中栓塞

术中栓塞少用，但可以解决危机情况，即开颅后，直视下直接将液体栓塞剂注射在脑膜瘤基底部血管床内，达到止血或减少出血的目的。术中栓塞者必须充分了解肿瘤供血特点、肿瘤血管与正常血管的关系及密切程度、肿瘤部位比邻的解剖等。术中栓塞最大的并发症是误栓正常血管。Hybridge手术室的应用可以减少误栓正常血管的并发症。

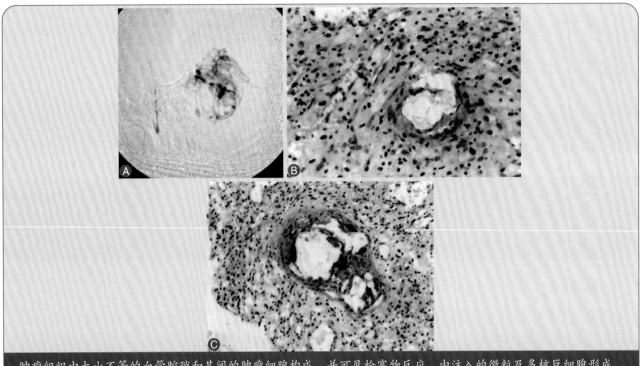

肿瘤组织由大小不等的血管腔隙和其间的肿瘤细胞构成，并可见栓塞物反应，由注入的微粒及多核巨细胞形成。HE 染色 ×20。

图 7-1-3　栓塞后手术病理切片

3.术前和术中联合栓塞方案

大型、巨大型血运丰富脑膜瘤，有时需要术前和术中联合栓塞，才能有效减少术中出血和完整切除率。

典型病例：患者女性，23岁，右侧蝶骨嵴巨大脑膜瘤（图7-1-4～图7-1-7）。

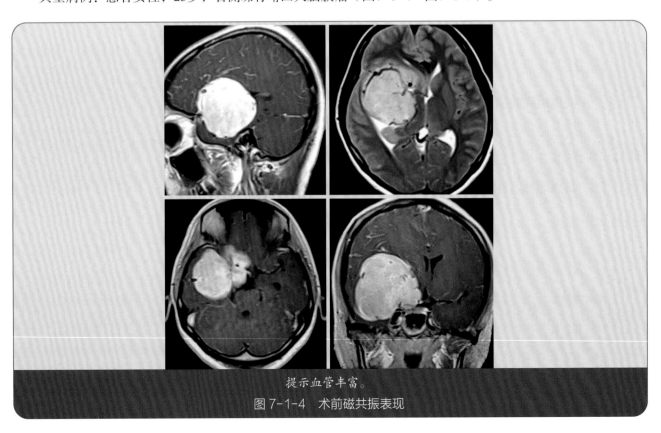

提示血管丰富。

图 7-1-4　术前磁共振表现

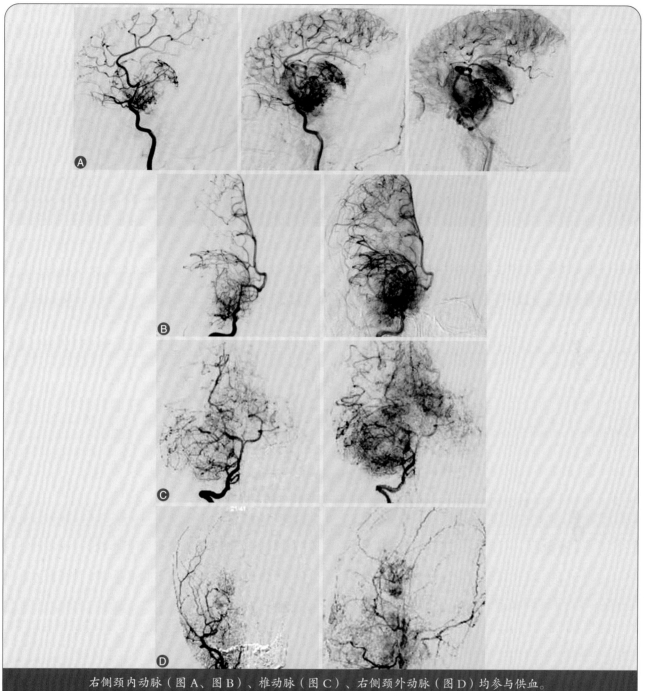

右侧颈内动脉（图 A、图 B）、椎动脉（图 C）、右侧颈外动脉（图 D）均参与供血。

图 7-1-5 术前造影

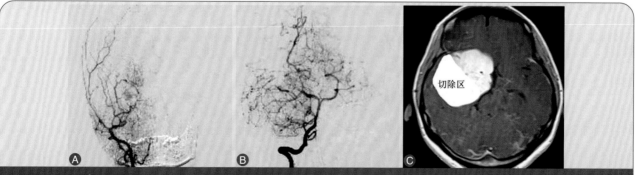

A. 右侧颈外动脉；B. 椎动脉供血动脉，减少脑膜瘤外侧血供；C. 首先切除图中切除区，手术空间即形成。

图 7-1-6 术前栓塞

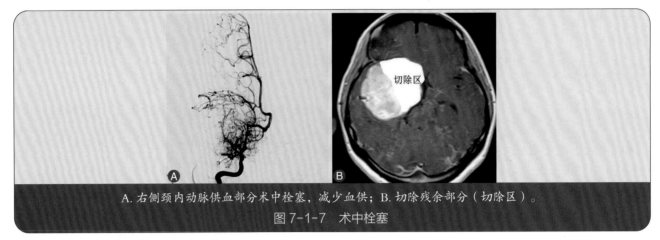

A.右侧颈内动脉供血部分术中栓塞，减少血供；B.切除残余部分（切除区）。

图7-1-7 术中栓塞

4.总结

肿瘤的生长，需要营养，营养来源于血供；了解肿瘤的血供及其供血特点，就是寻找战胜疾病的法宝。富血运肿瘤手术治疗要以供血动脉为基础，设计合理的手术入路、切除策略和步骤，才能有效、完整地切除肿瘤，同时减少失血、保护周围组织；脑血管知识是神经外科医师进步的起点和腾飞的关键。

（冷 冰）

第二节 外伤性头面部血管损伤

一、外伤性颈动脉海绵窦瘘

（一）概述

TCCF指由外伤造成颈内动脉海绵窦段本身和（或）其分支破裂，与海绵窦之间形成异常动静脉交通而造成的一系列特殊的临床综合征。

外伤原因：①头面部损伤，尤其是颅底骨折；②医源性创伤，如血管内治疗、蝶窦或经蝶窦手术、鞍区肿瘤内镜手术等，易误伤颈内动脉海绵窦段，形成TCCF。

TCCF病理机制有以下几种。①盗血：严重者可以出现神经功能障碍。②引流静脉扩张、淤血：皮层引流静脉破裂可以导致急性SAH或血肿；眼静脉扩张和淤血引起急性青光眼，严重者可以导致失明。③鼻出血：假性动脉瘤或颅底骨折刺破硬脑膜引起。

因此，TCCF发生后如下情况需要急诊封闭瘘口并进行相应治疗。①SAH或血肿；②神经功能障碍：说明盗血严重；③进行性视力下降：急性青光眼；④鼻出血：TCCF导致鼻出血往往有反复、多次、出血量大的特点。

（二）分型（复旦大学附属华山医院分型）

1.概述

TCCF常用如下2种分型。①Parkinson分型：Ⅰ型为颈内动脉海绵窦段本身破裂，与海绵窦直接形成交通；Ⅱ型为颈内动脉海绵窦段的分支断裂形成与海绵窦的直接交通。②Barrow分型（1985年）：A型为颈内动脉主干供血的高流量瘘，主要由外伤和海绵窦内颈动脉瘤破裂引起；B型为仅有颈内动脉硬脑膜支供血的海绵窦瘘；C型为仅有颈外动脉供血的海绵窦瘘；D型为颈内、外动脉均供血的海绵窦瘘。

由于上述分型是根据供血动脉不同区分的，不能体现不同类型TCCF与临床症状之间的关系，而Barrow分型中B型、C型和D型是间接颈内动脉海绵窦瘘，且瘘口位于邻近海绵窦硬脑膜内，因此应归于自发性海绵窦区DAVF。有人也曾根据其静脉引流的不同进行分型，这种分型虽然体现了临床表现的不同，却忽略了由于供血动脉不同而要采取的治疗方式和预后的不同。

2.缘起

复旦大学附属华山医院神经外科在临床中发现，TCCF时临床症状的不同是由引流静脉不同决定的。海绵窦静脉引流有5种方式，与临床表现有关。①前方引流：经眼静脉、面静脉引流；特点是眼静脉明显增粗，通过面静脉引流，从而产生搏动性突眼、颅内血管性杂音、海绵窦充血、压力增高综合征。②后方引流：经岩上窦、岩下窦引流；特点是岩上窦、岩下窦增粗，与颅内血管性杂音形成和传导有关。③上方引流：经蝶顶窦，向皮层静脉和脑深静脉引流，这种静脉引流，与SAH和脑出血有关。④通过海绵间窦向对侧引流，引起对侧或双侧临床症状；若静脉角发育良好，则不出现眼部症状。⑤混合性引流：上述引流方式混合出现，多伴有颈内动脉远端的盗血现象。

3.复旦大学附属华山医院分型

（1）供血形式不同，与不同治疗方式的选择有关。Ⅰ型：单纯颈内动脉供血；Ⅱ型：颈内动脉、颈外动脉均参与供血；Ⅲ型：双侧TCCF。

（2）按静脉引流方向的不同分成2个亚型，与治疗时机、治疗方法选择有关。a亚型：包括向前侧、后侧、对侧的引流，此3种引流方式主要与临床表现有关；b亚型：同时伴有上方引流，具有潜在的颅内出血危险性。

因此，复旦大学附属华山医院神经外科将TCCF按动脉供血方式分为三型。Ⅰ型：单纯颈内动脉供血；Ⅱ型：颈内动脉、颈外动脉均参与供血；Ⅲ型：双侧TCCF。同时，每型中按静脉引流方向的不同分成2个亚型。a亚型：包括向前侧、后侧、对侧的引流，此3种引流方式主要与临床表现有关；b亚型：同时伴有上方引流，具有潜在的颅内出血危险性（表7-2-1）。

表 7-2-1　复旦大学附属华山医院 TCCF 影像学分型

Ⅰ型	单纯颈内动脉供血	
		Ⅰa型：前侧、后侧、对侧的引流
		Ⅰb型：伴有上方引流的混合性引流
Ⅱ型	颈内动脉、颈外动脉均参与供血	
		Ⅱa型：前侧、后侧、对侧的引流
		Ⅱb型：伴有上方引流的混合性引流
Ⅲ型	双侧 TCCF	
		Ⅲa型：前侧、后侧、对侧的引流
		Ⅲb型：伴有上方引流的混合性引流

（3）分型意义如下：①简单、容易记忆。②既包括了动脉的供血又包括了静脉的引流方式，克服了以往分型的不足，仅仅通过对DSA子分析，就能对临床表现和潜在的危险性一目了然。如a亚型：可能会出现同侧、对侧或双侧的搏动性突眼、球结膜充血水肿、颅内杂音等；b亚型：皮层静脉和脑深部的静脉引流，提示颅内出血的危险因素存在，可能患者突眼、球结膜水肿、颅内杂音等临床表现并不严重，但对这种患

者，更应提高警惕，防止可能的突发性颅内出血。③对治疗方式选择具有指导意义。Ⅰ型可只选用颈内动脉入路闭塞瘘口即能达到治愈的目的，特别是选择覆膜支架时，覆膜支架仅能闭塞颈内动脉瘘口（Ⅰ型TCCF）；Ⅱ型则多需选用颈内动脉和颈外动脉的联合治疗或经静脉入路才能达到治愈；Ⅲ型的治疗有时较困难，一般首选治疗的一侧应力争保持颈内动脉通畅，才能使另侧治疗方式选择余地较大；反之，另侧治疗可能会有相当大的麻烦。④对预后判断提供了依据。⑤对治疗预算有所帮助。⑥便于资料的分型统计和随访总结。

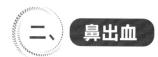

二、鼻出血

（1）颅内血管损伤：TCCF后鼻腔及鼻咽部静脉扩张破裂引起鼻出血，也可以形成假性动脉瘤造成反复鼻出血。医源性创伤，如血管内治疗、蝶窦或经蝶窦手术、鞍区内镜手术等，易误伤颈内动脉窦内段造成鼻出血，特别是在内镜广泛使用的早期。

（2）颅外血管损伤：颅外血管损伤直接破入或形成假性动脉瘤破入鼻腔，造成反复鼻出血。

三、外伤性动脉瘤发生机制

（1）外伤：强力外伤时，颈动脉弹力膜外伤性、扭性撕脱后继发动脉瘤产生（图7-2-1）。
（2）医源性致病见图7-2-2。

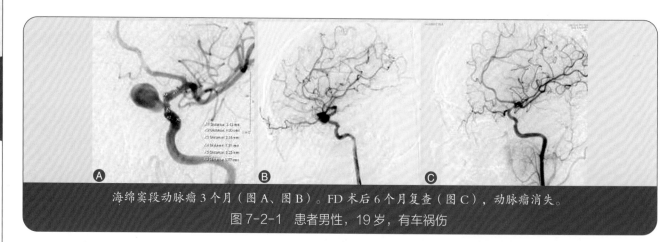

海绵窦段动脉瘤3个月（图A、图B）。FD术后6个月复查（图C），动脉瘤消失。

图7-2-1　患者男性，19岁，有车祸伤

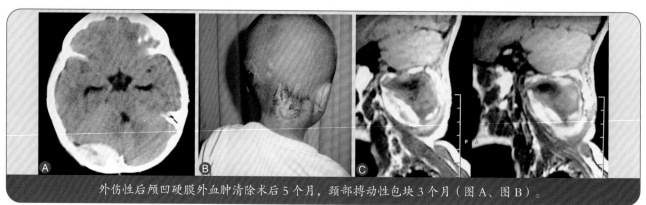

外伤性后颅凹硬膜外血肿清除术后5个月，颈部搏动性包块3个月（图A、图B）。

第七章

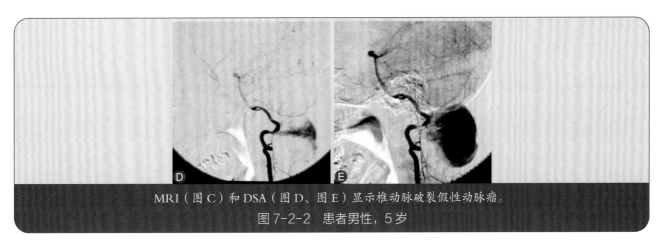

MRI（图C）和DSA（图D、图E）显示椎动脉破裂假性动脉瘤。

图7-2-2 患者男性，5岁

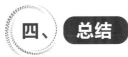

四、总结

　　头面部外伤可以造成颅内外血管损伤，全脑血管造影是其诊断方法。部分患者需要急性期治疗，治疗方法主要为血管内治疗，必要时结合手术治疗。对于单一血管损伤，带膜支架似是彻底解决问题的方法。

（冷　冰）

参考文献

[1] 冷冰.神经系统血管性疾病DSA诊断学.北京：人民卫生出版社，2010.

[2] LASJAUNIAS P.Surgical Neuroangiography 2.1 2004.

[3] ALSHEKHLEE A，MEHTA S，EDGELL R C，et al.Hospital mortality and complications of electively clipped or coiled unruptured intracranial aneurysm.Stroke，2010，41（7）：1471-1476.

[4] ANSON J A，LAWTON M T，SPETZLER R F.Characteristics and surgical treatment of dolichoectatic and fusiform aneurysms.J Neurosurg，1996，84（2）：185-193.

[5] BEDERSON J B，AWAD I A，WIEBERS D O，et al.Recommendations for the management of patients with unruptured intracranial aneurysms：a statement for healthcare professionals from the Stroke Council of the American Heart Association.Stroke，2000，31（11）：2742-2750.

[6] BIONDI A，JANARDHAN V，KATZ J M，et al.Neuroform stent-assisted coil embolization of wide-neck intracranial aneurysms：strategies in stent deployment and midterm follow-up.Neurosurgery，2007，61（3）：460-469.

[7] BONNEVILLE F，SOUROUR N，BIONDI A.Intracranial aneurysms：an overview.Neuroimaging Clin N Am，2006，16（3）：371-382，vii.

[8] BOUSSEL L，RAYZ V，MCCULLOCH C，et al.Aneurysm growth occurs at region of low wall shear stress：patient-specific correlation of hemodynamics and growth in a longitudinal study.Stroke，2008，39（11）：2997-3002.

[9] BYRNE J V，BELTECHI R，YARNOLD J A，et al.Early experience in the treatment of intra-cranial aneurysms by endovascular flow diversion：a multicentre prospective study.PLoS One，2010，5（9）：e12492.

[10] CAMPI A，RAMZI N，MOLYNEUX A J，et al.Retreatment of ruptured cerebral aneurysms in patients randomized by coiling or clipping in the International Subarachnoid Aneurysm Trial（ISAT）.Stroke，2007，38（5）：1538-1544.

[11] CHEN P R，FRERICHS K，SPETZLER R.Natural history and general management of unruptured intracranial aneurysms.Neurosurg Focus，2004，17（5）：E1.

[12] CHICOINE M R.Microsurgery and clipping：the gold standard for the treatment of intracranial aneurysms.J Neurosurg Anesthesiol，2003，15（1）：61-63.

[13] Chyatte，D.（1996）."Diagnosis and management of aneurysmal subarachnoid hemorrhage，"in The Practice of Neurosurgery，eds G.T.Tindall，P.R.Cooper，and D.L.Barrow（Baltimore：Williams and Wilkins），1989-1995.

[14] CHYATTE D，PORTERFIELD R.Nuances of middle cerebral artery aneurysm microsurgery.Neurosurgery，2001，48（2）：339-346.

[15] DASHTI R，HERNESNIEMI J，NIEMELÄ M，et al.Micro neurosurgical management of distal middle cerebral artery aneurysms.Surg Neurol，2007，67（6）：553-563.

[16] DODEL R，WINTER Y，RINGEL F，et al.Cost of illness in subarachnoid hemorrhage a German longitudinal study.Stroke，2010，41（12）：2918-2923.

[17] DOTT N M.Intracranial aneurysms：cerebral arterio-radiography：surgical treatment.Edinb Med J，1933，

40（12）：T219-T240.

[18] FERNS S P，SPRENGERS M E S，VAN ROOIJ W J，et al.Coiling of intracranial aneurysms：a systematic review on initial occlusion and reopening and retreatment rates.Stroke，2009，40（8）：e523-e529.

[19] FINLAY H M，WHITTAKER P，CANHAM P B.Collagen organization in the branching region of human brain arteries.Stroke，1998，29（8）：1595-1601.

[20] FIORELLA D，ALBUQUERQUE F C，DESHMUKH V R，et al.Usefulness of the Neuroform stent for the treatment of cerebral aneurysms：results at initial（3-6-mo）follow-up.Neurosurgery，2005，56（6）：1191-1202.

[21] FIORELLA D，WOO H H，ALBUQUERQUE F C，et al.Definitive reconstruction of circumferential，fusiform intracranial aneurysms with the pipeline embolization device.Neurosurgery，2008，62（5）：1115-1121.

[22] GONZALEZ N，MURAYAMA Y，NIEN Y L，et al.Treatment of unruptured aneurysms with GDCs：clinical experience with 247 aneurysms.AJNR Am J Neuroradiol，2004，25（4）：577-583.

[23] GUGLIELMI G，VIÑUELA F，DION J，et al.Electrothrombosis of saccular aneurysms via endovascular approach.Part 2：preliminary clinical experience.J Neurosurg，1991，75（1）：8-14.

[24] GUGLIELMI G，VIÑUELA F，SEPETKA I，et al.Electrothrombosis of saccular aneurysms via endovascular approach.Part 1：electrochemical basis，technique，and experimental results.J Neurosurg，1991，75（1）：1-7.

[25] HIGASHIDA R T，LAHUE B J，TORBEY M T，et al.Treatment of unruptured intracranial aneurysms：a nationwide assessment of effectiveness.AJNR Am J Neuroradiol，2007，28（1）：146-151.

[26] HOLMES D R J R，SAVAGE M，LABLANCHE J M，et al.Results of prevention of Restenosis with tranilast and its outcomes（PRESTO）trial.Circulation，2002，106（10）：1243-1250.

[27] IWAMOTO H，KIYOHARA Y，FUJISHIMA M，et al.Prevalence of intracranial saccular aneurysms in a Japanese community based on a consecutive autopsy series during a 30-year observation period.The Hisayama study.Stroke，1999，30（7）：1390-1395.

[28] JOHNSTON S C.Effect of endovascular services and hospital volume on cerebral aneurysm treatment outcomes.Stroke，2000，31（1）：111-117.

[29] JOHNSTON S C，HIGASHIDA R T，BARROW D L，et al.Recommendations for the endovascular treatment of intracranial aneurysms：a statement for healthcare professionals from the Committee on Cerebrovascular Imaging of the American Heart Association Council on Cardiovascular Radiology.Stroke，2002，33（10）：2536-2544.

[30] JUVELA S，PORRAS M，POUSSA K.Natural history of unruptured intracranial aneurysms：probability of and risk factors for aneurysm rupture.J Neurosurg，2000，93（3）：379-387.

[31] JUVELA S，POUSSA K，PORRAS M.Factors affecting formation and growth of intracranial aneurysms：a long-term follow-up study.Stroke，2001，32（2）：485-491.

[32] KANAAN H，JANKOWITZ B，ALEU A，et al.In-stent thrombosis and Stenosis after neck-remodeling device-assisted coil embolization of intracranial aneurysms.Neurosurgery，2010，67（6）：1523-1533.

[33] KONDO S，HASHIMOTO N，KIKUCHI H，et al.Cerebral aneurysms arising at nonbranching sites.An experimental study.Stroke，1997，28（2）：398-404.

[34] KREX D，SCHACKERT H K，SCHACKERT G.Genesis of cerebral aneurysms：an update.Acta Neurochir

（Wien），2001，143（5）：429-449.

[35] KULCSÁR Z, ERNEMANN U, WETZEL S G, et al.High-profile flow diverter（silk）implantation in the basilar artery：efficacy in the treatment of aneurysms and the role of the perforators.Stroke，2010，41（8）：1690-1696.

[36] KULCSÁR Z, HOUDART E, BONAFÉ A, et al.Intra-aneurysmal thrombosis as a possible cause of delayed aneurysm rupture after flow-diversion treatment.AJNR Am J Neuroradiol，2011，32（1）：20-25.

[37] LAVINE S D, MASRI L S, LEVY M L, et al.Temporary occlusion of the middle cerebral artery in intracranial aneurysm surgery：time limitation and advantage of brain protection.Neurosurg Focus，1997，2（6）：e4.

[38] LUBICZ B, BANDEIRA A, BRUNEAU M, et al.Stenting is improving and stabilizing anatomical results of coiled intracranial aneurysms.Neuroradiology，2009，51（6）：419-425.

[39] LUBICZ B, COLLIGNON L, RAPHAELI G, et al.Flow-diverter stent for the endovascular treatment of intracranial aneurysms：a prospective study in 29 patients with 34 aneurysms.Stroke，2010，41（10）：2247-2253.

[40] HASAN D M, NADAREYSHVILI A I, HOPPE A L, et al.Cerebral aneurysm sac growth as the etiology of recurrence after successful coil embolization.Stroke，2012，43（3）：866-868.

[41] ROY D, MILOT G, RAYMOND J.Endovascular treatment of unruptured aneurysms.Stroke，2001，32（9）：1998-2004.

[42] TOYOTA S, WAKAYAMA A, FUJIMOTO Y, et al.Dissecting aneurysm of the radiculomedullary artery originating from extracranial vertebral artery dissection in a patient with rheumatoid cervical spine disease：an unusual cause of subarachnoid hemorrhage.J Neurosurg Spine，2007，7（6）：660-663.

[43] Bhatia K D, et al.AJNR Am J Neuroradiol.2021，10.3174.

[44] Koch M J, et al.Stroke.2021，52（10）：610-613.

[45] MIYACHI E S, IZUMI T, MATSUBARA N, et al.Mechanism of the formation of dural arteriovenous fistula：the role of the emissary vein.Interv Neuroradiol，2011，17（2）：195-202.

[46] BAHARVAHDAT H, OOI Y C, KIM W J, et al.Updates in the management of cranial dural arteriovenous fistula.Stroke Vasc Neurol，2020，5（1）：50-58.

[47] PAN L, WEN J P, MA LT.Differences between CS-DAVF and TCCF：to reveal and redefine CS-DAVF. Chin Neurosurg J，2018，4：26.

[48] HASUMI T, FUKUSHIMA T, HAISA T, et al.Focal dural arteriovenous fistula（DAVF）presenting with progressive cognitive impairment including Amnesia and Alexia.Intern Med，2007，46（16）：1317-1320.

[49] BUELL T J, RAPER D M, DING D, et al.Development of an intracranial dural arteriovenous fistula after venous sinus stenting for idiopathic intracranial hypertension.J Neurointerv Surg，2018，10（7）：e15.

[50] TAKEMOTO K, HIGASHI T, SAKAMOTO S, et al.Successful sinus restoration for transverse-sigmoid sinus dural arteriovenous fistula complicated by multiple venous sinus occlusions：the usefulness of preoperative computed tomography venography.Surg Neurol Int，2015，6：137.

[51] ADAMCZYK P, AMAR A P, MACK W J, et al.Recurrence of "cured" dural arteriovenous fistulas after Onyx embolization.Neurosurg Focus，2012，32（5）：e12.

[52] 周良辅.现代神经外科学.2版.上海：复旦大学出版社，2015.

[53] LAWTON M T, RUTLEDGE W C, KIM H, et al.Brain arteriovenous malformations.Nat Rev Dis

Primers，2015，1：15008.

[54] SANDALCIOGLU I E，WENDE D，EGGERT A，et al.Vascular endothelial growth factor plasma levels are significantly elevated in patients with cerebral arteriovenous malformations.Cerebrovasc Dis，2006，21（3）：154-158.

[55] NIKOLAEV S I，VETISKA S，BONILLA X，et al.Somatic activating KRAS mutations in arteriovenous malformations of the brain.N Engl J Med，2018，378（3）：250-261.

[56] ZHANG M Q，DING X H，ZHANG Q Q，et al.Exome sequencing of 112 trios identifies recessive genetic variants in brain arteriovenous malformations.J Neurointerv Surg，2021，13（6）：568-573.

[57] HONG T，YAN Y P，LI J W，et al.High prevalence of KRAS/BRAF somatic mutations in brain and spinal cord arteriovenous malformations.Brain，2019，142（1）：23-34.

[58] PRIEMER D S，VORTMEYER A O，ZHANG S B，et al.Activating KRAS mutations in arteriovenous malformations of the brain：frequency and clinicopathologic correlation.Hum Pathol，2019，89：33-39.

[59] CHENG P，MA L，SHALIGRAM S，et al.Effect of elevation of vascular endothelial growth factor level on exacerbation of hemorrhage in mouse brain arteriovenous malformation.J Neurosurg，2019，132（5）：1566-1573.

[60] GERMANS M R，SUN W H，SEBÖK M，et al.Molecular signature of brain arteriovenous malformation hemorrhage：a systematic review.World Neurosurg，2022，157：143-151.

[61] SCIMONE C，DONATO L，MARINO S，et al.Vis-à-vis：a focus on genetic features of cerebral cavernous malformations and brain arteriovenous malformations pathogenesis.Neurol Sci，2019，40（2）：243-251.

[62] HERMANTO Y，TAKAGI Y，YOSHIDA K，et al.Histopathological features of brain arteriovenous malformations in Japanese patients.Neurol Med Chir（Tokyo），2016，56（6）：340-344.

[63] PORRAS J L，YANG W Y，PHILADELPHIA E，et al.Hemorrhage risk of brain arteriovenous malformations during pregnancy and puerperium in a North American cohort.Stroke，2017，48（6）：1507-1513.

[64] TOOSSI S，MOHEET A M.Intracerebral hemorrhage in women：a review with special attention to pregnancy and the post-partum period.Neurocrit Care，2019，31（2）：390-398.

[65] WERRING D J，AL-SHAHI SALMAN R.Untangling the natural history of cerebral arteriovenous malformations.J Neurol Neurosurg Psychiatry，2020，91（10）：1015-1016.

[66] GOLDBERG J，RAABE A，BERVINI D.Natural history of brain arteriovenous malformations：systematic review.J Neurosurg Sci，2018，62（4）：437-443.

[67] SHALIGRAM S S，WINKLER E，COOKE D，et al.Risk factors for hemorrhage of brain arteriovenous malformation.CNS Neurosci Ther，2019，25（10）：1085-1095.

[68] AI X L，YE Z，XU J G，et al.The factors associated with hemorrhagic presentation in children with untreated brain arteriovenous malformation：a meta-analysis.J Neurosurg Pediatr，2018，23（3）：343-354.

[69] BRUNOZZI D，THEISS P，AMIN-HANJANI S，et al.Ratio of arteriovenous malformation draining vein to adjacent venous sinus diameter is associated with increased risk of venous Stenosis.World Neurosurg，2019，130：e1111-e1115.

[70] ZHANG S，ZHOU C G，LIU D，et al.Is smoking a risk factor for bleeding in adult men with cerebral arteriovenous malformations？A single-center regression study from China.J Stroke Cerebrovasc Dis，2020，29（9）：105084.

[71] POHJOLA A, LINDBOHM J V, OULASVIRTA E, et al.Cigarette smoking is more prevalent in patients with brain arteriovenous malformations compared to general population: a cross-sectional population-based study.Neurosurgery, 2020, 87 (6): E657-E662.

[72] YU J F, NICHOLSON A D, NELSON J, et al.Predictors of intracranial hemorrhage volume and distribution in brain arteriovenous malformation.Interv Neuroradiol, 2018, 24 (2): 183-188.

[73] SOLOMON R A, CONNOLLY E S J R.Arteriovenous malformations of the brain.N Engl J Med, 2017, 376 (19): 1859-1866.

[74] DINC N.Posterior Fossa AVMs: increased risk of bleeding and worse outcome compared to supratentorial AVMs.J Clin Neurosci, 2018, 53: 171-176.

[75] LIN T M, YANG H C, LEE C C, et al.Stasis index from hemodynamic analysis using quantitative DSA correlates with hemorrhage of supratentorial arteriovenous malformation: a cross-sectional study.J Neurosurg, 2019, 132 (5): 1574-1582.

[76] HUNG A L, YANG W Y, JIANG B W, et al.The effect of flow-related aneurysms on hemorrhagic risk of intracranial arteriovenous malformations.Neurosurgery, 2019, 85 (4): 466-475.

[77] PARK M, TAUSSKY P, ALBUQUERQUE F, et al. Flow Diversion of Cerebral Aneurysms.Thieme Medical Publishers, Inc, 2017.

[78] SAMSON D, BATJER H H.Intracranial aneurysm surgery: basic principles and techniques.Neurocirugia, 2011, 22 (6): 608-610.

[79] STEIGER H J, ETMINAN N, HÄNGGI D.Microsurgical Brain Aneurysms.Berlin, Heidelberg: Springer Berlin Heidelberg, 2015.

[80] DRAKE C, PEERLESS S, HERNESNIEMI J.Surgery of vertebrobasilar aneurysms.Berlin, Heidelberg: Springer Berlin Heidelberg, 1996.

[81] LAWTON M T, editor, Seven Aneurysms: Tenets and Techniques for Clipping: Thieme Medical Publishers, Inc, 2010.

[82] MCGLOUGHLIN T.Biomechanics and Mechanobiology of Aneurysms.Berlin, Heidelberg: Springer Berlin Heidelberg, 2011.

[83] NUSSBAUM E, editor, Video Atlas of Intracranial Aneurysm Surgery: Thieme Medical Publishers, Inc, 2012.

[84] ZENG X, HUNT A, JIN S C, et al.EphrinB2-EphB4-RASA1 signaling in human cerebrovascular development and disease.Trends Mol Med, 2019, 25 (4): 265-286.

[85] SATOMI J, SATOH K.Epidemiology and etiology of dural arteriovenous fistula.Brain Nerve, 2008, 60 (8): 883-886.

[86] 胡锦清, 林东, 沈建康, 等.侧窦区硬脑膜动静脉瘘的血管内介入治疗.中国微侵袭神经外科杂志, 2002, 7 (3): 136-139.

[87] NEWTON T H, CRONQVIST S.Involvement of dural arteries in intracranial arteriovenous malformations. Radiology, 1969, 93 (5): 1071-1078.

[88] BROWN R D, WIEBERS D O, NICHOLS D A.Intracranial dural arteriovenous fistulae: angiographic predictors of intracranial hemorrhage and clinical outcome in nonsurgical patients.J Neurosurg, 1994, 81 (4): 531-538.

[89] FISH J E, WYTHE J D.The molecular regulation of arteriovenous specification and maintenance.Developmental

Dynamics An Official Publication of the American Association of Anatomists, 2015, 244.

[90] MORITA A, MEYER F B, NICHOLS D A, et al.Childhood dural arteriovenous fistulae of the posterior dural sinuses: three case reports and literature review.Neurosurgery, 1995, 37(6): 1193-1200.

[91] USHIKOSHI S, KIKUCHI Y, MIYASAKA K.Multiple dural arteriovenous shunts in a 5-year-old boy.AJNR Am J Neuroradiol, 1999, 20(4): 728-730.

[92] DE HAAN T R, PADBERG R D, HAGEBEUK E E O, et al.A case of neonatal dural sinus malformation: clinical symptoms, imaging and neuropathological investigations.Eur J Paediatr Neurol, 2008, 12(1): 41-45.

[93] TERADA T, HIGASHIDA R T, HALBACH V V, et al.The effect of oestrogen on the development of arteriovenous fistulae induced by venous hypertension in rats.Acta Neurochir(Wien), 1998, 140(1): 82-86.

[94] NISHIJIMA M, TAKAKU A, ENDO S, et al.Etiological evaluation of dural arteriovenous malformations of the lateral and sigmoid sinuses based on histopathological examinations.J Neurosurg, 1992, 76(4): 600-606.

[95] CASTAIGNE P, LAPLANE D, DJINDJIAN R, et al.Spontaneous arteriovenous communication between the external carotid and the cavernous sinus.Rev Neurol(Paris), 1966, 114(1): 5-14.

[96] CASTAIGNE P, BORIES J, BRUNET P, et al.Arteriovenous fistulae of the Dura mater.Clinical and radiological study of 13 cases.Ann Med Interne(Paris), 1975, 126(12): 813-817.

[97] MIRONOV A.Pathogenetical consideration of spontaneous dural arteriovenous fistulas(DAVFs).Acta Neurochir(Wien), 1994, 131(1/2): 45-58.

[98] HOUSER O W, CAMPBELL J K, CAMPBELL R J, et al.Arteriovenous malformation affecting the transverse dural venous sinus: an acquired lesion.Mayo Clin Proc, 1979, 54(10): 651-661.

[99] SUZUKI Y, INATOMI Y, YONEHARA T.A dural arteriovenous fistula detected during the chronic phase of cerebral venous sinus thrombosis.Rinsho Shinkeigaku, 2016, 56(9): 612-616.

[100] GATTO L, DE SOUZA L A, LIMA ALVES T F, et al.Endovascular treatment of a dural arteriovenous fistula after cerebral sinovenous thrombosis in a child.Pediatr Neurosurg, 2019, 54(1): 66-70.

[101] ISHII M, YAMANOUCHI T, OSHIMA R, et al.A case of dural arteriovenous fistula that developed 21 months after cerebral venous sinus thrombosis.No Shinkei Geka, 2017, 45(10): 889-895.

[102] CHALOUPKA J.Endovascular therapy of dural arteriovenous fistulae.Semin Intervent Radiol, 1994, 11(1): 1-13.

[103] LAWTON M T, JACOBOWITZ R, SPETZLER R F.Redefined role of angiogenesis in the pathogenesis of dural arteriovenous malformations.J Neurosurg, 1997, 87(2): 267-274.

[104] SABIN F R.Preliminary note on the differentiation of angioblasts and the method by which they produce blood-vessels, blood-plasma and red blood-cells as seen in the living chick.1917.J Hematother Stem Cell Res, 2002, 11(1): 5-7.

[105] WANG H U, CHEN Z F, ANDERSON D J.Molecular distinction and angiogenic interaction between embryonic arteries and veins revealed by ephrin-B2 and its receptor Eph-B4.Cell, 1998, 93(5): 741-753.

[106] EICHMANN A, YUAN L, MOYON D, et al.Vascular development: from precursor cells to branched arterial and venous networks.Int J Dev Biol, 2005, 49(2/3): 259-267.

[107] TEPPER O M, GALIANO R D, KALKA C, et al.Endothelial progenitor cells: the promise of vascular stem cells for plastic surgery.Plast Reconstr Surg, 2003, 111（2）: 846-854.

[108] BDOLAH Y, SUKHATME V P, KARUMANCHI S A.Angiogenic imbalance in the pathophysiology of preeclampsia: newer insights.Semin Nephrol, 2004, 24（6）: 548-556.

[109] COX C M, D'AGOSTINO S L, MILLER M K, et al.Apelin, the ligand for the endothelial G-protein-coupled receptor, APJ, is a potent angiogenic factor required for normal vascular development of the frog embryo.Dev Biol, 2006, 296（1）: 177-189.

[110] GERBER H P, VU T H, RYAN A M, et al.VEGF couples hypertrophic cartilage remodeling, ossification and angiogenesis during endochondral bone formation.Nat Med, 1999, 5（6）: 623-628.

[111] LEE C G, LINK H, BALUK P, et al.Vascular endothelial growth factor（VEGF）induces remodeling and enhances TH2-mediated sensitization and inflammation in the lung.Nat Med, 2004, 10（10）: 1095-1103.

[112] IACOVELLI R, STERNBERG C N, PORTA C, et al.Inhibition of the VEGF/VEGFR pathway improves survival in advanced kidney cancer: a systematic review and meta-analysis.Curr Drug Targets, 2015, 16（2）: 164-170.

[113] QUITTET M S, TOUZANI O, SINDJI L, et al.Effects of mesenchymal stem cell therapy, in association with pharmacologically active microcarriers releasing VEGF, in an ischaemic stroke model in the rat.Acta Biomater, 2015, 15: 77-88.

[114] TIRAKOTAI W, BIAN L G, BERTALANFFY H, et al.Immunohistochemical study in dural arteriovenous fistula and possible role of ephrin-B2 for development of dural arteriovenous fistula.Chin Med J（Engl）, 2004, 117（12）: 1815-1820.

[115] URANISHI R, NAKASE H, SAKAKI T.Expression of angiogenic growth factors in dural arteriovenous fistula.J Neurosurg, 1999, 91（5）: 781-786.

[116] KLISCH J, KUBALEK R, SCHEUFLER K M, et al.Plasma vascular endothelial growth factor and serum soluble angiopoietin receptor TIE-2 in patients with dural arteriovenous fistulas: a pilot study. Neuroradiology, 2005, 47（1）: 10-17.

[117] SHIN Y, NAKASE H, NAKAMURA M, et al.Expression of angiogenic growth factor in the rat DAVF model.Neurol Res, 2007, 29（7）: 727-733.

[118] KOJIMA T, MIYACHI S, SAHARA Y, et al.The relationship between venous hypertension and expression of vascular endothelial growth factor: hemodynamic and immunohistochemical examinations in a rat venous hypertension model.Surg Neurol, 2007, 68（3）: 277-284.

[119] CHEN L, MAO Y, ZHOU L F.Local chronic hypoperfusion secondary to sinus high pressure seems to be mainly responsible for the formation of intracranial dural arteriovenous fistula.Neurosurgery, 2009, 64（5）: 973-983.

[120] LI Q, ZHANG Q, HUANG Q H, et al.A pivotal role of the vascular endothelial growth factor signaling pathway in the formation of venous hypertension-induced dural arteriovenous fistulas.Mol Med Rep, 2014, 9（5）: 1551-1558.

[121] LEE S H, CHE X G, JEONG J H, et al.Runx2 protein stabilizes hypoxia-inducible factor-1α through competition with von Hippel-Lindau protein（pVHL）and stimulates angiogenesis in growth plate hypertrophic chondrocytes.J Biol Chem, 2012, 287（18）: 14760-14771.

[122] SEMENZA G L.Hypoxia-inducible factor 1: master regulator of O2 homeostasis.Curr Opin Genet Dev,

1998, 8（5）: 588-594.

[123] LEE J W, BAE S H, KIM S H, et al.Hypoxia-inducible factor（HIF-1）α: Its protein stability and biological functions.Experimental &; Mol Med, 2004, 36: 1-12.

[124] SHWEIKI D, ITIN A, SOFFER D, et al.Vascular endothelial growth factor induced by hypoxia may mediate hypoxia-initiated angiogenesis.Nature, 1992, 359（6398）: 843-845.

[125] TUDER R M, FLOOK B E, VOELKEL N F.Increased gene expression for VEGF and the VEGF receptors KDR/Flk and Flt in lungs exposed to acute or to chronic hypoxia.Modulation of gene expression by nitric oxide.J Clin Invest, 1995, 95（4）: 1798-1807.

[126] NICKOLOFF B J, MITRA R S, VARANI J, et al.Aberrant production of interleukin-8 and thrombospondin-1 by psoriatic keratinocytes mediates angiogenesis.Am J Pathol, 1994, 144（4）: 820-828.

[127] ARAGONÉS J, SCHNEIDER M, VAN GEYTE K, et al.Deficiency or inhibition of oxygen sensor Phd1 induces hypoxia tolerance by reprogramming basal metabolism.Nat Genet, 2008, 40（2）: 170-180.

[128] SAKATA N, CHAN N K, OSTROWSKI R P, et al.Hyperbaric oxygen therapy improves early posttransplant islet function.Pediatr Diabetes, 2010, 11（7）: 471-478.

[129] PUGH C W, RATCLIFFE P J.Regulation of angiogenesis by hypoxia: role of the HIF system.Nat Med, 2003, 9（6）: 677-684.

[130] GREENBERG D A, JIN K L.Vascular endothelial growth factors（VEGFs）and stroke.Cell Mol Life Sci, 2013, 70（10）: 1753-1761.

[131] QI Y X, JIANG J, JIANG X H, et al.PDGF-BB and TGF-{beta}1 on cross-talk between endothelial and smooth muscle cells in vascular remodeling induced by low shear stress.PNAS, 2011, 108（5）: 1908-1913.

[132] SCHAPER W, ITO W D.Molecular mechanisms of coronary collateral vessel growth.Circ Res, 1996, 79（5）: 911-919.

[133] DELA PAZ N G, WALSHE T E, LEACH L L, et al.Role of shear-stress-induced VEGF expression in endothelial cell survival.J Cell Sci, 2012, 125（Pt 4）: 831-843.

[134] CULLEN J P, SAYEED S, SAWAI R S, et al.Pulsatile flow-induced angiogenesis: role of G i subunits.Arterioscler Thromb Vasc Biol, 2002, 22（10）: 1610-1616.

[135] YAMAMOTO K, TAKAHASHI T, ASAHARA T, et al.Proliferation, differentiation, and tube formation by endothelial progenitor cells in response to shear stress.J Appl Physiol（1985）, 2003, 95（5）: 2081-2088.

[136] YAMAMOTO K, SOKABE T, WATABE T, et al.Fluid shear stress induces differentiation of Flk-1-positive embryonic stem cells into vascular endothelial cells in vitro.Am J Physiol Heart Circ Physiol, 2005, 288（4）: H1915-H1924.

[137] URBICH C, WALTER D H, ZEIHER A M, et al.Laminar shear stress upregulates integrin expression: role in endothelial cell adhesion and apoptosis.Circ Res, 2000, 87（8）: 683-689.

[138] ABUMIYA T, SASAGURI T, TABA Y, et al.Shear stress induces expression of vascular endothelial growth factor receptor flk-1/KDR through the CT-rich Sp1 binding site.Arterioscler Thromb Vasc Biol, 2002, 22（6）: 907-913.

[139] GAO P, ZHU Y Q, LING F, et al.Nonischemic cerebral venous hypertension promotes a pro-angiogenic

stage through HIF-1 downstream genes and leukocyte-derived MMP-9.J Cereb Blood Flow Metab，2009，29（8）：1482-1490.

[140] 李嘉楠，冯明陶，李强，等.静脉高压导致的剪应力改变在载脂蛋白A-1结合蛋白调控血管内皮生长因子表达中的作用.中国临床医学，2019，26（5）：714-720.

[141] FEIGIN V L，KRISHNAMURTHI R V，PARMAR P，et al.Update on the global burden of ischemic and hemorrhagic stroke in 1990-2013：the GBD 2013 study.Neuroepidemiology，2015，45（3）：161-176.

[142] GORELICK P B，WONG K S，BAE H J，et al.Large artery intracranial occlusive disease：a large worldwide burden but a relatively neglected frontier.Stroke，2008，39（8）：2396-2399.

[143] CHIMOWITZ M，LYNN M，HOWLETT-SMITH H，et al.Comparison of warfarin and aspirin for symptomatic intracranial arterial Stenosis.Dkgest of the World Latest Medical Information，2005，14（8）：20.

[144] KASNER S E，CHIMOWITZ M I，LYNN M J，et al.Predictors of ischemic stroke in the territory of a symptomatic intracranial arterial Stenosis.Circulation，2006，113（4）：555-563.

[145] Kim J S，Caplan L R，Wong K S L.Intracranial atherosclerosis.Chichester，UK：Wiley-Blackwell，2008.

[146] PU Y H，LIU L P，WANG Y L，et al.Geographic and sex difference in the distribution of intracranial atherosclerosis in China.Stroke，2013，44（8）：2109-2114.

[147] KIM D E，KIM J Y，JEONG S W，et al.Association between changes in lipid profiles and progression of symptomatic intracranial atherosclerotic stenosis：a prospective multicenter study.Stroke，2012，43（7）：1824-1830.

[148] ARENILLAS J F，ALVAREZ-SABÍN J，MOLINA C A，et al.Progression of symptomatic intracranial large artery atherosclerosis is associated with a proinflammatory state and impaired fibrinolysis.Stroke，2008，39（5）：1456-1463.

[149] ROSS R.Atherosclerosis：an inflammatory disease.N Engl J Med，1999，340（2）：115-126.

[150] HANSSON G K，LIBBY P.The immune response in atherosclerosis：a double-edged sword.Nat Rev Immunol，2006，6（7）：508-519.

[151] KIECHL S，WILLEIT J.The natural course of atherosclerosis.Part I：incidence and progression. Arterioscler Thromb Vasc Biol，1999，19（6）：1484-1490.

[152] DEBETTE S，COMPTER A，LABEYRIE M A，et al.Epidemiology，pathophysiology，diagnosis，and management of intracranial artery dissection.Lancet Neurol，2015，14（6）：640-654.

[153] BILLER J，SACCO R L，ALBUQUERQUE F C，et al.Cervical arterial dissections and association with cervical manipulative therapy：a statement for healthcare professionals from the American heart association/ American stroke association.Stroke，2014，45（10）：3155-3174.

[154] ALI M S，AMENTA P S，STARKE R M，et al.Intracranial vertebral artery dissections：evolving perspectives.Interv Neuroradiol，2012，18（4）：469-483.

[155] SHIN J H，SUH D C，CHOI C G，et al.Vertebral artery dissection：spectrum of imaging findings with emphasis on angiography and correlation with clinical presentation.Radiographics，2000，20（6）：1687-1696.

[156] FULLERTON H J，JOHNSTON S C，SMITH W S.Arterial dissection and stroke in children.Neurology，2001，57（7）：1155-1160.

[157] FRAGOSO Y D，ADONI T，AMARAL L L F D，et al.Cerebrum-cervical arterial dissection in adults

during sports and recreation.Arq Neuro-Psiquiatr，2015，74（4）：275-279.

[158] ENGELTER S T，GROND-GINSBACH C，METSO TM，et al.Cervical artery dissection：trauma and other potential mechanical trigger events.Neurology，2013，80（21）：1950-1957.

[159] 李修珍，纪文军，康慧斌，等.颅内外动脉夹层及夹层动脉瘤的发病机制研究进展.中国卒中杂志，2015，10（11）：958-961.

[160] KRINGS T，CHOI I S.The many faces of intracranial arterial dissections.Interv Neuroradiol，2010，16（2）：151-160.

[161] GOERTZ C，WEGNER C，BRÜCK W，et al.Primary angiitis of the CNS with pure spinal cord involvement：a case report.J Neurol，2010，257（10）：1762-1764.

[162] BERLIT P，KRAEMER M.Cerebral vasculitis in adults：what are the steps in order to establish the diagnosis？Red flags and pitfalls.Clin Exp Immunol，2014，175（3）：419-424.

[163] GIANNINI C，SALVARANI C，HUNDER G，et al.Primary central nervous system vasculitis：pathology and mechanisms.Acta Neuropathol，2012，123（6）：759-772.

[164] MILLER D V，SALVARANI C，HUNDER G G，et al.Biopsy findings in primary angiitis of the central nervous system.Am J Surg Pathol，2009，33（1）：35-43.

[165] KIM J S.Moyamoya disease：epidemiology，clinical features，and diagnosis.J Stroke，2016，18（1）：2-11.

[166] NANBA R N，KURODA S，TADA M，et al.Clinical features of familial moyamoya disease.Child's Nerv Syst，2006，22（3）：258-262.

[167] MINEHARU Y，TAKENAKA K，YAMAKAWA H，et al.Inheritance pattern of familial moyamoya disease：autosomal dominant mode and genomic imprinting.J Neurol Neurosurg Psychiatry，2006，77（9）：1025-1029.

[168] WONG K S，LI H，CHAN Y L，et al.Use of transcranial Doppler ultrasound to predict outcome in patients with intracranial large-artery occlusive disease.Stroke，2000，31（11）：2641-2647.

[169] GUTIERREZ J，TURAN T N，HOH B L，et al.Intracranial atherosclerotic stenosis：risk factors，diagnosis，and treatment.Lancet Neurol，2022，21（4）：355-368.

[170] VAN DEN WIJNGAARD I R，HOLSWILDER G，VAN WALDERVEEN MAA，et al.Treatment and imaging of intracranial atherosclerotic stenosis：current perspectives and future directions.Brain Behav，2016，6（11）：e00536.

[171] BARNARD Z R，ALEXANDER M J.Update in the treatment of intracranial atherosclerotic disease.Stroke Vasc Neurol，2019，5（1）：59-64.

[172] 陈忠，杨耀国.颈动脉狭窄诊治指南.中国血管外科杂志（电子版），2017，9（3）：169-175.

[173] A randomised，blinded，trial of clopidogrel versus aspirin in patients at risk of ischaemic events（CAPRIE）.Lancet，1996，348（9038）：1329-1339.

[174] DIENER H C，BOGOUSSLAVSKY J，BRASS L M，et al.Aspirin and clopidogrel compared with clopidogrel alone after recent ischaemic stroke or transient ischaemic attack in high-risk patients（MATCH）：randomised，double-blind，placebo-controlled trial.Lancet，2004，364（9431）：331-337.

[175] BROTT T G，HOWARD G，ROUBIN G S，et al.Long-term results of stenting versus endarterectomy for carotid-artery Stenosis.N Engl J Med，2016，374（11）：1021-1031.

[176] 符伟国，王利新，王玉琦.颅外段颈动脉狭窄治疗指南.中国实用外科杂志，2008，28（11）：913-915.

[177] DEN HARTOG A G, ACHTERBERG S, MOLL F L, et al.Asymptomatic carotid artery Stenosis and the risk of ischemic stroke according to subtype in patients with clinical manifest arterial disease.Stroke，2013，44（4）：1002-1007.

[178] NICOLAIDES A, GIANNOPOULOS A, KAKKOS S, et al.Mortality risk stratification in patients with asymptomatic carotid Stenosis.Vasc Invest Ther，2019，2（2）：25.

[179] NAYLOR A R, RICCO J B, DE BORST G J, et al.Editor's choice - management of atherosclerotic carotid and vertebral artery disease：2017 clinical practice guidelines of the European society for vascular surgery（ESVS）.Eur J Vasc Endovasc Surg，2018，55（1）：3-81.

[180] SILVESTRINI M, PAOLINO I, VERNIERI F, et al.Cerebral hemodynamics and cognitive performance in patients with asymptomatic carotid Stenosis.Neurology，2009，72（12）：1062-1068.

[181] 李小旋，任艳艳，安全，等.无症状性颈动脉狭窄与认知功能障碍关系的研究进展.中国全科医学，2017，20（15）：1809-1812.

[182] 管维平，吴智平.无症状性颈动脉狭窄与认知功能障碍.中华老年心脑血管病杂志，2013，15（2）：113-114.

[183] JOHNSTON S C, O'MEARA E S, MANOLIO T A, et al.Cognitive impairment and decline are associated with carotid artery disease in patients without clinically evident cerebrovascular disease.Ann Intern Med，2004，140（4）：237-247.

[184] BURATTI L, BALUCANI C, VITICCHI G, et al.Cognitive deterioration in bilateral asymptomatic severe carotid Stenosis.Stroke，2014，45（7）：2072-2077.

[185] MERGECHE J L, BRUCE S S, SANDER CONNOLLY E, et al.Reduced middle cerebral artery velocity during cross-clamp predicts cognitive dysfunction after carotid endarterectomy.J Clin Neurosci，2014，21（3）：406-411.

[186] BARACCHINI C, MAZZALAI F, GRUPPO M, et al.Carotid endarterectomy protects elderly patients from cognitive decline：a prospective study.Surgery，2012，151（1）：99-106.

[187] GODWIN J.Randomised trial of endarterectomy for recently symptomatic carotid stenosis：final results of the MRC European Carotid Surgery Trial（ECST）.Lancet，1998，351（9113）：1379-1387.

[188] HALLIDAY A, HARRISON M, HAYTER E, et al.10-year stroke prevention after successful carotid endarterectomy for asymptomatic Stenosis（ACST-1）：a multicentre randomised trial.Lancet，2010，376（9746）：1074-1084.

[189] YADAV J S, WHOLEY M H, KUNTZ R E, et al.Protected carotid-artery stenting versus endarterectomy in high-risk patients.N Engl J Med，2004，351（15）：1493-1501.

[190] MÜLLER M D, LYRER P A, BROWN M M, et al.Carotid artery stenting versus endarterectomy for treatment of carotid artery Stenosis.Stroke，2021，52（1）：e3-e5.

[191] DE ROOIJ N K, LINN F H H, VAN DER PLAS J A, et al.Incidence of subarachnoid haemorrhage：a systematic review with emphasis on region，age，gender and time trends.J Neurol Neurosurg Psychiatry，2007，78（12）：1365-1372.

[192] ANDREASEN T H, BARTEK J J R, ANDRESEN M, et al.Modifiable risk factors for aneurysmal subarachnoid hemorrhage.Stroke，2013，44（12）：3607-3612.

[193] WIEBERS D.Unruptured intracranial aneurysms: natural history, clinical outcome, and risks of surgical and endovascular treatment.Lancet, 2003, 362（9378）: 103-110.

[194] EDLOW J A.Diagnosing headache in the emergency department: what is more important? Being right, or not being wrong? Eur J Neurol, 2008, 15（12）: 1257-1258.

[195] YANG W E, NG Z X, KOH K M R, et al.Percutaneous pedicle screw fixation for thoracolumbar burst fracture: a Singapore experience.Singapore Med J, 2012, 53（9）: 577-581.

[196] DUONG D H, YOUNG W L, VANG M C, et al.Feeding artery pressure and venous drainage pattern are primary determinants of hemorrhage from cerebral arteriovenous malformations.Stroke, 1998, 29（6）: 1167-1176.

[197] FUJII M, YAN J H, ROLLAND W B, et al.Early brain injury, an evolving frontier in subarachnoid hemorrhage research.Transl Stroke Res, 2013, 4（4）: 432-446.

[198] MACDONALD R L.Delayed neurological deterioration after subarachnoid haemorrhage.Nat Rev Neurol, 2014, 10（1）: 44-58.

[199] DORSCH N W, KING M T.A review of cerebral vasospasm in aneurysmal subarachnoid haemorrhage Part I: incidence and effects.J Clin Neurosci, 1994, 1（1）: 19-26.

[200] ROSENWASSER R H, CHALOUHI N, TJOUMAKARIS S, et al.Open vs endovascular approach to intracranial aneurysms.Neurosurgery, 2014, 61（Supplement 1）: 121-129.

[201] DORSCH N.A clinical review of cerebral vasospasm and delayed ischaemia following aneurysm rupture.Acta Neurochir Suppl, 2011, 110（Pt 1）: 5-6.

[202] KRAMER A H, FLETCHER J J.Locally-administered intrathecal thrombolytics following aneurysmal subarachnoid hemorrhage: a systematic review and meta-analysis.Neurocrit Care, 2011, 14（3）: 489-499.

[203] MACDONALD R L, KASSELL N F, MAYER S, et al.Clazosentan to overcome neurological ischemia and infarction occurring after subarachnoid hemorrhage（CONSCIOUS-1）: randomized, double-blind, placebo-controlled phase 2 dose-finding trial.Stroke, 2008, 39（11）: 3015-3021.

[204] LUCKE-WOLD B P, LOGSDON A F, MANORANJAN B, et al.Aneurysmal subarachnoid hemorrhage and neuroinflammation: a comprehensive review.Int J Mol Sci, 2016, 17（4）: 497.

[205] DORHOUT MEES S M, RINKEL G J E, FEIGIN V L, et al.Calcium antagonists for aneurysmal subarachnoid haemorrhage.Cochrane Database Syst Rev, 2007, 2007（3）: CD000277.

[206] KHURANA V G, SOHNI Y R, MANGRUM W I, et al.Endothelial nitric oxide synthase gene polymorphisms predict susceptibility to aneurysmal subarachnoid hemorrhage and cerebral vasospasm.J Cereb Blood Flow Metab, 2004, 24（3）: 291-297.

[207] STEIN S C, BROWNE K D, CHEN X H, et al.Thromboembolism and delayed cerebral ischemia after subarachnoid hemorrhage: an autopsy study.Neurosurgery, 2006, 59（4）: 781-788.

[208] SABRI M, AI J, LAKOVIC K, et al.Mechanisms of microthrombi formation after experimental subarachnoid hemorrhage.Neuroscience, 2012, 224: 26-37.

[209] FRIEDRICH B, MÜLLER F, FEILER S, et al.Experimental subarachnoid hemorrhage causes early and long-lasting microarterial constriction and microthrombosis: an in-vivo microscopy study.J Cereb Blood Flow Metab, 2012, 32（3）: 447-455.

[210] PARK K W, METAIS C, DAI H B, et al.Microvascular endothelial dysfunction and its mechanism in a rat

model of subarachnoid hemorrhage.Anesth Analg, 2001, 92（4）: 990-996.

[211] PRADILLA G, CHAICHANA K L, HOANG S, et al.Inflammation and cerebral vasospasm after subarachnoid hemorrhage.Neurosurg Clin N Am, 2010, 21（2）: 365-379.

[212] CHAICHANA K L, LEVY A P, MILLER-LOTAN R, et al.Haptoglobin 2-2 genotype determines chronic vasospasm after experimental subarachnoid hemorrhage.Stroke, 2007, 38（12）: 3266-3271.

[213] YAN J H.Blood-brain barrier disruption following subarchnoid hemorrhage may be faciliated through PUMA induction of endothelial cell apoptosis from the endoplasmic Reticulum.Exp Neurol, 2011, 230（2）: 240-247.

[214] YANG Y, ROSENBERG G A.Blood-brain barrier breakdown in acute and chronic cerebrovascular disease. Stroke, 2011, 42（11）: 3323-3328.

[215] DREIER J P.The role of spreading depression, spreading depolarization and spreading ischemia in neurological disease.Nat Med, 2011, 17（4）: 439-447.

[216] DE ROOIJ N K, RINKEL G J E, DANKBAAR J W, et al.Delayed cerebral ischemia after subarachnoid hemorrhage: a systematic review of clinical, laboratory, and radiological predictors.Stroke, 2013, 44（1）: 43-54.

[217] KAURA V, et al.Subarachnoid haemorrhage: early clinical indicators and biomarkers.Trends Anaesth Crit Care, 2012, 2（1）: 42-47.

[218] HUNT W E, HESS R M.Surgical risk as related to time of intervention in the repair of intracranial aneurysms.J Neurosurg, 1968, 28（1）: 14-20.

[219] ANON.Report of world federation of neurological surgeons committee on a universal subarachnoid hemorrhage grading scale.J Neurosurg, 1988, 68（6）: 985-986.

[220] SAYER D, BLOOM B, FERNANDO K, et al.An observational study of 2, 248 patients presenting with headache, suggestive of subarachnoid hemorrhage, who received lumbar punctures following normal computed tomography of the head.Acad Emerg Med, 2015, 22（11）: 1267-1273.

[221] DANKBAAR J W, DE ROOIJ N K, VELTHUIS B K, et al.Diagnosing delayed cerebral ischemia with different CT modalities in patients with subarachnoid hemorrhage with clinical deterioration.Stroke, 2009, 40（11）: 3493-3498.

[222] SAILER A M H, WAGEMANS B A J M, NELEMANS P J, et al.Diagnosing intracranial aneurysms with MR angiography: systematic review and meta-analysis.Stroke, 2014, 45（1）: 119-126.

[223] CLAASSEN J, MAYER S A, HIRSCH L J.Continuous EEG monitoring in patients with subarachnoid hemorrhage.J Clin Neurophysiol, 2005, 22（2）: 92-98.

[224] HÄNGGI D, PARTICIPANTS IN THE INTERNATIONAL MULTI-DISCIPLINARY CONSENSUS CONFERENCE ON THE CRITICAL CARE MANAGEMENT OF SUBARACHNOID HEMORRHAGE. Monitoring and detection of vasospasm II: EEG and invasive monitoring.Neurocrit Care, 2011, 15（2）: 318-323.

[225] VAJKOCZY P, HORN P, THOME C, et al.Regional cerebral blood flow monitoring in the diagnosis of delayed ischemia following aneurysmal subarachnoid hemorrhage.J Neurosurg, 2003, 98（6）: 1227-1234.

[226] MACDONALD R L, HIGASHIDA R T, KELLER E, et al.Randomized trial of clazosentan in patients with aneurysmal subarachnoid hemorrhage undergoing endovascular coiling.Stroke, 2012, 43（6）:

1463-1469.

[227] PLUTA R M.New regulatory, signaling pathways, and sources of nitric oxide.Acta Neurochir Suppl, 2011, 110（Pt 1）: 7-12.

[228] OLDFIELD E H, LOOMBA J J, MONTEITH S J, et al.Safety and pharmacokinetics of sodium nitrite in patients with subarachnoid hemorrhage: a phase IIa study.J Neurosurg, 2013, 119（3）: 634-641.

[229] OMEIS I, NEIL J A, MURALI R, et al.Treatment of cerebral vasospasm with biocompatible controlled-release systems for intracranial drug delivery.Neurosurgery, 2008, 63（6）: 1011-1021.

[230] BAHAROGLU M I, GERMANS M R, RINKEL G J, et al.Antiplatelet therapy for aneurysmal subarachnoid haemorrhage.Cochrane Database Syst Rev, 2007, 7（4）: CD006184.

[231] TSENG M Y, HUTCHINSON P J, RICHARDS H K, et al.Acute systemic erythropoietin therapy to reduce delayed ischemic deficits following aneurysmal subarachnoid hemorrhage: a Phase Ⅱ randomized, double-blind, placebo-controlled trial.Clinical article.J Neurosurg, 2009, 111（1）: 171-180.

[232] MORI K, YAMAMOTO T, NAKAO Y, et al.Initial clinical experience of vasodilatory effect of intra-cisternal infusion of magnesium sulfate for the treatment of cerebral vasospasm after aneurysmal subarachnoid hemorrhage.Neurol Med Chir（Tokyo）, 2009, 49（4）: 139-145.

[233] AMINOFF M J, BARNARD R O, LOGUE V.The pathophysiology of spinal vascular malformations.J Neurol Sci, 1974, 23（2）: 255-263.

[234] BEIKE P.Vascular anatomy of the spinal cord neuroradiological investigations and clinical syndromes. Berlin, Heidelberg: Springer Berlin Heidelberg, 2016.

[235] MAIMON S, LUCKMAN Y, STRAUSS I.Spinal dural arteriovenous fistula: a review.Adv Tech Stand Neurosurg, 2016, 15（43）: 111-137.

[236] SASAMORI T, HIDA K, YANO S, et al.Long-term outcomes after surgical and endovascular treatment of spinal dural arteriovenous fistulae.Eur Spine J, 2016, 25（3）: 748-754.

[237] MOFTAKHAR P, HETTS S, KO N.Vascular myelopathies.Semin Neurol, 2012, 32（2）: 146-153.

[238] JELLEMA K, TIJSSEN C C, SLUZEWSKI M, et al.Spinal dural arteriovenous fistulas—an underdiagnosed disease.J Neurol, 2006, 253（2）: 159-162.

[239] YU J X, HONG T, KRINGS T, et al.Natural history of spinal cord arteriovenous shunts: an observational study.Brain, 2019, 142（8）: 2265-2275.

[240] KRINGS T, MULL M, GILSBACH J M, et al.Spinal vascular malformations.Eur Radiol, 2005, 15（2）: 267-278.

[241] TAKAI K.Spinal arteriovenous shunts: angioarchitecture and historical changes in classification.Neurol Med Chir（Tokyo）, 2017, 57（7）: 356-365.

[242] DJINDJIAN M, DJINDJIAN R, REY A, et al.Intradural extramedullary spinal arterio-venous malformations fed by the anterior spinal artery.Surg Neurol, 1977, 8（2）: 85-93.

[243] RODESCH G, HURTH M, ALVAREZ H, et al.Spinal cord intradural arteriovenous fistulae: anatomic, clinical, and therapeutic considerations in a series of 32 consecutive patients seen between 1981 and 2000 with emphasis on endovascular therapy.Neurosurgery, 2005, 57（5）: 973-983.

[244] DU J X, LING F, CHEN M, et al.Clinical characteristic of spinal vascular malformation in pediatric patients.Childs Nerv Syst, 2009, 25（4）: 473-478.

[245] ANTONIETTI L, SHETH S A, HALBACH V V, et al.Long-term outcome in the repair of spinal cord

perimedullary arteriovenous fistulas.AJNR Am J Neuroradiol, 2010, 31（10）: 1824-1830.

[246] GUEGUEN B, MERLAND J J, RICHE M C, et al.Vascular malformations of the spinal cord: intrathecal perimedullary arteriovenous fistulas fed by medullary arteries.Neurology, 1987, 37（6）: 969-979.

[247] ANSON J A, SPETZLER R F.Classification of spinal arteriovenous malformations and implications for treatment 1992.

[248] CHO K T, LEE D Y, CHUNG C K, et al.Treatment of spinal cord perimedullary arteriovenous fistula: embolization versus surgery.Neurosurgery, 2005, 56（2）: 232-241.

[249] CHO W S, KIM K J, KWON O K, et al.Clinical features and treatment outcomes of the spinal arteriovenous fistulas and malformation: clinical article.J Neurosurg Spine, 2013, 19（2）: 207-216.

[250] GROSS B A, DU R.Spinal pial（type Ⅳ）arteriovenous fistulae: a systematic pooled analysis of demographics, hemorrhage risk, and treatment results.Neurosurgery, 2013, 73（1）: 141-151.

[251] RODESCH G, HURTH M, ALVAREZ H, et al.Classification of spinal cord arteriovenous shunts: proposal for a reappraisal: the Bicêtre experience with 155 consecutive patients treated between 1981 and 1999.Neurosurgery, 2002, 51（2）: 374-380.

[252] YAMAGUCHI S, EGUCHI K, KIURA Y, et al.Multi-detector-row CT angiography as a preoperative evaluation for spinal arteriovenous fistulae.Neurosurg Rev, 2007, 30（4）: 321-327.

[253] MULL M, NIJENHUIS R J, BACKES W H, et al.Value and limitations of contrast-enhanced MR angiography in spinal arteriovenous malformations and dural arteriovenous fistulas.AJNR Am J Neuroradiol, 2007, 28（7）: 1249-1258.

[254] DA COSTA L, DEHDASHTI A R, TERBRUGGE K G.Spinal cord vascular shunts: spinal cord vascular malformations and dural arteriovenous fistulas.Neurosurg Focus, 2009, 26（1）: E6.

[255] VEZNEDAROGLU E, NELSON P K, JABBOUR P M, et al.Endovascular treatment of spinal cord arteriovenous malformations.Neurosurgery, 2006, 59（5 Suppl 3）: S202-S209, S3-S13.

[256] MOURIER K L, GOBIN Y P, GEORGE B, et al.Intradural perimedullary arteriovenous fistulae: results of surgical and endovascular treatment in a series of 35 cases.Neurosurgery, 1993, 32（6）: 885-891.

[257] SIVAKUMAR W, ZADA G, YASHAR P, et al.Endovascular management of spinal dural arteriovenous fistulas.A review.Neurosurg Focus, 2009, 26（5）: E15.

[258] RANGEL-CASTILLA L, HOLMAN P J, KRISHNA C, et al.Spinal extradural arteriovenous fistulas: a clinical and radiological description of different types and their novel treatment with Onyx.J Neurosurg Spine, 2011, 15（5）: 541-549.

[259] OHTA T, GOMI M, OOWAKI H, et al.Chronic venous congestion following embolization of spinal dural arteriovenous fistula.J Neurosurg Spine, 2008, 9（2）: 186-190.

[260] DI CHIRO G, JONES A E, JOHNSTON G S, et al.Radioisotope angiography of the spinal cord.J Nucl Med, 1972, 13（7）: 567-569.

[261] ROSENBLUM B, OLDFIELD E H, DOPPMAN J L, et al.Spinal arteriovenous malformations: a comparison of dural arteriovenous fistulas and intradural AVM's in 81 patients.J Neurosurg, 1987, 67（6）: 795-802.

[262] SPETZLER R F, DETWILER P W, RIINA H A, et al.Modified classification of spinal cord vascular lesions.J Neurosurg, 2002, 96（2 Suppl）: 145-156.

[263] GEIBPRASERT S, PEREIRA V, KRINGS T, et al.Dural arteriovenous shunts: a new classification

of craniospinal epidural venous anatomical bases and clinical correlations.Stroke，2008，39（10）：2783-2794.

[264] AKGUN M Y，KEMERDERE R，ULU M O，et al.Spinal vascular malformations：treatment and outcome.World Neurosurg，2019，130：e953-e960.

[265] NASR D M，BRINJIKJI W，CLARKE M J，et al.Clinical presentation and treatment outcomes of spinal epidural arteriovenous fistulas.J Neurosurg Spine，2017，26（5）：613-620.

[266] LENCK S，NICHOLSON P，TYMIANSKI R，et al.Spinal and paraspinal arteriovenous lesions.Stroke，2019，50（8）：2259-2269.

[267] KRINGS T.Vascular malformations of the spine and spinal cord*：anatomy，classification，treatment.Clin Neuroradiol，2010，20（1）：5-24.

[268] BENNY B V，NAGPAL A S，SINGH P，et al.Vascular causes of radiculopathy：a literature review.Spine J，2011，11（1）：73-85.

[269] OKI S，OSANAI T，TOKAIRIN K，et al.Rare case of spinal dural arteriovenous fistula with radiculopathy，without myelopathy or spinal edema on magnetic resonance imaging.World Neurosurg，2020，138：404-407.

[270] 王大明，凌锋，孙树津，等.脑动静脉畸形血流动力学分析.中华神经外科杂志，2008，24（6）：445-447.

[271] NAGGARA O N，WHITE P M，GUILBERT F，et al.Endovascular treatment of intracranial unruptured aneurysms：systematic review and meta-analysis of the literature on safety and efficacy.Radiology，2010，256（3）：887-897.

[272] LAI H P，CHENG K M，YU S C H，et al.Size，location，and multiplicity of ruptured intracranial aneurysms in the Hong Kong Chinese population with subarachnoid haemorrhage.Hong Kong Med J，2009，15（4）：262-266.

[273] MOLYNEUX A J，CLARKE A，SNEADE M，et al.Cerecyte coil trial：angiographic outcomes of a prospective randomized trial comparing endovascular coiling of cerebral aneurysms with either cerecyte or bare platinum coils.Stroke，2012，43（10）：2544-2550.

[274] DINÇ H，HALIL ÖZTÜRK M，SARI A，et al.Coil embolization in 481 ruptured intracranial aneurysms：angiographic and clinical results.Diagn Interv Radiol，2013，19（2）：165-172.

[275] CHO Y D，LEE J Y，SEO J H，et al.Early recurrent hemorrhage after coil embolization in ruptured intracranial aneurysms.Neuroradiology，2012，54（7）：719-726.

[276] DHAR S，TREMMEL M，MOCCO J，et al.Morphology parameters for intracranial aneurysm rupture risk assessment.Neurosurgery，2008，63（2）：185-197.

[277] JUVELA S.Natural history of unruptured intracranial aneurysms：risks for aneurysm formation，growth，and rupture.Acta Neurochir Suppl，2002，82（3）：27-30.

[278] CEBRAL J R，RASCHI M.Suggested connections between risk factors of intracranial aneurysms：a review. Ann Biomed Eng，2013，41（7）：1366-1383.

[279] DOLAN J M，KOLEGA J，MENG H.High wall shear stress and spatial gradients in vascular pathology：a review.Ann Biomed Eng，2013，41（7）：1411-1427.

[280] JAMOUS M A，NAGAHIRO S，KITAZATO K T，et al.Vascular corrosion casts mirroring early morphological changes that lead to the formation of saccular cerebral aneurysm：an experimental study in

rats.J Neurosurg, 2005, 102（3）: 532-535.

[281] BAHAROGLU M I, SCHIRMER C M, HOIT D A, et al.Aneurysm inflow-angle as a discriminant for rupture in sidewall cerebral aneurysms.Stroke, 2010, 41（7）: 1423-1430.

[282] MENG H, TUTINO V M, XIANG J, et al.High WSS or low WSS? Complex interactions of hemodynamics with intracranial aneurysm initiation, growth, and rupture: toward a unifying hypothesis. AJNR Am J Neuroradiol, 2014, 35（7）: 1254-1262.

[283] HUI F K, SCHUETTE A J, MOSKOWITZ S I, et al.Microsurgical and endovascular management of pericallosal aneurysms.J Neurointerv Surg, 2011, 3（4）: 319-323.

[284] CAVALCANTI D D, ABLA A A, MARTIROSYAN N L, et al.Endovascular management of distal ACA aneurysms: single-institution clinical experience in 22 consecutive patients and literature review.AJNR Am J Neuroradiol, 2013, 34（8）: 1593-1599.

[285] BIJLENGA P, EBELING C, JAEGERSBERG M, et al.Risk of rupture of small anterior communicating artery aneurysms is similar to posterior circulation aneurysms.Stroke, 2013, 44（11）: 3018-3026.

[286] HOH B L, SISTROM C L, FIRMENT C S, et al.Bottleneck factor and height-width ratio: association with ruptured aneurysms in patients with multiple cerebral aneurysms.Neurosurgery, 2007, 61（4）: 716-723.

[287] CARTER B S, SHETH S, CHANG E, et al.Epidemiology of the size distribution of intracranial bifurcation aneurysms: smaller size of distal aneurysms and increasing size of unruptured aneurysms with age.Neurosurgery, 2006, 58（2）: 217-223.

[288] MORGAN M, HALCROW S, SORBY W, et al.Outcome of aneurysmal subarachnoid haemorrhage following the introduction of papaverine angioplasty.J Clin Neurosci, 1996, 3（2）: 139-142.

[289] RAGHAVAN M L, MA B S, HARBAUGH R E.Quantified aneurysm shape and rupture risk.J Neurosurg, 2005, 102（2）: 355-362.

[290] PARK S H, YIM M B, LEE C Y, et al.Intracranial fusiform aneurysms: it's pathogenesis, clinical characteristics and managements.J Korean Neurosurg Soc, 2008, 44（3）: 116-123.

[291] INCI S, SPETZLER R F.Intracranial aneurysms and arterial hypertension: a review and hypothesis.Surg Neurol, 2000, 53（6）: 530-542.

[292] RAABE A, BECK J, SEIFERT V.Technique and image quality of intraoperative indocyanine green angiography during aneurysm surgery using surgical microscope integrated near-infrared video technology. Zentralbl Neurochir, 2005, 66（1）: 1-8.

[293] VALENCIA A, MORALES H, RIVERA R, et al.Blood flow dynamics in patient-specific cerebral aneurysm models: the relationship between wall shear stress and aneurysm area index.Med Eng Phys, 2008, 30（3）: 329-340.

[294] AOKI T, KATAOKA H, MORIMOTO M, et al.Macrophage-derived matrix metalloproteinase-2 and-9 promote the progression of cerebral aneurysms in rats.Stroke, 2007, 38（1）: 162-169.

[295] KOSHY L, EASWER H V, PREMKUMAR S, et al.Risk factors for aneurysmal subarachnoid hemorrhage in an Indian population.Cerebrovasc Dis, 2010, 29（3）: 268-274.

[296] FEIGIN V, PARAG V, LAWES C M M, et al.Smoking and elevated blood pressure are the most important risk factors for subarachnoid hemorrhage in the Asia-Pacific region: an overview of 26 cohorts involving 306, 620 participants.Stroke, 2005, 36（7）: 1360-1365.

[297] CAI J.A novel haemodynamic cerebral aneurysm model of rats with normal blood pressure.J Clin Neurosci,

参考文献

2012, 19（1）：135-138.

[298] METAXA E，TREMMEL M，NATARAJAN S K，et al.Characterization of critical hemodynamics contributing to aneurysmal remodeling at the basilar Terminus in a rabbit model.Stroke，2010，41（8）：1774-1782.

[299] MENG H，XIANG J P，LIAW N.The role of hemodynamics in intracranial aneurysm initiation.International review of thrombosis，2012，7：40-57.

[300] CHALOUHI N，ALI M S，JABBOUR P M，et al.Biology of intracranial aneurysms：role of inflammation.J Cereb Blood Flow Metab，2012，32（9）：1659-1676.

[301] CHIU J J，SHU C E.Effects of disturbed flow on vascular endothelium：pathophysiological basis and clinical perspectives.Physiol Rev，2011，91（1）：327-387.

[302] XIANG J P，NATARAJAN S K，TREMMEL M，et al.Hemodynamic-morphologic discriminants for intracranial aneurysm rupture.Stroke，2011，42（1）：144-152.

[303] 陈军，黄清海，刘建民，等.颅内未破裂与破裂动脉瘤血流动力学数值模拟研究.中国脑血管病杂志，2010，7（12）：626-630.

[304] 赵丛海，李淼，史万超，等.颅内动脉瘤内涡流的血流动力学研究.中华实验外科杂志，2006，23（12）：1447-1449，1611.

[305] RINKEL G J，DJIBUTI M，ALGRA A，et al.Prevalence and risk of rupture of intracranial aneurysms：a systematic review.Stroke，1998，29（1）：251-256.

[306] SADATOMO T，YUKI K，MIGITA K，et al.Morphological differences between ruptured and unruptured cases in middle cerebral artery aneurysms.Neurosurgery，2008，62（3）：602-609.

[307] BAUMANN F，KHAN N，YONEKAWA Y.Patient and aneurysm characteristics in multiple intracranial aneurysms.Acta Neurochir Suppl，2008，103：19-28.

[308] BECK J，ROHDE S，BERKEFELD J，et al.Size and location of ruptured and unruptured intracranial aneurysms measured by 3-dimensional rotational angiography.Surg Neurol，2006，65（1）：18-27.

[309] HOI Y，MENG H，WOODWARD S H，et al.Effects of arterial geometry on aneurysm growth：three-dimensional computational fluid dynamics study.J Neurosurg，2004，101（4）：676-681.

[310] SADATOMO T，YUKI K，MIGITA K，et al.Evaluation of relation among aneurysmal neck，parent artery，and daughter arteries in middle cerebral artery aneurysms，by three-dimensional digital subtraction angiography.Neurosurg Rev，2005，28（3）：196-200.

[311] LALL R R，EDDLEMAN C S，BENDOK B R，et al.Unruptured intracranial aneurysms and the assessment of rupture risk based on anatomical and morphological factors：sifting through the sands of data.Neurosurg Focus，2009，26（5）：E2.

[312] ELSHARKAWY A，LEHEČKA M，NIEMELÄ M，et al.Anatomic risk factors for middle cerebral artery aneurysm rupture：computed tomography angiography study of 1009 consecutive patients.Neurosurgery，2013，73（5）：825-837.

[313] UJIIE H，TACHIBANA H，HIRAMATSU O，et al.Effects of size and shape（aspect ratio）on the hemodynamics of saccular aneurysms：a possible index for surgical treatment of intracranial aneurysms. Neurosurgery，1999，45（1）：119-130.

[314] FINDLAY J M，HAO C H，EMERY D.Non-atherosclerotic fusiform cerebral aneurysms.Can J Neurol Sci，2002，29（1）：41-48.

[315] ROACH M R.A model study of why some intracranial aneurysms thrombose but others rupture.Stroke, 1978, 9（6）: 583-587.

[316] 郭军，陈韵岱，田峰，等.光学相干断层成像与血管内超声在冠状动脉介入诊疗中的应用.中国医学影像学杂志，2012, 20（11）: 866-870.

[317] SAKATA N, TAKEBAYASHI S, KOJIMA M, et al.Pathology of a dissecting intracranial aneurysm. Neuropathology, 2000, 20（1）: 104-108.

[318] HAZAMA F, KATAOKA H, YAMADA E, et al.Early changes of experimentally induced cerebral aneurysms in rats.Light-microscopic study.Am J Pathol, 1986, 124（3）: 399-404.

[319] KIM C, KIKUCHI H, HASHIMOTO N, et al.Involvement of internal elastic Lamina in development of induced cerebral aneurysms in rats.Stroke, 1988, 19（4）: 507-511.

[320] AOKI T, KATAOKA H, ISHIBASHI R, et al.Reduced collagen biosynthesis is the hallmark of cerebral aneurysm: contribution of interleukin-1beta and nuclear factor-kappaB.Arterioscler Thromb Vasc Biol, 2009, 29（7）: 1080-1086.

[321] LIU L P, CHEN W Q, ZHOU H Y, et al.Chinese Stroke Association guidelines for clinical management of cerebrovascular disorders: executive summary and 2019 update of clinical management of ischaemic cerebrovascular diseases.Stroke Vasc Neurol, 2020, 5（2）: 159-176.

[322] VAN HESPEN K M, ZWANENBURG J J M, HARTEVELD A A, et al.Intracranial vessel wall magnetic resonance imaging does not allow for accurate and precise wall thickness measurements: an ex vivo study. Stroke, 2019, 50（10）: e283-e284.

[323] WU F, YU H, YANG Q.Imaging of intracranial atherosclerotic plaques using 3.0 T and 7.0 T magnetic resonance imaging-current trends and future perspectives.Cardiovasc Diagn Ther, 2020, 10（4）: 994-1004.

[324] ZHANG N, ZHANG F, DENG Z X, et al.3D whole-brain vessel wall cardiovascular magnetic resonance imaging: a study on the reliability in the quantification of intracranial vessel dimensions.J Cardiovasc Magn Reson, 2018, 20（1）: 39.

[325] COGSWELL P M, SIERO J C W, LANTS S K, et al.Variable impact of CSF flow suppression on quantitative 3.0T intracranial vessel wall measurements.J Magn Reson Imaging, 2018, 48（4）: 1120-1128.

[326] YANG W J, WONG K S, CHEN X Y.Intracranial atherosclerosis: from microscopy to high-resolution magnetic resonance imaging.J Stroke, 2017, 19（3）: 249-260.

[327] ZWARTBOL M H T, VAN DER KOLK A G, GHAZNAWI R, et al.Intracranial vessel wall lesions on 7T MRI（magnetic resonance imaging）.Stroke, 2019, 50（1）: 88-94.

[328] WU F, SONG H Q, MA Q F, et al.Hyperintense plaque on intracranial vessel wall magnetic resonance imaging as a predictor of artery-to-artery embolic infarction.Stroke, 2018, 49（4）: 905-911.

[329] AMELI R, EKER O, SIGOVAN M, et al.Multifocal arterial wall contrast - enhancement in ischemic stroke: a mirror of systemic inflammatory response in acute stroke.Rev Neurol（Paris）, 2020, 176（3）: 194-199.

[330] ALEXANDER M D, DE HAVENON A, KIM S E, et al.Assessment of quantitative methods for enhancement measurement on vessel wall magnetic resonance imaging evaluation of intracranial atherosclerosis.Neuroradiology, 2019, 61（6）: 643-650.

参考文献

[331] HASAN D, CHALOUHI N, JABBOUR P, et al.Early change in ferumoxytol-enhanced magnetic resonance imaging signal suggests unstable human cerebral aneurysm: a pilot study.Stroke, 2012, 43 (12): 3258-3265.

[332] MATSUSHIGE T, CHEN B, RINGELSTEIN A, et al.Giant intracranial aneurysms at 7T MRI.AJNR Am J Neuroradiol, 2016, 37 (4): 636-641.

[333] CHALOUHI N, HOH B L, HASAN D.Review of cerebral aneurysm formation, growth, and rupture. Stroke, 2013, 44 (12): 3613-3622.

[334] HASAN D M, CHALOUHI N, JABBOUR P, et al.Evidence that acetylsalicylic acid attenuates inflammation in the walls of human cerebral aneurysms: preliminary results.J Am Heart Assoc, 2013, 2 (1): e000019.

[335] HASAN D M, MAHANEY K B, BROWN RD J R, et al.Aspirin as a promising agent for decreasing incidence of cerebral aneurysm rupture.Stroke, 2011, 42 (11): 3156-3162.

[336] JUNG S C, KANG D W, TURAN T N.Vessel and vessel wall imaging.Front Neurol Neurosci, 2016, 40: 109-123.

[337] VAN DER KOLK A G, ZWANENBURG J J M, BRUNDEL M, et al.Intracranial vessel wall imaging at 7.0-T MRI.Stroke, 2011, 42 (9): 2478-2484.

[338] CHOI Y J, JUNG S C, LEE D H.Vessel wall imaging of the intracranial and cervical carotid arteries.J Stroke, 2015, 17 (3): 238-255.

[339] ARIESEN M J, CLAUS S P, RINKEL G J E, et al.Risk factors for intracerebral hemorrhage in the general population: a systematic review.Stroke, 2003, 34 (8): 2060-2065.

[340] 刁东英, 林洁明.关于男性吸烟者颈动脉粥样硬化病变的探讨.中华临床医学实践杂志, 2004, 3 (4): 339-340.

[341] LONGSTRETH WT J R, NELSON L M, KOEPSELL T D, et al.Cigarette smoking, alcohol use, and subarachnoid hemorrhage.Stroke, 1992, 23 (9): 1242-1249.

[342] KUBOTA M, YAMAURA A, ONO J.Prevalence of risk factors for aneurysmal subarachnoid haemorrhage: results of a Japanese multicentre case control study for stroke.Br J Neurosurg, 2001, 15 (6): 474-478.

[343] GARCÍA-RODRÍGUEZ L A, GAIST D, MORTON J, et al.Antithrombotic drugs and risk of hemorrhagic stroke in the general population.Neurology, 2013, 81 (6): 566-574.

[344] HASAN D, HASHIMOTO T, KUNG D, et al.Upregulation of cyclooxygenase-2 (COX-2) and microsomal prostaglandin E2 synthase-1 (mPGES-1) in wall of ruptured human cerebral aneurysms: preliminary results.Stroke, 2012, 43 (7): 1964-1967.

[345] INGALL T, ASPLUND K, MÄHÖNEN M, et al.A multinational comparison of subarachnoid hemorrhage epidemiology in the WHO MONICA stroke study.Stroke, 2000, 31 (5): 1054-1061.

[346] NIEUWKAMP D J, SETZ L E, ALGRA A, et al.Changes in case fatality of aneurysmal subarachnoid haemorrhage over time, according to age, sex, and region: a meta-analysis.Lancet Neurol, 2009, 8 (7): 635-642.

[347] MALMIVAARA K, JUVELA S, HERNESNIEMI J, et al.Health-related quality of life and cost-effectiveness of treatment in subarachnoid haemorrhage.Eur J Neurol, 2012, 19 (11): 1455-1461.

[348] LASJAUNIAS P, BURROWS P, PLANET C.Developmental venous anomalies (DVA): the so-called

venous angioma.Neurosurg Rev，1986，9（3）：233-242.

[349] RIGAMONTI D，SPETZLER R F，MEDINA M，et al.Cerebral venous malformations.J Neurosurg，1990，73（4）：560-564.

[350] SARWAR M，MCCORMICK W F.Intracerebral venous angioma.Case report and review.Arch Neurol，1978，35（5）：323-325.

[351] IIZUKA Y，KAKIHARA T，SUZUKI M，et al.Endovascular remodeling technique for vein of Galen aneurysmal malformations：angiographic confirmation of a connection between the Median prosencephalic vein and the deep venous system.J Neurosurg Pediatr，2008，1（1）：75-78.

[352] TÖPPER R，JÜRGENS E，REUL J，et al.Clinical significance of intracranial developmental venous anomalies.J Neurol Neurosurg Psychiatry，1999，67（2）：234-238.

[353] OKUDERA T，HUANG Y P，FUKUSUMI A，et al.Micro-angiographical studies of the medullary venous system of the cerebral hemisphere.Neuropathology，1999，19（1）：93-111.

[354] RIGAMONTI D，SPETZLER R F，DRAYER B P，et al.Appearance of venous malformations on magnetic resonance imaging.J Neurosurg，1988，69（4）：535-539.

[355] DAMMANN P，WREDE K H，MADERWALD S，et al.The venous angioarchitecture of sporadic cerebral cavernous malformations：a susceptibility weighted imaging study at 7 T MRI.J Neurol Neurosurg Psychiatry，2013，84（2）：194-200.

[356] AOKI R，SRIVATANAKUL K.Developmental venous anomaly：benign or not benign.Neurol Med Chir（Tokyo），2016，56（9）：534-543.

[357] IV M，FISCHBEIN N J，ZAHARCHUK G.Association of developmental venous anomalies with perfusion abnormalities on arterial spin labeling and bolus perfusion-weighted imaging.J Neuroimaging，2015，25（2）：243-250.

[358] SAN MILLÁN RUÍZ D，DELAVELLE J，YILMAZ H，et al.Parenchymal abnormalities associated with developmental venous anomalies.Neuroradiology，2007，49（12）：987-995.

[359] MCLAUGHLIN M R，KONDZIOLKA D，FLICKINGER J C，et al.The prospective natural history of cerebral venous malformations.Neurosurgery，1998，43（2）：195-201.

[360] PEREIRA V M，GEIBPRASERT S，KRINGS T，et al.Pathomechanisms of symptomatic developmental venous anomalies.Stroke，2008，39（12）：3201-3215.

[361] IM S H，HAN M H，KWON B J，et al.Venous-predominant parenchymal arteriovenous malformation：a rare subtype with a venous drainage pattern mimicking developmental venous anomaly.J Neurosurg，2008，108（6）：1142-1147.

[362] AKERS A，AL-SHAHI SALMAN R，A AWAD I，et al.Synopsis of guidelines for the clinical management of cerebral cavernous malformations：consensus recommendations based on systematic literature review by the angioma alliance scientific advisory board clinical experts panel.Neurosurgery，2017，80（5）：665-680.

[363] OTTEN P，PIZZOLATO G P，RILLIET B，et al.131 cases of cavernous angioma（cavernomas）of the CNS，discovered by retrospective analysis of 24，535 autopsies.Neuro-Chirurgie，1989，35（2）：82-83，128-131.

[364] DEL CURLING O J R，KELLY DL J R，ELSTER A D，et al.An analysis of the natural history of cavernous angiomas.J Neurosurg，1991，75（5）：702-708.

[365] ROBINSON J R, AWAD I A, LITTLE J R.Natural history of the cavernous angioma.J Neurosurg, 1991, 75（5）: 709-714.

[366] RIGAMONTI D, DRAYER B P, JOHNSON P C, et al.The MRI appearance of cavernous malformations （angiomas）.J Neurosurg, 1987, 67（4）: 518-524.

[367] NIMJEE S M, POWERS C J, BULSARA K R.Review of the literature on de novo formation of cavernous malformations of the central nervous system after radiation therapy.Neurosurg Focus, 2006, 21（1）: e4.

[368] CUTSFORTH-GREGORY J K, LANZINO G, LINK M J, et al.Characterization of radiation-induced cavernous malformations and comparison with a nonradiation cavernous malformation cohort.J Neurosurg, 2015, 122（5）: 1214-1222.

[369] MARAIRE J N, AWAD I A.Intracranial cavernous malformations: lesion behavior and management strategies.Neurosurgery, 1995, 37（4）: 591-605.

[370] SIMARD J M, GARCIA-BENGOCHEA F, BALLINGER W E J R, et al.Cavernous angioma: a review of 126 collected and 12 new clinical cases.Neurosurgery, 1986, 18（2）: 162-172.

[371] WONG J H, AWAD I A, KIM J H.Ultrastructural pathological features of cerebrovascular malformations: a preliminary report.Neurosurgery, 2000, 46（6）: 1454-1459.

[372] CLATTERBUCK R E, EBERHART C G, CRAIN B J, et al.Ultrastructural and immunocytochemical evidence that an incompetent blood-brain barrier is related to the pathophysiology of cavernous malformations.J Neurol Neurosurg Psychiatry, 2001, 71（2）: 188-192.

[373] GAULT J, SARIN H, AWADALLAH N A, et al.Pathobiology of human cerebrovascular malformations: basic mechanisms and clinical relevance.Neurosurgery, 2004, 55（1）: 1-17.

[374] WURM G, SCHNIZER M, FELLNER F A.Cerebral cavernous malformations associated with venous anomalies: surgical considerations.Neurosurgery, 2005, 57（1 Suppl）: 42-58.

[375] PORTER R W, DETWILER P W, SPETZLER R F, et al.Cavernous malformations of the brainstem: experience with 100 patients.J Neurosurg, 1999, 90（1）: 50-58.

[376] LITTLE J R, AWAD I A, JONES S C, et al.Vascular pressures and cortical blood flow in cavernous angioma of the brain.J Neurosurg, 1990, 73（4）: 555-559.

[377] SASAKI O, TANAKA R, KOIKE T, et al.Excision of cavernous angioma with preservation of coexisting venous angioma.Case report.J Neurosurg, 1991, 75（3）: 461-464.

[378] PERRINI P, LANZINO G.The association of venous developmental anomalies and cavernous malformations: pathophysiological, diagnostic, and surgical considerations.Neurosurg Focus, 2006, 21（1）: e5.

[379] AWAD I A, ROBINSON J R, MOHANTY S, et al.Mixed vascular malformations of the brain: clinical and pathogenetic considerations.Neurosurgery, 1993, 33（2）: 179-188.

[380] ZABRAMSKI J M, WASCHER T M, SPETZLER R F, et al.The natural history of familial cavernous malformations: results of an ongoing study.J Neurosurg, 1994, 80（3）: 422-432.

[381] BRUNEREAU L, LABAUGE P, TOURNIER-LASSERVE E, et al.Familial form of intracranial cavernous angioma: MR imaging findings in 51 families.French Society of Neurosurgery.Radiology, 2000, 214（1）: 209-216.

[382] JOHNSON E W, MARCHUK D A, ZABRAMSKI J M.The genetics of cerebral cavernous malformations. In: Winn HR, editor.Youmans neurological surgery.Philadelphia: Saunders; 2004.p.2299-304.

[383] MORIARITY J L, WETZEL M, CLATTERBUCK R E, et al.The natural history of cavernous malformations: a prospective study of 68 patients.Neurosurgery, 1999, 44（6）: 1166-1173.

[384] MARCHUK D A, GALLIONE C J, MORRISON L A, et al.A locus for cerebral cavernous malformations maps to chromosome 7q in two families.Genomics, 1995, 28（2）: 311-314.

[385] PLUMMER N W, ZAWISTOWSKI J S, MARCHUK D A.Genetics of cerebral cavernous malformations. Curr Neurol Neurosci Rep, 2005, 5（5）: 391-396.

[386] GUNEL M, AWAD I A, FINBERG K, et al.A founder mutation as a cause of cerebral cavernous malformation in Hispanic Americans.N Engl J Med, 1996, 334（15）: 946-951.

[387] CRAIG H D, GÜNEL M, CEPEDA O, et al.Multilocus linkage identifies two new loci for a Mendelian form of stroke, cerebral cavernous malformation, at 7p15-13 and 3q25.2-27.Hum Mol Genet, 1998, 7（12）: 1851-1858.

[388] BRUNEREAU L, LEVEQUE C, BERTRAND P, et al.Familial form of cerebral cavernous malformations: evaluation of gradient-spin-echo（GRASE）imaging in lesion detection and characterization at 1.5 T.Neuroradiology, 2001, 43（11）: 973-979.

[389] LEHNHARDT F G, VON SMEKAL U, RÜCKRIEM B, et al.Value of gradient-echo magnetic resonance imaging in the diagnosis of familial cerebral cavernous malformation.Arch Neurol, 2005, 62（4）: 653-658.

[390] YUN T J, NA D G, KWON B J, et al.A T1 hyperintense perilesional signal aids in the differentiation of a cavernous angioma from other hemorrhagic masses.AJNR Am J Neuroradiol, 2008, 29（3）: 494-500.

[391] HOUTTEVILLE J P.Brain cavernoma: a dynamic lesion.Surg Neurol, 1997, 48（6）: 610-614.

[392] RIGAMONTI D, HADLEY M N, DRAYER B P, et al.Cerebral cavernous malformations.N Engl J Med, 1988, 319（6）: 343-347.

[393] GROSS B A, DU R.Hemorrhage from cerebral cavernous malformations: a systematic pooled analysis.J Neurosurg, 2017, 126（4）: 1079-1087.

[394] GIOMBINI S, MORELLO G.Cavernous angionas of the brain.Account of fourteen personal cases and review of the literature.Acta Neurochir, 1978; 40: 61-82.

[395] KATAYAMA Y, TSUBOKAWA T, MAEDA T, et al.Surgical management of cavernous malformations of the third ventricle.J Neurosurg, 1994, 80（1）: 64-72.

[396] POZZATI E, ACCIARRI N, TOGNETTI F, et al.Growth, subsequent bleeding, and denovo appearance of cerebral cavernous angiomas.Neurosurgery, 1996: 662-670.

[397] FLEMMING K D, GOODMAN B P, MEYER F B.Successful brainstem cavernous malformation resection after repeated hemorrhages during pregnancy.Surg Neurol, 2003, 60（6）: 545-548.

[398] PORTER P J, WILLINSKY R A, HARPER W, et al.Cerebral cavernous malformations: natural history and prognosis after clinical deterioration with or without hemorrhage.J Neurosurg, 1997, 87（2）: 190-197.

[399] KALANI M Y S, ZABRAMSKI J M.Risk for symptomatic hemorrhage of cerebral cavernous malformations during pregnancy.J Neurosurg, 2013, 118（1）: 50-55.

[400] CLATTERBUCK R E, MORIARITY J L, ELMACI I, et al.Dynamic nature of cavernous malformations: a prospective magnetic resonance imaging study with volumetric analysis.J Neurosurg, 2000, 93（6）: 981-986.

参考文献

[401] KIM D S，PARK Y G，CHOI J U，et al.An analysis of the natural history of cavernous malformations.Surg Neurol，1997，48（1）：9-18.

[402] AL-HOLOU W N，O'LYNNGER T M，PANDEY A S，et al.Natural history and imaging prevalence of cavernous malformations in children and young adults.J Neurosurg Pediatr，2012，9（2）：198-205.

[403] MOORE S A，BROWN RD J R，CHRISTIANSON T J H，et al.Long-term natural history of incidentally discovered cavernous malformations in a single-center cohort.J Neurosurg，2014，120（5）：1188-1192.

[404] KONDZIOLKA D，LUNSFORD L D，KESTLE J R.The natural history of cerebral cavernous malformations.J Neurosurg，1995，83（5）：820-824.

[405] RAYCHAUDHURI R，BATJER H H，AWAD I A.Intracranial cavernous angioma：a practical review of clinical and biological aspects.Surg Neurol，2005，63（4）：319-328.

[406] AWAD I，JABBOUR P.Cerebral cavernous malformations and epilepsy.Neurosurg Focus，2006，21（1）：e7.